ABC de l'Âyurveda

Collection ABC

Équilibre

ABC des Biorythmes, P. Debarbieux
ABC des Chakras, D. Lecroq
ABC de l'Énergie pyramidale, J. Warin
ABC du Feng Shui, P. Joly
ABC de la Géobiologie, D. Semelle
ABC du Jeûne, C. Cândido
ABC des Massages traditionnels thaïlandais, D. Lamboley
ABC des Pierres énergétiques, D. Mantez, J.-M. et J. Paffenhoff
ABC du Qi Gong, L. Dong
ABC de la Réflexologie plantaire, D. Lamboley
ABC du Reiki, P. Wagner
ABC de la Relaxation, J. Choque
ABC de la Respiration, D. Lonchant
ABC du Spa, S. von Saxenburg
ABC du Taï Chi Chuan, L. Wan der Heyoten
ABC du T'Chi, J.-C. Sapin
ABC du Yoga, M.-F. Lemoine

Psychologie

ABC de l'Analyse transactionnelle, G. Garibal
ABC de l'Au-Delà, G. Osorio
ABC des Couleurs, D. Béresniak
ABC de l'EMDR, S. Madoun et D. Dumonteil
ABC de l'Ennéagramme, E. Salmon
ABC de la Généalogie, V. Gautier
ABC de la Graphologie, M. Moracchini
ABC de l'Hypnose éricksonienne, D. Garibal-Bénichou
ABC du Management, J. Glâtre
ABC de la Morphochirologie, M. Bouillon et P. Rouillier
ABC de la Morphopsychologie, C. Binet
ABC de la Mythologie grecque, P. de Louvigny
ABC de la Psychologie et de la psychanalyse, C. Morel
ABC de la Psychologie jungienne, C. Sédillot
ABC des Psychothérapies, C. Morel
ABC de la Sexualité, J. M. Fitremann
ABC de la Symbolique dans les rêves, C. Morel
ABC des Rêves, C. Genest

Santé

ABC de la Chromathérapie, J.J. Quénet
ABC de la Diététique chinoise, Dr R. Allard
ABC des Élixirs floraux, E. et C. Maizière
ABC des Huiles essentielles, Dr T. Telphon
ABC des Médecines douces, P. Manoury
ABC de la Numérologie médicale, Dr M. Rubin et M. Piétri-Vignat
ABC des Oligoéléments, N. Bles
ABC de la Phytothérapie, Drs Duraffourd, Lapraz et Valnet

Spiritualité

ABC de l'Angéologie, J.-M. Paffenhoff
ABC de la Franc-maçonnerie, G. Garibal
ABC du Zen, A. Saliba et P. Wagner

Recevez notre catalogue sur simple demande

Sylvie Verbois

ABC
de
l'Âyurveda

Les bienfaits de la médecine indienne

Éditeur : Michel Grancher

GRANCHER

Du même auteur

Aux Éditions Lanore
Yi King, le Classique de la Simplicité (1996)
L'esprit de l'homéopathie, pour une médecine globale de la personne (2002)
Plantes et herbes aromatiques, saveurs et vertus (2003)

ISBN : 2-7339-0933-9
ISSN : 0761-019X

Illustrations : Gérard Beccarini

98, rue de Vaugirard – 75006 Paris
Tél. : 01 42 22 64 80 / Fax : 01 45 48 25 03
www.grancher.com
m.grancher@worldonline.fr

L'Inde est une tradition, un esprit, une lumière.
Ses frontières physiques et spirituelles ne coïncident pas.

S. Radhakrishnan

Les termes suvis d'une astérisque sont définis dans le glossaire situé à la fin de l'ouvrage.

Les traductions et définitions des termes sanscrits sont extraits du *Dictionnaire sanskrit-français* de N. Stchoupak, L. Nitti et L. Renou (Ed. Librairie d'Amérique et d'Orient, J. Maisonneuve, 5e tirage, 1987).

Ce livre est dédié

à Menaka de Mahodaya et Karunakaran,
qui m'ont amenée aux portes de l'Inde,

à Michel Derval
dans l'intelligence du cœur et les fruits de l'âme

Introduction

Un certain art de la vie

« La crise à laquelle nous faisons face aujourd'hui
n'est pas intellectuelle, mais spirituelle.
Si l'égoïsme sous toutes ses formes, tribales, raciales,
nationales, ne s'incline pas
devant le règne de l'amour et de la bonté,
notre avenir n'est pas assuré.
Malheureusement, dans nos institutions éducatives, nous nourrissons
l'animal, nous formons le mental, mais nous ne nous occupons pas de
l'esprit en l'homme. »
*S. Radhakrishnan (Adress to Gandhi Memorial Academy. 12 juillet
1956, Nairobi)*

L'Inde est une Terre à part. Sise à mi-chemin entre l'Orient proche et celui lointain, elle a évolué selon des normes qui lui sont propres. Lieu charnière, où tout est extrême, démesuré : beauté, pauvreté, lumière, magnificence, pensée... L'Inde nous dépasse, nous fait perdre nos repères, nous disloque bien avant de nous enchanter. Elle nous dérange, nous bouscule, nous heurte tout autant qu'elle nous séduit. Oui, tout est extrême en Inde.

J'ai contourné longtemps l'Inde avant d'accepter de la rencontrer. Je l'ai épiée avec envie et crainte, sans oser pousser la porte qui se dessinait à l'orée de ma vie. J'attendais certainement qu'une main amie le fasse pour moi. Passionnée par le vaste Orient et ses immensités, par ses civilisations surprenantes et ses langues déroutantes, j'ai vogué au fil des sagesses égyptienne, chinoise, tibétaine et bouddhiste. À chaque fois, mes pas m'ont ramené vers l'Inde : serait-elle donc notre Mère à tous ? Absurde, agaçant. Et pourtant, cela n'est pas si faux. Le continent indien est un creuset inattendu, inépuisé, florissant, provocant. L'Égypte et l'Inde entretenaient d'étroites relations, il en fut de même avec Sumer, la Grèce antique et le monde romain. Les hommes venaient y chercher pierres précieuses, plantes, sels et poivres, safran et autres épices, essences aromatiques, bois odoriférants, gommes et résines, parfums et huiles parfumées, etc. Mais les échanges ne s'arrêtaient pas là, ils intéressaient les connaissances médicale, chirurgicale, philosophique, spirituelle, corporelle, linguistique, géographique, artistique. L'histoire m'a beaucoup appris sur le monde des hommes. Ce monde a été pensé comme ouvert, se déclinant le long des rivières et des fleuves, des côtes maritimes, à la frange des montagnes et des forêts, au cœur des plateaux arides et austères, des déserts brûlants, tous lieux de refuge de peuples nomades. Entre guerre, pillage, paix, destruction et reconstruction, inondation et sécheresse, envahissement et assimilation, l'Inde n'a de cesse de se mouvoir, de se transformer, de se renouveler, de se convertir, n'offrant jamais exactement le même visage à qui la voit. Avec le recul des siècles, il est devenu comme une évidence qu'il n'y avait que l'Inde pour créer le plus prodigieux système de santé.

L'Âyurveda* est née en Inde, il y a quelques 7000 ans. À la fois philosophie, spiritualité, médecine, art de vivre, l'Âyurveda nous propose un chemin de santé où nous sommes responsables de notre bien-être. Elle a influencé toutes les médecines, traçant les lignes de ce que serait la santé parfaite si nous écoutions notre nature et si nous acceptions l'évidence de notre appartenance à part entière à l'univers. L'évidence n'est pas si simple à accueillir, car comment croire, penser et concevoir que nous ne sommes qu'une parcelle infime du grand Tout ?

Les premières traces écrites se trouvent dans le Veda, où sont décrits notamment la façon d'utiliser les plantes à des fins thérapeutiques et liturgiques. Dans le *RigVeda*, sont mentionnés bains et massages... Dans les textes de sagesse, nous trouvons de véritables précis de savoir-vivre se rapportant à la santé. La philosophie indienne, comme l'Âyurveda, prend en compte tous les aspects de la vie de l'être humain ; la vie étant ici perçue et appréhendée comme une combinaison subtile des énergies célestes et terrestres, des substances et des éléments cosmiques, des sens, des âmes (individuelle et universelle), du corps et de l'esprit composant une alchimie extraordinaire entre le Divin et l'Humain, entre le Sacré et le Vivant, entre l'Absolu et l'Individu.

Allant de village en village, les premiers médecins, praticiens errants, enseignaient aux femmes comment se soigner, prévenir des maladies, masser, cultiver les plantes essentielles à la fois en alimentaire et en préparations curatives. C'est ainsi que l'Âyurveda s'est très largement propagée de façon orale. Elle fut donc à l'origine une médecine familiale avant d'entrer dans les universités.

La tradition âyurvédique s'est transmise au fil des millénaires sans se perdre car elle fait partie intégrante du mode de vie indien, même si, depuis la colonisation britannique, des normes officielles (diplômes d'état) sont venues la détourner de son chemin premier qui était d'établir, de conserver et de préserver l'harmonie existant entre les mondes célestes, terrestre et humain, entre le corps, l'esprit et l'âme. L'Âyurveda n'est pas seulement une technique médicale, elle est aussi et surtout la relation à l'âme de la Terre Mère, c'est-à-dire la Nature.

Pour comprendre l'Âyurveda, en effleurer l'essence, il nous faut délaisser nos conceptions, notre façon d'appréhender la vie et de concevoir le soin. Nous allons devoir oublier, nous oublier, effacer nos jugements, laisser choir nos retenues et nos a priori. Il va nous falloir perdre connaissance pour connaître l'Inde et son art de la vie. Car, il est bien question ici d'art, non de pure doctrine médicale ou de simple système de santé naturelle. Nous allons devoir désapprendre pour nous laisser impressionner[1]. L'Inde est un choc, un bouleversement, dont beaucoup n'en sont pas revenus. Se pencher sur la pensée indienne est un voyage périlleux qui peut nous faire sombrer dans le labyrinthe obscur des équivalences, des échelles de valeur, des comparaisons fondamentalistes, des soupçons et des méfiances. Or, bien loin de cela, il nous est demandé de nous laisser dévêtir pour nous laisser revêtir d'un manteau de simplicité et d'humilité.

---

1. Impressionner, impression (XIIIe siècle, du latin « impressio ») : effet produit sur le cœur, l'esprit. Action d'appuyer, attaque, choc. (*Dictionnaire étymologique et historique de la langue française*, Emmanuèle Baumgartner et Philippe Ménard, La pochothèque, 1996).

Notre rationalité tend à nous rendre défiant, usant de précautions démesurées face à une médecine qui explore le matériel (corps) et le spirituel (âme) les unissant en une pensée lumineuse qui ne cesse de clamer que l'être est l'Absolu. Né du Désir de l'âme, l'être entre dans la vie tissé de six étoffes lui donnant forme corporelle et force vive. Elle nous explique clairement que le corps porte en lui les mêmes éléments que ceux composant l'univers ; que la maladie est un défaut d'âme et n'est pas uniquement mécanique, psychologique ou accidentelle ; que l'être est relié à l'univers par l'Énergie première (divine). Elle insiste sur le rôle cosmique et somatique des cinq éléments influant sur notre corporéité, unissant étroitement physiologie et cosmologie.

L'Âyurveda n'est pas pour autant une obligation ni une pensée intransigeante : elle pense l'être humain suffisamment mature pour prendre en main sa propre vie. Elle offre des chemins de compréhension, d'harmonisation et de prévention, ouvrant une voie de réflexion unique. Elle est d'autant plus d'actualité au regard des échecs de nos médecines purement mécanistes.

Au fil des pages de cet ouvrage, je vous apporte mon témoignage d'une pensée libre, qui propose autant de sentiers que nous sommes d'êtres humains. Libre à tout un chacun de suivre sa voie, de l'ignorer comme de la refuser : « On ne doit pas être trop droit. Regardez une forêt : les arbres droits sont abattus, tandis que les arbres tordus sont laissés. » *Vriddha Canakya* (7,12)

I

Les sources de l'Âyurveda

« Ô roi des dieux, tu régis non seulement les sphères célestes,
mais aussi les trois systèmes planétaires,
car le Créateur l'a voulu ainsi.
Le monde des hommes est accablé par la maladie,
qui leur impose de terribles souffrances.
Témoigne-moi ta compassion et enseigne-moi la science de la vie. »
Atreya (Le RigVeda)

La vie est un cercle sans fin, ouvert sur l'univers. Elle évolue, se transforme, se déforme, prend des formes infinies et déroutantes, au fil du temps et des saisons. Le maître d'œuvre, menant cette cérémonie curieuse, est une divinité étrange, apte à se transformer. Entouré d'un halo de petites flammes, il danse, animant le monde, arborant un sourire énigmatique : il a vu. Et parce qu'il a vu, il se contente de danser encore et encore : Shiva, Natârajâ, préside à nos destinées, à celle de la Nature, des plantes, des animaux. Rien ne lui échappe. Grand magicien, il détient la clé de notre existence. Détenteur de la sagesse infinie, il ne cesse de mourir et renaître, nous montrant discrètement le sens de la vie. Il nous souffle que la vie se déplie en une ronde ondulante qui n'a de cesse d'aller et de revenir. Elle force l'être humain à avancer, à se mouvoir parmi les méandres déconcertants de l'existence.

Pour décrire et enseigner le cercle de la vie, ce savoir changeant qui nous désoriente souvent, les penseurs de l'Inde ont déposé les bases d'une réponse simple : tout être doit connaître la vie en ses formes variées, apprendre à l'appréhender sans crainte, la comprendre et la vivre telle qu'elle se présente. La vie est un Art, et comme tout Art, cela s'acquiert. La vie n'est pas donnée, elle nous est offerte. C'est un don précieux que l'on a tendance à gaspiller aisément. Or, ce capital vie n'est pas pérenne, il est conditionnel. Pour le préserver, les anachorètes indiens ont pensé une genèse simple et sage à la fois : l'Âyurveda.

1. Naissance de l'Âyurveda

Médecine sacrée, la tradition nous apprend que l'Âyurveda aurait été « vue » par des êtres éveillés, les rishi (sages ou ascètes). Ceux-ci, à force d'observer la Nature et de réfléchir sur les fondements de la vie, auraient enfanté un système thérapeutique réunissant le corps, l'âme et l'esprit en une unité indissociable et dont les lois seraient applicables par chacun, au quotidien. En effet, l'Âyurveda nous apporte tout un ensemble de conseils pratiques. C'est un véritable précis de savoir-vivre, une authentique philosophie de la vie où l'on apprend comment vivre en harmonie, dans un équilibre naturel, et surtout comment le préserver. Elle regroupe une série de techniques thérapeutiques alliant traitement des maladies et philosophie de la vie. Elle peut être appréhendée comme un état d'esprit, un état d'être, une manière de vivre, de découvrir le sens de la vie : la vie selon l'Âyurveda est une subtile alliance entre corporéité, intelligence et spiritualité, établissant une relation équilibrée et naturelle avec la nature dans son ensemble.

Médecine de la personne

« L'approche âyurvédique a comme caractéristique de considérer l'individu dans sa globalité, de limiter le recours à des médicaments chimiques et de viser au contraire à renforcer les défenses naturelles de l'organisme. » (Guy Mazars, *La Médecine indienne,* Ed. PUF, 1995)

L'Âyurveda est la médecine naturelle la plus riche connue, appliquée et pratiquée depuis 7000 ans selon des principes de base inchangés. Elle semble bien être le plus ancien système thérapeutique du monde. D'après la tradition, son origine remonterait vers les XIIe-Xe siècles avant notre ère. Les textes référents auraient été transcrits vers le VIIIe siècle avant notre ère. Toute datation précise est en réalité impossible car sa tradition repose sur la transmission orale. D'après les fouilles archéologiques, il est possible d'affirmer que sa source remonte à la nuit des temps, que l'Âyurveda est enseigné et transmis oralement depuis plus de 3000 ans, et l'on peut préciser que sa forme définitive est attestée vers le IVe siècle avant notre ère.

L'apport de l'Âyurveda aux médecines est indéniable. Elle a enrichi l'approche du patient en apportant une observation précise de ce qu'est la personne. Elle ne s'est jamais séparée de la philosophie et de la spiritualité. Toute vie est sacrée, issue du Divin et porteuse de son Essence. Elle a privilégié la prévention plutôt que le traitement (qui peut parfois se révéler blessant ou irréversible). Elle a émis des recommandations majeures en ce qui concerne l'hygiène corporelle (interne et externe), la qualité de l'alimentation et la relation à l'environnement.

Son intérêt croissant en Occident témoigne de son actualité. Elle n'a jamais été médecine mécaniste car elle n'a jamais fait fi de l'Être : l'être a toujours été ressenti et considéré comme une Unité, un Tout unifié et unique. Toute personne est perçue comme un « canevas » ouvert ne cessant d'évoluer et d'échanger avec son environnement. Échange de matière : entre la terre et le terrain personnel (ce qui est structure à l'intérieur du corps, mode réactionnel de chacun), d'énergie : entre l'Énergie universelle et les énergies internes, d'informations au cœur du système fonctionnel (nourritures, respiration, air, etc.). Les phénomènes agitant le Vivant ne cessent d'interagir et de s'influer mutuellement, touchant les domaines psychologique, biologique, organique, somatique et psychique. Médecine écologique, spirituelle et humaine, elle est une voie à (re)découvrir et dont l'Occident devrait s'inspirer.

Science sacrée de la guérison

Considérée comme science sacrée de la guérison, l'Âyurveda est à la fois médecine, religion (ce qui relie) et sagesse (amour de la vérité). Reposant sur les textes fondamentaux des Veda, elle est née de la philosophie védique et a puisé en elle sa pensée, son art et sa sagesse. Elle est une méthode précise prenant en compte la globalité de l'être, c'est-à-dire ses trois dimensions que sont le corps, l'esprit et l'âme, ainsi que l'expression des maladies dans les domaines physique, physiologique, mental et spirituel. Ainsi la personne est appréhendée et traitée dans sa globalité, non pas seulement en tenant compte des seules manifestations de la maladie. La médecine âyurvédique s'intéresse à tous les aspects de la vie humaine. Celle-ci est perçue et appréhendée comme une combinaison ingénieuse des cinq sens, du cœur, du corporel et de la conscience. Elle est à la fois un mode curatif et une thérapie préventive où l'objectif n'est pas seulement de guérir la personne en souffrance mais également de prévenir tout déséquilibre possible. Son but essentiel est de maintenir comme de rétablir l'équilibre, de réharmoniser un organisme qui a été perturbé tout en renforçant les défenses naturelles par une hygiène de vie et une diététique appropriée à chaque être.

L'Inde dans son espace temps

« L'Inde est un pays magique et extrême : tout est extrême en Inde, la beauté, la pauvreté, la splendeur... Il y a toujours une dimension qui nous dépasse. L'Inde est à mi-chemin entre l'Orient et l'Asie. » (Menaka de Mahodaya[2])

Pour mieux comprendre le sens profond de l'Âyurveda, il est important de s'arrêter quelques instants sur l'Inde.

L'Inde se situe entre deux orients : le proche (la péninsule arabique) et l'extrême (la Chine et le Japon). Elle a toujours fait figure d'entre-monde : lieu médian reliant et séparant à la fois des civilisations différentes.

De par sa superficie, elle est le septième pays du monde (elle couvre plus de 3 millions de km^2) et le deuxième de par sa population (plus d'1 milliard d'habitants). Toutefois, l'Inde a toujours été l'un des pays du monde les plus peuplés, même dans l'Antiquité. La démographie[3] y a été

2. Menaka de Mahodaya est comédienne et danseuse traditionnelle de l'Inde, elle enseigne à Paris la danse indienne et le Hatha-Yoga. Elle a reçu le 1er prix de danse du Festival d'Avignon en 1985, et a publié *Danseuse Sacrée* (autobiographie, éditions Laffont, 1990), *Splendeurs et magie des fêtes de l'Inde* (éditions Dervy, 1996) et *Sur le Gange, un oiseau blanc* (éditions Trédaniel, 1996).

3. Les indiens se répartissent de la façon suivante : 72 % d'indo-européens, 25 % de dravidiens et 3 % de mongoloïdes ou autres. Il y a 80 % d'hindous, 14 % de musulmans, 2,4 % de chrétiens, 2 % de sikhs, 0,7 % de bouddhistes, 0,5 % de jaïnas, 0,4 % d'autres.

galopante au XXe siècle. Le taux de fécondité est encore assez élevé (plus de 3 enfants par femme), mais l'Inde est l'un des rares pays où l'on compte plus d'hommes...

Partagée en 28 états[4] et 7 territoires[5], l'Inde a pour capitale fédérale New Delhi. Elle possède 18 langues officielles dont le hindi est la principale.

L'Inde est divisée traditionnellement en trois parties :

• La chaîne himalayenne au nord qui sépare l'Inde de la Chine, du Bhoutan et du Népal. C'est là que se trouve le Kangchenjunga (8,598 m), point culminant de l'Inde.

• La plaine septentrionale qui s'étend entre la Mer d'Oman à l'ouest et le Golfe du Bengale à l'est. Elle est formée par les bassins du Gange, de l'Indus et du Brahmapoutre. Le Bangladesh et la Birmanie bordent cette plaine à l'est, le Pakistan à l'ouest. Avec ses 3000 km, le Gange est le plus long fleuve de l'Inde.

• Le plateau du Deccan qui forme la majeure partie du pays. De forme triangulaire et d'altitude moyenne (450 à 1200 m), il est bordé à l'ouest et à l'est par les Ghâts, petites chaînes de montagnes qui se rejoignent au sud pour former les collines du Nilgiri. Les Ghâts occidentaux (entre 1000 et 2400 m d'altitude) sont plus élevés que les Ghâts orientaux (600 m).

Le climat de l'Inde est principalement régi par la mousson. Sont distinguées trois grandes périodes : une saison chaude, une saison humide et une saison fraîche.

4. Les 28 états de l'Union Indienne : Andrha Pradesh, Arunachal Pradesh, Assam, Bengale occidental, Bihar, Chhattisgarh, Goa, Gujarat, Haryana, Himachal Pradesh, Jammu-Kashmir, Jharkhand, Karnataka, Kerala, Madhya Pradesh, Maharashtra, Manipur, Meghalaya, Mizoram, Nagaland, Orissa, Penjab, Rajasthan, Sikkim, Tamil Nadu, Tripura, Uttaranchal, Uttar Pradesh.

5. Les 7 territoires de l'Union Indienne : Andaman et Nicobar, Chandigarh, Dadra et Nagar Haveli, Daman et Diu, Laquedives, Pondichery.

La saison chaude s'étend de la mi-mars à la mi-mai. Elle peut être particulièrement insupportable, les températures avoisinant les 40° C.

La saison humide commence avec l'arrivée de la mousson. C'est un régime de vents, il y a deux périodes : la mousson du sud-ouest, de juin à octobre, qui monte du sud au nord et le retrait de la mousson, d'octobre à février, qui descend du nord vers le sud.

La saison fraîche débute en novembre et se termine en mars. C'est la saison la plus agréable à vivre sauf dans les grandes plaines du Nord où les conditions climatiques peuvent être très rigoureuses.

Le pays des Bhârata*

Dans la région du Madhya Pradesh ont été retrouvés des abris sous roche peints, datant de l'âge de pierre. Ils sont, actuellement, la première trace de présence humaine nomade en Inde. L'implantation permanente de population remonte à quelques 9000 ans. Le long de l'Indus se développe une civilisation, l'une des plus anciennes connues à ce jour. La vallée de l'Indus a été le berceau de l'une des plus grandes et plus brillantes civilisations de l'humanité. Elle s'est développée très tôt, pour atteindre son apogée en 2500 ans avant notre ère et s'éteindre vers 1500 ans avant notre ère. Elle entretenait des relations commerciales suivies avec le Proche-Orient, l'Extrême-Orient et les prémisses de l'Occident, par le biais des caravanes d'Asie qui sillonnaient alors les routes sans discontinuer, et apportaient dans leurs chargements aussi bien épices, pierres précieuses, or… que connaissances technologiques.

La civilisation de l'Indus fait à la fois partie de l'Inde, du Pakistan et de l'Afghanistan. Son domaine d'expansion couvre environ 2 millions de km^2 et s'étend sur 1600 kilomètres de long, s'étirant très au sud, vers la mer d'Oman. Elle comporte trente villes (répertoriées) avec deux fleurons architecturaux exceptionnels que sont Harappâ (située sur la rivière Ravî) et Mohenjo-Daro, la perle de l'Indus (sise sur la rive droite de l'Indus, à 300 km de Karachi). L'avance technologique, artistique, comme les connaissances en architecture, ont surpris tous les chercheurs. Vers 1500 ans avant notre ère, l'arrivée des Indo-Européens[6] dans le nord-ouest de l'Inde va bouleverser les cartes. L'un des principaux conquérants est Bhârata, roi d'une tribu védique, celle des Kurus, appartenant à la lignée lunaire (*Chandravamsha* en sanscrit). Roi conquérant, il a envahi puis conquis la vallée indo-gangétique et a donné son nom au pays ; l'Inde sera nommée Bhârat et conserve cette appellation encore aujourd'hui.

La vallée indo-gangétique s'étend de part et d'autre du Gange (Gangâ). Long de plus de 2700 km, il se jette dans le

6. « Les Indo-européens sont une famille de peuples définis par leur langage. On ne peut parler de langue officielle, car la langue indo-européenne (comprenant les langues celtique, slave, baltique, italique, iranienne, grecque...) est née par mélange avec celle des autres peuples. Si nous avons de nombreuses racines linguistiques communes, nous devons la richesse de nos langues aux apports reçus ou aux assimilations venant d'autres signes vocaux. À la fin de l'âge de bronze, la communauté que formait les Indo-européens s'est divisée en plusieurs branches qui se sont réparties le long des fleuves, des côtes, des routes vers - 2000 environ. Leurs migrations ont engendré les premières formations des grands empires du Proche-Orient et de l'Inde. Dès l'époque primitive, ces peuples connaissaient les minéraux et les métaux dits précieux (or, argent, cuivre) et utilisaient plusieurs formes de métallurgie (fonte du bronze...) ; ils savaient tisser et tourner la poterie et avaient domestiquer chevaux, bœufs, moutons, chèvres, chiens, porcs. On peut situer leurs origines allant d'une zone s'étendant de l'Europe centrale à la Russie du sud (très certainement de la steppe kirghize où ils ont côtoyé les peuples ouralo-altaïques). »

Golfe du Bengale par un bassin de plus de 2 millions de km^2. Son delta se joint à celui du Brahmapoutre et s'étend sur une superficie de 110 000 km^2. Le Gange prend sa source de deux torrents : l'un descend de l'Himalaya occidental (à 6000 mètres d'altitude), l'autre du Nanda Devî (à 7800 mètres d'altitude), juste à la frontière actuelle du Tibet.

Le Gange est la rivière sacrée des Hindous. Descendue du ciel, la rivière est considérée comme la Mère de l'Inde. Shiva aurait amorti le choc de ses flots chutant de la voûte céleste, évitant ainsi que la terre soit submergée par l'impétuosité de l'eau. Chevelure divine et sacrée, le Gange ne saurait être un fleuve ordinaire.

Gangâ est la sœur d'Umâ[7]. Shakti* de Shiva, Umâ incarne les sommets de l'Himalaya, c'est-à-dire l'état que tout être « éveillé » atteint. Elles sont filles toutes deux d'Himâvat ou Himâvant (Sommet enneigé), l'un des rois de l'Himâlaya, montagne sainte dont la forêt va jouer un rôle essentiel dans toute recherche intérieure.

L'Himâvant est le lieu de tous les possibles : siège des « macérations » auxquelles se livrent les ermites, les divinités et les démons. C'est en cet endroit que Shiva va vaincre le nain Mûlayaka et brûler de son regard des ermites qui avaient osé défier les dieux. Il deviendra le Shiva « dansant » (Nâtaraja ; maître de la danse cosmique) écrasant sous son pied droit Mûlayaka, vêtu d'une peau de tigre (ou d'ours), le pied gauche levé dans un mouvement dansé sublime. Il possède quatre bras ; sa main droite supérieure tient un *damarû* (petit tambour liturgique), dans celle de gauche brûle une flamme ; ses deux autres mains forment

7. Umâ : Lumière. D'après Shrî Aurobindo, elle est « la Nature suprême d'où toute l'action cosmique prend naissance… Le pur sommet et la puissance la plus haute de l'Un qui resplendit ici-bas en des formes diverses. » (cité par Jean Herbert, *op. cit.*)

deux *mudrâ** : celle de droite esquisse « l'absence de crainte » (paume de main levée de face), tandis que les doigts de sa main gauche montrent le sol, prenant la terre à témoin. Sa chevelure est nouée en partie dans un chignon ceint du croissant de lune, des mèches de cheveux flottent sur ses épaules, représentant les flots du Gange. Sa danse cosmique résonne dans l'univers. Elle symbolise le rythme de la vie qui va engendrer le monde des phénomènes. En Inde, cosmologie, spiritualité, philosophie, arts, langage (et langue) et médecine sont indissociables. Bien qu'expressions différentes traduisant des approches distinctes, elles sont inséparables et ne peuvent être abordées l'une sans l'autre. Ce qui a souvent rendu perplexes les « non Indiens » tentant d'appréhender et de comprendre la pensée de l'Inde.

Les Indo-Européens, envahisseurs, vont anéantir la civilisation de la vallée de l'Indus. Cette période reste obscure, car la vallée de l'Indus, à la fois fracture et trait d'union entre le monde arabo-persique et le subcontinent indien, n'a pas encore dévoilé tous ses mystères. Ce que nous savons est que ceux-ci, jusque vers 800 avant notre ère, vont poursuivre leur progression en suivant la vallée du Gange puis en tentant de pénétrer dans le Dekkan, mais en vain.

L'une des périodes clés de l'histoire de l'Inde se situe vers les ve et vi^e^ siècles avant notre ère, nous avons alors une Inde en pleine mutation. Le pays n'est bien entendu pas celui que nous connaissons aujourd'hui. À l'époque, l'Inde du nord est divisée en une vingtaine de royaumes ou clans dont celui des Kuru. Le clan des Maurya (situé dans l'actuel Bihâr) finira par englober tous ses voisins et constituera à la fin du ive siècle avant notre ère le premier grand empire indien.

Entre le IVe et le IIe siècle avant notre ère, l'Inde a déjà subi l'influence iranienne par l'irruption des Arya qui ont apporté avec eux les rites du sacrifice, le culte du feu, la lutte des dieux et des démons. Ils seraient à l'origine du système des castes (ce mot est d'origine portugaise). Face à une société indienne devenue très complexe, sera ressentie la nécessité de la classifier et de l'ordonner. Les classes sociales sont au nombre de quatre et portent le nom de *varna* (couleur) ou *jati* (espèce). À l'origine, il était possible de choisir la caste dans laquelle on souhaitait entrer. On n'était pas « caste » de naissance, et l'on pouvait être à la fois prêtre, guerrier ou cultivateur. Le système définitif sera fixé vers 500 avant notre ère et désormais très strict : on devient « caste de naissance » et il n'est plus possible (ni même envisageable) d'en changer.

Nous avons la caste des Brâhmanas (les prêtres, les gardiens des rites) : ceux qui enseignent ; celle des Kshatriyas : les guerriers et les nobles ; celle des Vaishyas : les marchands, les agriculteurs, les banquiers ; enfin la dernière qui n'apparaîtra que bien plus tard, celle des Shûdras regroupant tous ceux qui n'étaient pas d'origine indo-européenne : les esclaves et ceux qui accomplissaient des travaux manuels. Il y a également les hors castes, appelés les Intouchables, les Parias, puis les guildes professionnelles ainsi que des castes régionales. Au VIe siècle avant notre ère, ce sont les Kshatriyas qui détiennent la première place dans la société ainsi que le pouvoir politique et économique.

2. Les racines de la sagesse indienne

« De même que l'espace omniprésent est à l'extérieur et à l'intérieur d'une jarre, ainsi l'éternel Brahman sans solution de continuité est dans la multitude de toutes les entités. » (Ashtavakra Samhitâ - II, 4)

« De même que les vagues, l'écume et les bulles, ainsi l'univers (tout) qui procède du Soi n'est pas différent. » (Ashtavakra Samhitâ - II, 4)

La sagesse indienne plonge ses racines dans la nuit des temps. Elle ne peut être datée réellement car elle participe à l'évolution de l'humanité et fait partie des trésors traditionnels. Sa pensée est unique et sa richesse repose sur une vision de la vie intégrale et absolue. Son fondement repose sur le constat que l'être est conditionné parce qu'il s'identifie indûment à un « moi » individuel qui le limite. Elle offre à chacun d'entre nous une autre voie, voie légitime et de libération apportée par la reconnaissance de sa nature divine. Derrière son apparente complexité, ses contradictions, divergences et variations, elle est à l'image de la Vie et comme l'est la nature des choses. Elle ouvre un chemin étonnant, qui dérange ou trouble, mais permet à chacun de se retrouver comme de trouver le sentier qui lui convient.

Elle a légué au monde un héritage rare qui nous concerne car elle a su parler en termes simples et ne s'est jamais séparée de la Nature. Elle est connue sous le nom générique d'hindouisme mais est bien au-delà. Philosophie spirituelle et humaine, pensée libre et sans jugement, elle ne cesse d'évoquer l'Humain et le Vivant, nous demandant d'être responsable et délié de toute empreinte acquise (mentale, sociale). Elle décrit le conditionnement dans lequel l'homme évolue, dont il doit s'affranchir en abandonnant l'illusion de son individualité tout en reconnaissant sa nature primordiale, c'est-à-dire souveraine et infinie.

Si l'hindouisme, terme apparu en 1876, a longtemps servi à désigner en général le brahmanisme, il englobe désormais l'ensemble des convictions, croyances, pratiques et rituels propres à la société indienne.

Dans ses lignes majeures, l'hindouisme[8] propose à celle ou celui qui l'étudie :

- Une conception du monde très cohérente et plus composite que celle d'autres traditions.
- Une logique où, au lieu d'opposer choses, idées, pensées et personnes, sont envisagés des complémentaires nécessaires.
- Une connaissance dynamique de l'âme humaine - âme pris ici dans son sens étymologique de « principe de vie »[9].
- Une connaissance très approfondie de la psychologie humaine (l'Inde en est la créatrice) et de son fonctionnement. L'Inde a été la plus féconde inspiratrice[10] pour les psychologues occidentaux.
- Une conception bien spécifique des rapports humains qui peut nous conduire à reconsidérer une grande partie de nos problèmes et de nos questionnements.
- Une vision d'ensemble du Divin visant à dissiper les contradictions entre les différentes écoles de pensée, tout en nous ouvrant à une tolérance et un respect mutuel pour celui qui n'est pas de la même tradition ni de la même croyance. L'Inde est monothéiste, contrairement à ce que peut laisser supposer le foisonnement des déités[11].
- Un mode de compréhension des mythes qui sont inhérents à chaque grand courant de civilisation, conduisant l'être à venir y emprunter d'inestimables enseignements.
- L'hindouisme a, de plus, parfaitement analysé et observé le corps humain et ses fonctionnements dont il a extrait une

8. Lire le remarquable travail de Jean Herbert : *L'Hindouisme vivant* (Ed. Dervy-livres, 1983).

9. Âme : du latin, *anima.* Souffle, air, principe de vie, principe spirituel (IXe siècle).

10. Sur la question, vous reporter aux ouvrages de Carl Jung, notamment *L'Homme à la découverte de son âme.*

médecine de vie basée sur l'attention, la prévention et l'harmonisation. Ont été élaborées des techniques particulières de gymnastique, de respiration dirigée, de concentration et de méditation, plus communément connues sous le nom de yoga visant au bien-être du corps et de l'esprit, ainsi qu'un système thérapeutique d'exception et toujours actuel, l'Âyurveda.

L'hindouisme est en quelque sorte, d'une part la synthèse des connaissances et conceptions de l'Inde et d'autre part, l'aboutissement de tous les courants de pensées comme de toutes les expressions artistiques qu'elle a connus depuis ses origines. La sagesse indienne a toujours su se renouveler, évoluer, se modeler au gré des siècles, de ses penseurs et philosophes, sans rien perdre de son authenticité ni de sa richesse. La mentalité indienne, particulièrement douée pour la spéculation métaphysique, n'a eu aucun mal à développer d'autres formes de pensée donnant ainsi naissance à de nouvelles conceptions et convictions.

Les Veda[12]

« Ainsi donc, ô vaste Terre, c'est toi qui portes le faix des montagnes !
C'est toi qui, pourvue d'extension, incites la nature avec grandeur !
Toi qui t'étends de toute parts, nos cantiques te louent, les nuits durant,
toi qui disperse la semence comme un enjeu puissant, ô blanche !

---

11. « Dans ma prime jeunesse, on m'a appris ce que dans les Ecritures hindoues on appelle les mille noms de Dieu. Mais ces mille noms de Dieu ne sont en aucune façon exhaustifs. Nous croyons – et je pense que c'est la vérité – que Dieu a autant de noms qu'il y a de créateurs, et ainsi, nous disons aussi que Dieu est sans nom, et, étant donné que Dieu a de nombreuses formes, nous Le considérons comme sans forme, et comme il parle par de nombreuses langues, nous le considérons comme sans parole. » (Mahatma Gandhi, *Young India,* 31 décembre 1931).
12. Lire l'excellente traduction établie par Jean Varenne (éditions les Deux Océans, 1967) intitulée *Le Veda.*

Grâce à la force de ton sol, ô Terre, tu affermis les arbres, toi, Solide ! Lorsque brillent pour toi les éclairs de la nue, lorsque pleuvent pour toi toutes les pluies du Ciel. » (Extrait du *RigVeda* 5.84, Hymne à la Terre)

Les Veda* sont certainement les plus anciens textes et ouvrages connus de l'Inde. Les premiers fragments d'écrits retrouvés remonteraient au XVe siècle avant notre ère.

D'une manière générale, les Veda désignent les écritures sacrées du Brâhmanisme. Au nombre de quatre (le RigVeda*, le YagurVeda*, le SâmaVeda, l'AtharvaVeda*), ils sont un ensemble de textes composés d'hymnes, de poèmes et de formulaires rituels pour le sacrifice. Ils contiennent des informations scientifiques et pratiques dans le domaine de la santé, de la philosophie, de l'astrologie, des rituels, de la musique, de la danse, des règles alimentaires... Ces textes sont rédigés en sanscrit archaïque (qui exprimait des corrélations entre les rituels, l'organisme humain et les phénomènes atmosphériques et célestes). Le culte védique a été conçu par analogie avec les manifestations naturelles qui, à leur tour, sont considérées comme les conséquences d'un sacrifice céleste primordial.

Les Veda sont *Shruti**, c'est-à-dire « audition ». Ils constituent la base du fonctionnement de la société indienne classique dans laquelle l'obtention du salut passe par le respect des charges inhérentes à la naissance et par l'accomplissement de rituels sacrificiels qui ne peuvent être effectués que par des brahmanes. Les Veda sont répartis en 4 livres :

Le RigVeda est le veda des strophes, le savoir des chants et est composé de 1017 hymnes. Il est un poème à la gloire des divinités du sacrifice.

Le YajurVeda est le veda des formules sacrificielles et liturgiques ; il comporte des éléments d'un commentaire explicitant la raison de faire tel geste ou d'effectuer telle pratique.

Ces deux veda sont la première expression de ce qu'on appellera les Brâhmana : c'est-à-dire les réflexions sur le Brahman – le terme Brahman désignant ici le sacré, l'Être et le principe suprême, le texte sacré, la syllabe OM.

Le SâmaVeda est le veda des mélodies, comprenant 1549 stances et plus de 2000 chants. Il était destiné aux chantres qui psalmodiaient le RigVeda et représente la plus ancienne formule musicale liturgique connue.

L'AtharvaVeda ou veda d'Atharvan, est le veda des formules à caractère magique. Il est constitué de 731 incantations et prières magiques, de formules sur les cérémonies privées (mariage, funérailles) et de morceaux spéculatifs sur certaines hautes entités prises comme supports lors de rituels de méditation. Il servait également dans des rituels d'exorcisme.

À chacun d'entre eux se rattachent d'autres textes, notamment les Upanishad ésotériques, qui ont été codifiés par Çankara, sage hindou de la fin du VIIIe siècle.

Du Védisme à l'Hindouisme

Entre 1000 et 800 avant notre ère, le védisme s'est fortement développé. Il est essentiellement centré sur le sacrifice perçu et vécu comme un hommage solennel à la divinité. Son but est d'entrer en communication avec le monde divin.

Dans la mythologie védique apparaissent des figures représentant les forces de la Nature. Ainsi, nous avons : Indra, la foudre, l'orage ; les Açvin, le lever et le coucher du soleil ; Rudra* identifié à Shiva, l'orage, les tempêtes ; Surya, le soleil ; Agni, le feu ; Soma, la lune ; Vishnu, celui qui en trois pas a franchi l'univers ; Adilya, les gardiens de l'ordre du monde ; les Asura, les démons dont les plus connus sont Rahu et Ketu (les Nœuds Lunaires)…

On retiendra plus particulièrement qu'il n'y a pas de hiérarchie déterminée et que l'élément féminin est quasi inexistant. Il est fait allusion à un enfer après la mort. Celui qui y préside est Yama, le premier homme, le roi des morts. Yama désigne la veille de nuit, une période de trois heures ou encore la nuit. Cette notion horaire (cycle de trois heures) sera reprise et incluse dans l'Âyurveda (vous reporter au chapitre 4, paragraphe « les six saisons »). Entre 800 et 600 avant notre ère, les textes oraux du védisme commencent à être écrits, mais leur rédaction définitive prendra plusieurs siècles.

Une étape intermédiaire dans l'évolution du védisme sera le Brâhmanisme, il ne touchera toutefois qu'un cercle restreint de personnes. Il est généralement considéré comme une période de transition entre le Védisme et l'Hindouisme, faisant apparaître une idée inusitée, celle d'un Absolu Universel, Brahman : « Il est manifeste, à portée de main, vivant vraiment dans le cœur, la sublime station. Sur lui sont fixés ce qui se meut, ce qui respire, ce qui est instantané, ce qui ne l'est pas. Sachez qu'il précède l'être-non être, qu'il transcende la connaissance des êtres nés, qu'il est le plus haut. Ce qui est igné, plus subtil que le subtil, à qui les mondes et leurs habitants sont surimposés, c'est l'indestructible Brahman. » Mundaka Upanishad (II, 2, 1-2)

Du IVe au Ve siècle avant notre ère, l'Inde glisse doucement du Brâhmanisme vers ce qui a été appelé l'Hindouisme. Les déités deviennent multiples et nous voyons apparaître les divinités féminines, parèdres des dieux, les *Shâkti*. Naît alors une effervescence dans la spiritualité et la philosophie indiennes, avec l'apparition d'un véritable bouillonnement de pensées et de concepts, accompagné d'un élargissement important de l'horizon spéculatif.

Du Brâhmanisme, strict, réservé à une élite, détenu par la caste des Brahmanes tout puissants, l'Inde se dirige progressivement vers une sagesse expansive, communicative, qui n'est ni exclusivement religion, ni seulement système social. Ce mouvement de pensée est essentiellement, si nous ne voulons pas perdre son essence, un mode de vie, une culture dont l'idée fondamentale est « Tout est dans l'Un, l'Un est dans Tout ».

L'hindouisme se nomme *sanâtana dharma**, la « religion éternelle ». C'est le chemin de la discipline spirituelle. L'hindouisme n'a pas à proprement parler de fondateur ni de concept fixe. Il se nourrit de tous les courants de pensées traditionnelles de l'Inde ancienne ; gigantesque anthologie de mythologie, il ne peut être totalement exploré en profondeur tant ses racines complexes et fourmillantes sont enfouies dans des origines mystérieuses. Nous trouvons dans l'hindouisme autant de cultes, de rites, de pratiques et traditions locales qu'il y a d'expressions de la Divinité… Un proverbe védique nous dit : « La vérité est une, les Sages lui donnent des noms différents ».

Toutefois, nous pouvons retenir trois transformations essentielles, car elles exerceront une influence non négligeable sur la pensée âyurvédique :

La première transformation va toucher celle du panthéon traditionnel et concerne la **trimûrti**[13]. Composée de trois déités et énergies nommées Vishnu, Shiva et Brahmâ, cette

13. Tri Mûrti : trinité, trois formes ; *mûrti* : « aspect d'une divinité matérialisé par une image ou une statue » (Louis Frédéric).

approche ternaire va désormais intéresser les aspects possibles constituant l'être humain.

Vishnu est l'agissant et le conservateur de l'univers, présidant aux destinées humaines. Sa monture est Garuda. Ses attributs sont la conque, le disque (ou roue), la massue et le lotus. Il est représenté endormi sur le serpent cosmique.

Shiva est le destructeur et le temps. Dieu procréateur et dieu ascète, il est le roi de la danse (sous sa forme de Nâtarâja) entraînant le monde dans sa ronde temporelle. Sa monture est le taureau Nandi (ou Nandin) et son attribut le linga.

Brahmâ, être inspiré de l'Absolu Universel (Brahman), est Celui Qui Crée, faisant naître le monde de lui et le retirant en lui à la fin de chaque ère. Les textes nous expliquent qu'il engendre l'univers entier de lui-même, celui-ci jaillissant de son nombril. Après la création, demeure sa puissance : nous avons un cycle. Chaque cycle dure de 432 000 ans à 1 728 000 ans, ceci correspondant à une respiration de Brahmâ, soit le temps d'un inspir et d'un expir divin. À la fin d'un cycle de création (de respiration), Brahmâ retire l'ordre du monde entier en lui-même.

Deux principes gouvernent Brahmâ et ses révolutions : d'une part, la loi cosmique, *Dharma*- l'homme ne doit pas être en conflit avec le bien général du monde ; d'autre part, la loi karmique, *Karman*- le bien de chaque homme.

Selon le concept hindouiste, le désir est le moteur de la vie (*Kama*, qui est aussi le Dieu de l'Amour) et l'essence de la maladie. Il se manifeste par une action : acte ou travail (*Karma*). L'action met en route la loi, le devoir cosmique (*Dharma*). Cette action peut mener à la libération (*Moksa*) qui souvent aboutira dans plusieurs existences ou périodes (*Samsâra*). Cette relation de cause à effets est essentielle pour comprendre le regard posé par les Indiens sur le sens de notre état de santé.

La deuxième transformation amène l'apparition de divinités féminines (Shakti, voir le chapitre 2, paragraphe « De la force de vie ») venant bousculer les conceptions védiques toutes dévouées au Masculin. Naissent ainsi Lakshmi, la chance, épouse de Vishnu ; Sri, la fortune ; Parvati, Uma, Kali, Durga : les équivalents féminins de Shiva. Elles sont le principe féminin qui impulse la force, l'énergie aux Dieux et aux hommes.

Suivant cette mouvance, d'autres divinités apparaissent : Kama, le désir, le dieu de l'amour ; Ganesha, le dieu à tête d'éléphant qui protège les artistes et les armées ; les Kapala, au nombre de huit, gardiens des points cardinaux ; les Nâga, serpents mythiques et propriétaires du sol terrestre ; les Gandharva, musiciens célestes et dieux des parfums ; les Apsara, danseuses célestes... pour n'en citer que quelques-unes.

La troisième transformation voit la naissance des Avatâra*. Ce sont les incarnations ou descentes sur terre des divinités, et notamment celles de Vishnu.

Les cultes évoluent bien que les sacrifices humains persistent. Les prières sont renforcées et requièrent des initiations particulières. Les représentations des divinités ont désormais des normes fixes. Des interdits se développent, notamment celui concernant la vache qui devient sacrée et que l'on ne peut tuer. Les Brahmanes renforcent leurs pouvoirs religieux et économiques, ils reprennent notamment à leur compte des cultes animistes. Les temples se développent. Et c'est dans ce contexte particulier que l'Âyurveda va connaître un accroissement important.

Durant la période mouvante du VIe siècle avant notre ère, fidèle à son esprit, la sagesse indienne connaît de nouveaux noumènes : les Brâhmana (générique d'ouvrages complémentaires aux Samhitâ) : au nombre de 18, ils forment un ensemble de textes accompagnés de commentaires des Veda ; les Upanishad (traités relatifs aux équivalences) : au nombre de 255, ils se composent de textes spéculatifs venant compléter les Veda. Ces textes évoquent Brahman*, le sacré et l'Être (Absolu) ; le « Soi suprême » (*paramâtman*) divin et universel ; l'Âtman*, « l'âme individuelle », le Soi individualisé, la réalité ultime, venant souvent s'identifier au Brahman. Les Upanishad voient naître la notion de Bhakti* idée de doctrine du salut à laquelle se sont réunies les notions de samsâra*, de karman* et de la rétribution des actes.

*Les Brâhmana**

Les Brâhmana sont des commentaires des Veda visant à analyser certains mots et à interpréter les mythes. Ils ébauchent aussi une symbolique des valeurs rituelles qui seront à leur tour développées dans des traités relatifs aux équivalences entre microcosme et macrocosme, plus connus sous le nom d'Upanishad. La première version connue en Occident date du XIXe siècle et a enthousiasmé Schopenhauer.

Dans les Brâhmana apparaît une notion essentielle à l'hindouisme qui est celle d'un absolu cosmique (le Brahman) proclamé identique au « Moi » profond de l'homme (âtman), lequel se résout dans le Brahman-Atman, c'est-à-dire le Soi universel. Âtman est pris ici dans sa signification d'âme, de principe spirituel. Il désigne également l'intelligence, l'essence, le corps et la forme.

Les Upanishad

« Ce que l'homme ne voit pas avec l'œil, ce par quoi l'homme perçoit les activités de l'œil, sache que c'est Brahman, et non ce que les gens adorent comme un objet. » (Kena Upanishad, I-6)

Les Upanishad*, au nombre de 108 selon la tradition (mais on en dénombre jusqu'à 300) sont des réflexions métaphysiques qui nous emmènent à la frontière de l'hindouisme. Parmi elles, il existe 13 (ou 14) Upanishad classiques, venant compléter le Veda, reprenant et commentant les grands thèmes védiques, tout en les éclairant et en le rendant lisible et compréhensible. Textes philosophiques d'une très haute spiritualité, à la fois incantation et méditation, elles incitent l'être à expérimenter l'Absolu bien plus qu'à en acquérir une connaissance purement livresque. La plus ancienne, la Brihadaranyaka, date du IXe siècle avant notre ère, la plus récente du XVIIIe siècle de notre ère. Si elles parachèvent les valeurs védiques du passé, les Upanishad ouvrent les portes à l'Inde classique et à ses spéculations qui viendront enrichir le Brahmanisme traditionnel. Ce sont par ailleurs de magnifiques textes emplis de poésie, découlant de la tradition orale et conçus pour être psalmodiés. Apprises par cœur, elles sont déclamées selon un rythme propre à la langue sanscrite.

Les Sûtra

Les Sûtra* sont des textes d'enseignement à apprendre par cœur. Sous forme d'aphorisme, ils exposent la trame, le fil conducteur sous-jacent d'un point de vue, d'une hypothèse, d'une discipline. Ils représentent le kalpa*, la loi, les règles, c'est-à-dire l'enseignement rituel. Ils décrivent les sacrifices journaliers, de quinzaine, quadrimestriels, les occasionnels, les rites votifs… Ils sont récités à voix basse et accompagnés de gestes rituels. Il existe aussi des Sûtra sur la loi qui incorporent, aux données usuelles, des rudiments de droit civil et pénal.

Les Purâna

Les Purâna*, au nombre de 18, sont des enseignements littéraires sous forme d'hymnes dédiés aux divinités. Ils nous racontent la création et l'histoire du monde depuis des temps immémoriaux, les mythologies, les périodes cycliques révolues, les dynasties royales et les âges modernes (décrits sous forme de prophétie), les légendes et les généalogies des souverains mystiques. Ils comportent également des chapitres consacrés à la musique, la poétique, la médecine et la grammaire. De tradition orale, issus d'un Purâna antique composé de 400 000 stances (et perdu), ils ont été rédigés entre le IVe et le XIVe siècle. Ils sont en quelque sorte une vaste encyclopédie regroupant toutes les connaissances indiennes de l'époque.

Les Tantra

Les Tantra* sont des manuels ésotériques apparus vers 400 avant notre ère. Bien que 64 textes soient reconnus par la tradition, leur nombre peut varier selon les sources, et oscille de 190 à 500. Ce sont des traités de cosmogonie, de rituels et de spéculations, décrivant des cérémonies d'initiation et des pratiques telles que la magie, les yoga, la divination ou encore l'astrologie. Ils évoquent également la physiologie, la philosophie et rejettent le système des castes instauré par les Indo-Aryens. Ils ont tout particulièrement étudiés le corps subtil et ses canaux d'énergie (nâdî) ainsi que l'énergie psychique (Kundalinî).

Sources écrites âyurvédiques

À l'origine, l'Âyurveda reposait sur l'observation de la nature, ses variations climatiques et ses implications sur l'être humain. L'environnement a été déchiffré et traduit en relation analogique avec l'homme. L'influence des forces naturelles sur l'état de santé de l'être humain a été perçue de manière extrêmement précise par les rishi. Les plantes faisaient partie de l'alimentation aux côtés du lait, du miel (mélasse) et de la viande. L'Indien n'est pas végétarien, contrairement aux idées reçues. Le végétarisme apparaîtra en même temps que certains courants de pensée (écoles de yoga, mouvements religieux ultérieurs). Les peuples de l'Inde possédaient de bonnes notions dans l'usage des herbes, épices, fleurs, fruits et arbres pour soigner.

Les connaissances médicales connues étaient transmises oralement, et principalement de maître à élève. Les médecins étaient itinérants et se déplaçaient de village en village. Logés et nourris, ils soignaient et enseignaient leur art surtout aux femmes. Celui-ci reposait sur des règles d'hygiène de vie ainsi que sur le savoir des plantes, les massages et les usages alimentaires. Les femmes, gardiennes du foyer, mères de famille, possédaient un pouvoir important au sein des sociétés tribales indiennes. Toute femme est la personnification de la Terre Mère, elle possède en elle le pouvoir actif de la déité. Elle en possède l'énergie rayonnante. Respectée, elle est crainte des hommes qu'elle inquiète notamment par sa capacité à enfanter. Le mystère de la gestation auquel l'homme n'a pas accès a fait de la femme un être redoutable. Son domaine est la maison qu'elle dirige et où elle accomplit les gestes sacrés (offrande du feu le matin) et profanes (préparation des repas, etc.). Elle entretient la flamme au cœur du foyer et de la famille, la flamme d'Agni* vaishvârana, le feu universel aux multiples formes. Mais la femme, dans l'Inde ancienne, détient le feu intérieur, le pouvoir spirituel. Elle était donc la plus amène à comprendre, recevoir et appliquer les pratiques de l'Âyurveda. Ceci s'estompera peu à peu au fur et à mesure des différentes invasions que l'Inde a connues durant son histoire et notamment avec l'apparition du système des castes apporté par les Indo-Européens.

Les premiers textes apparaîtront tardivement, durant la période védique. La base philosophique et conceptuelle de l'Âyurveda reposera en partie sur les Veda. Traités thérapeutiques, règles de pratiques médicales, matière médicale formeront le corpus âyurvédique (pour les détails du corpus âyurvédique, vous reporter au chapitre 6). Ils seront réécrits, commentés, annotés durant plusieurs siècles avant d'être fixés en doctrine médicale. Ils retranscrivent des enseignements oraux donnés journalièrement. Ils seront accompagnés de commentaires aux XIe et XIIe siècles et d'annotations explicitant tel point demeuré obscur ou développant tel autre au regard de l'expérimentation clinique.

Les deux textes majeurs du corpus âyurvédique sont la CharakaSamhitâ et la SushrutaSamhitâ. Leur datation diverge selon les chercheurs : on peut toutefois les situer entre 600 et 200 avant notre ère, ou au tout début du Ier siècle de notre ère. Ce sont les plus anciens traités médicaux indiens connus et parvenus jusqu'à nous. Ces deux ouvrages ne sont pas à proprement parler des textes originaux, ce sont des écrits recueillis, corrigés, actualisés et ajoutés au regard des connaissances acquises par l'expérience. Les Samhitâ seront à leur tour commentées, argumentées et révisées régulièrement au fil des siècles.

L'une des premières versions de la **CharakaSamhitâ** remonterait sous toute réserve aux environs de 1500 avant notre ère. Elle étudie la médecine interne, traite de la prévention des maladies, expose la théorie des Dosha, explique la physiologie ainsi que les traitements. Sont abordées la nutrition et les purifications corporelles, la psychologie et la psychiatrie, l'éthique médicale, la philosophie et la relation médecin-patient, l'étiologie, le diagnostic et la pharmacopée. Son rédacteur, Charaka[14], a codifié de façon claire la pensée thérapeutique âyurvédique, rappelant que le veda forme la base philosophique et conceptuelle de la médecine. Il retrace les règles d'une bonne hygiène de vie indispensable pour conserver la santé, indique comment l'améliorer afin d'éviter les maux présentant la capacité de corrompre l'équilibre du corps. Il considère que l'origine des maladies provient d'une perte de confiance de l'être en sa propre nature divine (*Âtman*). Il insiste sur le fait que chacun doit reconnaître sa nature divine, la redécouvrir. C'est à cette seule condition que l'être devient capable de tirer pleinement parti des dons, des talents ainsi que des forces intérieures (principe de vie, force d'âme, énergies organiques et subtiles, etc.) qu'il possède. Lorsque nous sommes en harmonie avec nous-même, les maux du corps s'éteignent : « Lorsqu'il est utilisé intelligemment, le corps devient un des principaux instruments qui permettent d'atteindre le but essentiel de l'existence humaine : la perfection. » (CharakaSamhitâ). La médecine indienne n'est jamais séparée de la spiritualité, celle-ci étant le fondement même de l'Âyurveda.

14. Charaka était médecin, il aurait vécu à la cour du roi Kanishka (Ier-IIe siècle de notre ère). Il semblerait qu'il y aurait eu plusieurs médecins portant le nom de Charaka. C'est pourquoi il est difficile de dater réellement la CharakaSamhitâ.

Quant à la **SushrutaSamhitâ** (des débuts de notre ère), elle développe plus particulièrement la chirurgie ainsi que l'anatomie. Au sein du traité sont décrits notamment les Marma, points énergétiques vitaux. Sushruta[15] aborde la chirurgie humaine qu'il classe en huit catégories. Il décrit ainsi plus de trois cents façons de procéder à des actes chirurgicaux ainsi que cent vingt instruments indispensables pour opérer. Sont distinguées trois catégories principales de maladies, elles-mêmes subdivisées en plusieurs catégories : il y a les maladies provenant de l'interne c'est-à-dire ayant pour origine le corps (héréditaires, congénitales), celles résultant de causes externes (traumatismes), et celles dérivant de raisons expédientes (facteurs climatiques, vieillesse, source surnaturelle).

Un troisième texte, l'**AshtângaSamhitâ**[16] (entre 300 et 500 de notre ère) de Vâgbhata vient compléter le corpus âyurvédique. Vâgbhata (médecin et philosophe, il aurait vécu au VIIe siècle de notre ère) a repris les données des deux Samhitâ, tout en apportant une classification très détaillée des maladies. Il résume les grandes lignes de la médecine âyurvédique réparties en huit branches : la médecine générale et interne, la chirurgie dite majeure, la chirurgie dite mineure (concerne la médecinc ORL), la psychiatrie, la pédiatrie, la toxicologie, la gériatrie et les thérapies de rajeunissement (alchimie), la science des aphrodisiaques.

Cet ensemble d'ouvrages primordiaux expose la conception du corps humain tel qu'il est appréhendé par la sagesse

---

15. Sushruta était chirurgien et aurait vécu au Ve siècle avant notre ère. Est avancée la période entre 700 et 350 avant notre ère, mais sans confirmation.

16. L'AshtângaSamhitâ est aussi connue sous le nom d'Ashtângasamgraha « Résumé en huit parties » (texte sanscrit en vers et en prose)

indienne, celui-ci est décrit dans sa globalité et sa relation étroite avec la Nature, les origines et causes des maladies ainsi que leurs traitements, les règles alimentaires et d'hygiène de vie élémentaires, les plantes aptes à soigner et rétablir l'équilibre interne du corps, des conseils pour prévenir toute affection et la description de mesures vitales pour maintenir l'harmonie afin de tenir toute forme de maladie en échec. Ils soulignent l'intérêt de prévenir les dérèglements éventuels du corps et de l'esprit plutôt que de recourir au seul traitement soignant uniquement la maladie. Devancer le mal avant qu'il se produise plus que guérir est l'un des fondements de l'Âyurveda.

Ces trois manuels ont conservé toute leur pertinence, sont toujours valides et encore usités aujourd'hui en Inde.

La Samkhyâ Karika

À ces premières données concernant les Veda et l'Âyurveda, doit être ajoutée la Samkhyâ Karika*, qui est un texte majeur pour la médecine indienne. Elle repose à la fois sur la philosophie de la création établissant une relation étroite entre l'homme et l'univers, ainsi que la manifestation de l'énergie cosmique. Elle a posé bien avant l'Occident la théorie de l'évolution allant des atomes physiques jusqu'à l'Absolu, abolissant les barrières entre matière et esprit, entre chair et âme défiant toutes les interrogations bouleversant les raisonnements et la logique : « Le long d'un triple fil conducteur [les Guna], elle a suivi la progression ininterrompue entre l'inconscience et l'Énergie créatrice du Suprême. » (Prithwindra Mukherjee, *Le Sâmkhya, sources, méditations, applications*, Ed. Epi, 1983). Elle est certainement l'un des ouvrages les plus marquants de son époque et celui qui a influencé durant des siècles la philosophie, la science, la médecine et la psychologie. La Samkhyâ se trouve associée au Yoga de Patanjali, car elle en constitue la partie théorique.

La Samkyâ Karika, appelée *traité du dénombrement*, est attribuée au sage Kapila[17]. Il l'aurait rédigée quelques siècles avant notre ère et y expose le point de vue d'un des six Darçana* ou thèses de la métaphysique indienne. Elle s'attache à quérir le discernement : « Le discernement est la clé de toute recherche spirituelle en Inde. Il s'agit du discernement entre le devenir et l'Être, c'est-à-dire entre les transformations du monde et Cela qui est immuable. » (Prithwindra Mukherjee, *op. cit.*). Elle recherche la connaissance « absolue », ce qui anime l'univers et le vivant comme à opérer une savante investigation « entre l'existence et l'Absolu (entre le monde matériel manifeste et Cela qui est dissimulé, permanent, derrière les illusions du devenir), entre le dynamique et le Statique, entre l'éphémère et l'Éternel, entre la Prakriti (le moi cosmique qui exécute) et le Purusha (la Conscience-volonté). » (Prithwindra Mukherjee, *op. cit.*). Le but recherché est de parvenir à se libérer de l'emprise des lois fondamentales mécaniques et que nous percevons par des

17. Le rishi Kapila est le « fils de Devabhûtî une des filles de Manu et de Kardama à qui il aurait expliqué la philosophie du Sâmkhya. Il aurait également enseigné la science des nombres (Sâmkhyâ) à Manu. On lui attribue par conséquent la rédaction du Sâmkhya-sûtra ainsi que celle du Kâpila, un Upapurâna. Kapila est parfois considéré comme une incarnation (avatâra) mineure de Vishnu et parfois identifé à Agni. » (Louis Frédéric). Kapila réalisa la philosophie de la création sâmkhya et découvrit 24 principes ou éléments dans l'univers. Ces 24 éléments sont : « l'eau, la terre, le feu, l'air et l'espace ; le mental, l'intelligence et l'ego ; la vertu, la patience et l'ignorance ; les cinq sens ; les cinq organes de l'action : bouche, jambes, bras, anus et sexe » (Louis Frédéric), auxquels viennent s'adjoindrent le corps, l'âme et l'esprit.

éléments matériels et des manifestations subjectives (jouissance, possession, bonheur, souffrance, etc.) qui ne sont en fait que de pures illusions. L'être doit distinguer, identifier, dépasser son ignorance qui voile et obscurcit sa conscience jusqu'à déchirer le voile ultime recouvrant l'Être afin de parvenir à la plénitude de la Pure Conscience.

D'après la Samkhyâ, toutes les manifestations extérieures et intérieures ont pour origine une cause substantielle commune dénommée Prakriti, composée de trois éléments fondamentaux, les Guna, à savoir : Sattva : « la stabilité », Rajas : « l'activité » et Tamas : « l'inertie » (pour la description des trois Guna, voir chapitre 2). Le monde se manifeste de manière différente selon la proportion de ces trois substances ou entités. Mais il existe aussi une entité de nature opposée à Prakriti (pour plus de détails concernant Prakriti et Purusha, voir chapitre 2, « Mahabhûta, les cinq éléments cosmiques ») qui ne subit, elle, aucun changement : elle est nommée Purusha, la Conscience Pure ou conscience cosmique, elle-même composée de deux énergies : énergie mâle (shiva) et énergie femelle (shakti).

Prakriti est l'Énergie primordiale féminine. Elle est Esprit et a donné forme à l'univers perceptible, enfantant la créativité et est la base principale de tout système. Elle crée toutes les formes de l'univers. Force créatrice agissante, elle est la Source de la forme, la Manifestation, les attributs (des dieux, des hommes...) et la Nature.

Purusha est l'énergie masculine primitive. Il est l'Âme. Il est le témoin de la création non manifestée, sans forme et passive. Il désigne également le corps subtil et est pure existence. Il est au-delà des attributs, de la cause et des effets bien qu'on lui reconnaisse « les perceptions, les rêves, la mémoire, l'attachement aveugle à la vie, la raison, le doute, la connaissance de la vérité, etc. » (Prithwindra Mukherjee, *op. cit.*), tous issus de Buddhi*, l'esprit, et prenant forme grâce à la projection qu'elle fait sur Purusha.

La Samkyâ Karika nous conduit sur un cheminement de lucidité où apparaissent clairement les enchaînements menant toute substance à prendre corps. Elle nous fait découvrir et comprendre que l'Énergie suprême a un projet pour l'être, celui de l'emmener de l'unique (l'Absolu) vers le multiple (les corps) avant de le ramener à l'Unique, c'est-à-dire à sa nature première qu'est le Divin, par l'expérience de vie.

II

Le Cœur du Vivant
ou les substances de la vie

« Buvant le Feu, vêtu de l'Eau,
Brandissant la masse du Vent,
Respirant la Terre,
Je suis le Seigneur des Trois Mondes »
Chögyam Trungpa Rimpoché *(La Joie transcendante)*

La pensée indienne s'est préoccupée tout autant du corps que de l'esprit. Elle s'est attachée à entretenir la santé physique, corporelle, mentale et spirituelle. Sa médecine a développé une prévention de qualité, en s'attachant davantage à la cause de la maladie qu'à l'effet ressenti ou symptomatique : elle agit sur les défenses naturelles de l'organisme, en renforçant le système immunitaire, clé de voûte de l'équilibre interne, et prend en compte les facteurs environnementaux de l'être, tout comme son identité propre (ce qui fait « sa » différence, son individualité).

Les presciences âyurvédiques se fondent à la fois sur un enseignement oral traditionnel et spirituel. L'Âyurveda s'appuie autant sur des traités médicaux, une observation précise, une expérimentation ancestrale que sur une connaissance intuitive découlant de l'expérience révélée par ses applications pratiques étudiées et approfondies chaque jour.

1. Tout est Énergie

« Il y a un pouvoir mystérieux indéfinissable qui pénètre toutes choses. Je le sens, mais je ne le vois pas. » (Mahatma Gandhi, Young India, 11 octobre 1928)

La connaissance du corps ne peut reposer seulement sur une représentation anatomique, médicale, physiologique ou un savoir scientifique, biologique, chirurgical. L'Âyurveda a pensé le corps tissé d'énergies, affirmant que tous les corps (humain, divin, animal, terrestre, céleste) sont composés de la même source énergétique, de la même Mère Énergie.

De la force de vie

Toute vie, tout état du Vivant est tressé d'un faisceau d'énergie tel une trame fine, délicate, sensible, imperceptible. Nous sommes cependant différents les uns des autres tout en partageant la même expérience de vie, la même conscience et la même terre.

Les sciences modernes ne l'ont réalisé qu'il y a très peu de temps, bien que la plupart des scientifiques soient encore sceptiques. En Inde, cette expérience a été depuis quelques sept millénaires expérimentée, vécue, étudiée, décrite et relatée : *l'Énergie est la base de Tout.* Nommée Shakti*, elle est tout à la fois : énergie motrice, elle est la fleur qui s'ouvre ; énergie dormante, elle est un serpent lové ; énergie latente, potentielle, elle est la graine qui va germer ; énergie cosmique, elle est la force vitale exprimée dans l'être humain ; marque et pouvoir d'action, elle est oscillation permanente, flux, reflux et mouvement ; énergie cinétique (mobile), elle permet au corps et à l'esprit de fonctionner en parfaite coordination. Elle est souffle et pensée. Elle est la puissance de manifestation de la Déité, son énergie la plus intense et la plus active : « [...] Tu es l'Énergie divine qui se manifeste dans cet univers. Tu es l'Être sans forme et Tu es aussi avec forme. » (Shrî Râmakrishna, cité par Jean Herbert, in *L'Hindouisme vivant*, Ed. Dervy-Livres, 1983).

Shakti, épouse et forme féminine personnifiée de la divinité, est principe créateur et conservateur, à la fois auteur de la vie et destructrice de cette même vie. Elle nous touche intimement car elle est impalpable, vibrante, fluide et pénétrante. Nous la ressentons lorsque le vent nous effleure, lorsque nous frôlons de la main l'écorce d'un arbre. Nous la percevons lorsque *quelque chose* se manifeste dans notre existence, un petit rien, un signe intangible qui nous fait prendre conscience de la présence divine, certains parleront de miracle, d'autres de hasard.

La vie naît de l'Énergie, de l'impulsion bondissant du chaos cosmique. Elle est élan spontané vers le céleste et penchant instinctif vers le terrestre. Elle jaillit de la rencontre de ces deux sources hétérogènes et pourtant non séparées. Il en est de même pour notre santé. Celle-ci a pour assise l'énergie appelée force vitale[18] ou encore principe[19] de vie.

La force vitale est mouvement de vie permettant l'animation de la corporéité, la vie qui inspire le corps. Elle est de l'énergie, elle est l'Energie-Mère, une parcelle de la vita-

18. Vitale : du latin *vitalis* : qui concerne la vie, qui entretient, donne vie, qui est digne d'être vécu. Dérivé de *vita* : vie, ce qui concerne, constitue la vie.

19. Principe : du latin *principium* : commencement, fondement, origine. Dérivé de *princeps* : qui occupe la première place, première cause, notion fondamentale.

lité céleste. L'énergie est la substance de toutes choses, la force en action (du grec *énergeia*). La force vitale est observable aisément par le biais de nos perceptions sensorielles. Elle est la force en puissance (du grec *dynamis* ou *dunamis* : éléments). Bien qu'elle soit en apparence non visible et non mesurable, lorsqu'elle est perturbée, elle engendre la maladie : il y a « quelque chose » qui en précipite la venue. Le corps réagit marquant ainsi un arrêt, une suspension dans l'espace temps (le corps se fige) ou un retour en arrière, une répétition, ou encore un renforcement de ce qui n'a pas été entendu, interprété à un moment donné. Il est alors possible de dire que la maladie nous permet, dans une large mesure, d'être conscient, de prendre conscience de notre propre individualité[20].

Les penseurs indiens ont personnifié l'Énergie. Nommée Kundalinî*, la tradition nous enseigne qu'elle est le serpent de Shiva, source de toutes les énergies (sexuelles, créatrices et spirituelles) se trouvant enroulées à la base de la colonne vertébrale. C'est également le serpent sur lequel Vishnu dort et sur lequel repose notre monde. C'est aussi celui qui, en ouvrant ses sept capuchons, a protégé des intempéries le bouddha historique lors de sa méditation. Il n'y a pas de peur du serpent en Inde.

Kundalinî est la mère de nos énergies. Elle en est la source, qu'elle soit spirituelle, physiologique, psychique, sexuelle. Toutefois, elle n'est pas un organe à proprement parler bien qu'elle soit substance. Elle ne possède pas de lieu particulier mais génère notre principe de vie et nous

---

20. Individualité : ensemble de caractères propres à un individu. Dérivé du latin *individuum* : ce qui est indivisible. Qui concerne une seule personne, qui constitue un individu.

maintient en vie grâce à la respiration (inspir, apnée, expir) qu'elle anime. Elle est une certaine dimension de la Conscience Pure. Elle est en tout et partout présente.

Sève et sang, force de vie qui nourrit tout être, elle est Durgâ (l'Inaccessible), forme particulière de Pârvatî[21], sœur de Vishnu. Énergie (Shakti) et épouse de Shiva, elle porte les emblèmes de Shiva et de Vishnu. Elle est leur épouse. Et comme eux, elle prend de nombreuses formes (Kâli, Bhîmâ…). Son animal support est le lion, parfois un tigre. Il représente l'esprit, la colère ou le courroux, l'identification, la reconnaissance (dans le sens de « reconnaître le terrain »), l'immortalité, la longévité, le pouvoir, l'indépendance et la flamme. Il est le symbole de l'énergie électrique du feu et de la chaleur qui émane du corps.

La kundalinî est l'union du Feu et de la Terre : son incarnation[22] ou « matérialisation » dans le corps concret se fait par l'élément Eau. L'eau est le « ciment », le liant et le lien, l'état intermédiaire entre ce qui est solide dans notre organisme (notre structure) et le feu digestif (notre métabolisme, mis en action lors de l'absorption des aliments). Elle est passerelle et moyen de passage. L'eau entre à 60 % dans la composition de l'organisme adulte, à 82 % dans celle d'une cellule. Cette eau possède deux canaux énergétiques essentiels que sont les reins et la vessie.

Les reins expriment notre force vitale, notre capital énergétique. Ils sont l'expression de l'acquis et de l'inné, la mise en réserve du principe de vie et la mise en mouvement de l'énergie. Ils ont pour fonction la mise à feu… supposant

---

21. Pârvatî : la montagnarde. Elle est la fille de l'Himalaya.
22. Incarnation : du sanscrit *avatâra* (*masculin*). Descente (d'un dieu sue terre), avatar, appparition, arrivée imprévue, surgissement.

une fonction d'éveil, de réchauffement et de protection du corps ainsi que sa mise en alerte en cas d'agression (intérieure ou extérieure). Liés à la vitalité (activée par les glandes surrénales), ils jouent un rôle important dans la croissance de l'organisme et sont en relation avec les voies urinaires ; ils reçoivent, distribuent et conservent l'eau notamment dans l'appareil génital, les os, les moelles et les substrats du système nerveux central.

La vessie est un draineur au même titre que le gros intestin. Elle a un rôle de transformation de l'Eau en Feu, intervenant dans la répartition des liquides dans l'organisme, les liquides chargés de déchets constituant l'urine et étant rejetés. Son canal énergétique est très long et possède la particularité de se situer au niveau le plus « superficiel » du corps, c'est-à-dire le long du dos (de part et d'autre de la colonne vertébrale). Il se trouve en prise directe avec l'extérieur. C'est là que se constitue la carapace du corps en liaison avec l'ensemble des tensions qu'elles soient internes ou externes.

L'Énergie et l'ensemble de nos énergies forment un filet invisible et vulnérable, s'étendant un peu comme un voile de tulle entre les çakra (vous reporter au chapitre 4 pour la description des çakra), les organes et les souffles vitaux. La médecine indienne, pour expliquer et dévoiler cette trame invisible à l'œil nu, a créé une grille énergétique composée de « méridiens », nommés Nâdî et de points sensibles du corps appelés Marma*.

Les **nâdî*** sont des canaux subtils, reliés aux çakras. Ils s'enroulent autour de la colonne vertébrale et seraient au nombre de 72 000. Ils se croisent à chaque çakra, permettant ainsi la circulation de tous les souffles animant tout être vivant, et parcourent les tissus vitaux.

Courants de circulation, ils permettent au Prâna* d'effectuer son travail librement. Treize principaux jouent un rôle vital dans l'absorption des nutriments. Sont considérés comme canal : le système respiratoire pour le Prâna ; le pancréas et les reins pour l'Eau ; le gros intestin, l'estomac et l'intestin grêle pour le bol alimentaire ; les tissus vitaux (Dhatu) : dans la nutrition ; les reins, la vessie et l'intestin grêle dans l'élimination des déchets ; la vésicule biliaire, le foie et la rate pour le sang. Ils se trouvent reliés avec les ouvertures du corps : la fontanelle (Sushumnâ), la narine gauche (Idâ), la narine droite (Pingalâ), l'œil gauche, l'œil droit, l'oreille gauche, l'oreille droite, la bouche, les organes génitaux et l'anus sont les portes essentielles par lesquelles les nâdî sont raccordés avec l'Énergie (terrestre, céleste).

Nous avons deux nâdî principaux : Idâ*, qui se trouve à gauche de la colonne vertébrale, et Pingalâ*, à droite. Idâ personnifie la force lunaire, Pingalâ la force solaire. Ces deux flux particuliers désignent le canal de l'esprit et celui de l'être. Ils mènent l'énergie là où elle doit aller. Lorsqu'une pensée traverse l'esprit, l'énergie va se rendre là où la force de la pensée se projette. Il en est de même pour tout ce qui alimente, parcourt, pénètre le corps.

Idâ transporte l'énergie maternelle et renferme la source de vie. Elle nourrit le corps et purifie l'organisme. Idâ est personnifiée par un œil gauche. Elle présente une force magnétique et visuelle, est de nature féminine et émotionnelle. Chez la femme, elle parcourt l'organisme à partir de l'ovaire gauche, chez l'homme du testicule gauche pour achever son chemin à la narine gauche. Elle procure stabilité, harmonie, douceur, finesse et tendresse. Elle apaise, arrondit le regard porté sur l'existence. Elle avive le flux mental, régénère l'esprit en agissant sur le cerveau. Elle est la mère de la psyché.

Pingalâ transporte l'énergie paternelle et renferme la source de la mort. Elle dirige le corps et encadre l'organisme. Pingalâ est personnifiée par un œil droit. Elle présente une force électrique et verbale, est de nature masculine et rationnelle. Elle active l'organisme, intensifie les émotions, avive le feu intérieur et renforce la vitalité. Elle raffermit le corps, accentue la vigueur, rend le regard acéré et tranchant. Elle développe l'intellect, la cérébralité, la rationalité, le discernement. Elle est le père de l'esprit.

Idâ et Pingalâ encadrent de part et d'autre Sushumnâ*, situé au centre de la moelle épinière. Sushumnâ est le canal sacré par où s'élève la Kundalinî. Parvenue à la base du crâne, Sushumnâ se partage en deux branches : une voie antérieure qui rencontre le 6e çakra (Ajnâ) se trouvant entre les deux sourcils ; une voie postérieure passant derrière le crâne. Ces dcux voies se rejoignent au niveau de la fontanelle.

Les nadî ont des trajets précis, un peu comme les méridiens en énergétique chinoise. Certains sont physiques : ils se trouvent au niveau des nerfs, des veines, des artères, des vaisseaux. D'autres sont subtils, ils véhiculent l'énergie interne, celle du prâna et n'ont pas de forme physique à proprement parler.

Toutefois, les textes divergent quant à la source et l'aboutissement de certains nâdî. Ainsi, pour Sushumnâ qui prend naissance soit au niveau du nombril ou du 1er çakra (Mûlâdhara) et se termine soit à la fontanelle ou au bout du nez.

Les **marma*** sont des points sensibles de pression. Points de contact, ils parcourent le corps et se situent aux jonctions où se croisent les cinq principes organiques que sont les vaisseaux, les muscles, les ligaments, les os et les articulations. Ce sont ces endroits précis qui sont stimulés lors des massages. Centres vitaux, ils figurent le flux incessant de l'Énergie et son intégrité fonctionnelle. Ils sont les lieux de résidence de la force vitale. Ils apparaissent en filigrane à la surface du corps, rendant perceptible l'anatomie interne. Répartis sur l'ensemble de l'épiderme, ils figurent une trame énergétique et physiologique accessible lors de soins corporels. C'est par leur biais que les vaisseaux (formés des nerfs, artères, veines et canaux lymphatiques) entrent dans l'organisme, transportent le sang et apportent les nutriments ainsi que l'humidité nécessaires aux muscles, ligaments et articulations.

Au nombre de 107, selon la Sushruta Samhitâ, les marma épaulent l'organisme et constituent des réservoirs essentiels de l'Air, du Feu, l'Eau animant le corps, et des trois Guna (voir ci-après), chacune agissant de façon précise : Sattva crée les échanges énergétiques, Rajas les préserve et Tamas les désintègre. Ils jouent un rôle fondamental dans la transmission de l'Énergie issue des Mahabhûta (voir ci-dessous) et de l'énergie interne propre à chaque être vivant. Ils trient, ajustent ou décomposent les énergies captées à l'extérieur et diffusées à l'intérieur, et inversement. Il s'agit d'une permutation permanente, fine et pénétrante entre l'externe et l'interne, un vaste champ de communication énergétique où s'inter-échangent l'Énergie universelle et l'énergie humaine.

2. Mahabhûta, les cinq éléments cosmiques

« Ô Terre, ma mère,
Air mon père,
Ô Feu mon ami,
Eau ma compagne,
L'Espace mon frère,
Là je m'incline mains jointes devant vous ! »
Bhartrihari (le Vairâgya Shataka, VIe siècle).

Pour expliquer, comprendre, appliquer l'Énergie première, les Indiens ont basé leur système sur les forces de la nature composées de cinq élémentaux : l'Espace, l'Air, le Feu, l'Eau, la Terre, dénommés Mahabhûta[23]. Ils sont les principes de vie, en circulation continue. Animés, dotés d'influx énergétique, ils ne cessent de bouger, d'évoluer, de se transformer au cœur même du Vivant. Car tout être doté de vie est un reflet de l'univers, il est microcosme et contient en proportion variée ces cinq énergies qui sont à la base de tout ce qui existe et préexiste. Au même titre que les éléments, la vie se meut en un mouvement incessant et mutant. Le feu devient air par effet de condensation. L'air devient eau. L'eau devient terre en solidifiant. La terre devient feu de par sa transformation naturelle. La glace est peut-être le meilleur symbole de ce cycle perpétuel et infini, car elle est la fusion du feu, de l'air et de l'eau. Elle peut être considérée comme un élément total.

La première manifestation des cinq éléments s'effectue par **Prakriti***, la première nature constituée, la création

23. Bhûta : devenu, qui a été ou existé, passé. Qui s'est produit, vrai, réel. Qui est devenu ou qui est telle chose, pareil ou assimilé à, qui consiste en, qui comporte quelque chose. Masculin ou neutre : être vivant, créature, esprit (d'un homme décédé), génie (bon ou mauvais), monde. Neutre : tout ce qui est ou existe, être, élément.

primordiale. Elle est la Nature personnifiée qui prend corps pour donner naissance à toute forme corporelle et organique. Elle est aussi une « âme éternelle (jîva) qui réunit tous les éléments physiques, vitaux et mentaux quand elle constituera un être vivant. » (Jean Herbert, *op. cit.,* page 36). Elle est plus encore. Elle est projet de vie, dynamisme animant l'air et toutes les formes énergétiques, puissance procréatrice au sein de l'univers mais également en l'homme, construction active des forces de la nature (air, soleil, vent, pluie, nuages, etc.) et manifestation incarnée de **Purusha***. Purusha est ce qui anime la Nature, un être perpétuel, inactif et constant, puissance en latence et principe vital masculin, élément complémentaire, différent et duel de Prakriti. Il est « l'âme unique et secrète dans la Nature » (Shrî Aurobindo, cité par Jean Herbert, *op. cit.,* page 77). Il est l'être qui est né au tout début de la création, dont le corps et ses diverses parties ont constitué notre monde. Homme cosmique, il est l'univers mais également l'une des expressions de l'âme humaine, l'esprit ou encore la force de vie (associée à l'origine à Vishnu, vigueur en sommeil, devenue énergie personnifiée). Il est identifié à Brahmâ, Shiva, Vishnu comme principe créateur des atomes mais également comme individu primitif d'où émane le macrocosme.

Comme tout concept indien, il convient de ne pas s'arrêter à une première et unique interprétation ou figuration. Ce serait perdre l'essence si particulière de la pensée philosophique de l'Inde. Je vous suggère ici simplement des chemins de réflexion et d'attention…

L'Espace

L'Espace, Âkâsha*, se déploie, se déroule, rayonne, s'étend. Il est une étendue non limitée, qui ne se limite pas. Il occupe le « vide » : tout vide existant en toute chose, il emplit et détient une qualité possessive.

L'Espace siège dans le cœur, gouvernant la lymphe, le prâna, le canal du mental (qu'est l'Esprit), le siège de la Conscience ainsi que l'Intestin grêle (aliments).

L'Espace est en relation avec le son, la perception auditive, les cordes vocales et le parler. Il est associé au 5ᵉ çakra (Vishuddha çakra) (vous reporter au chapitre 4) et possède des qualités d'infinie petitesse, de non visible, de non perceptible et de subtilité. Il est prédominant dans les oreilles et l'ouïe.

Il y a dans le corps humain de nombreux espaces : les orifices du corps (bouche, narines, yeux, anus...), le tractus[24] gastro-intestinal ou encore le thorax. Mais il se trouve également entre les interstices existant entre nos cellules. L'espace manifeste le corps. Il régit les cavités corporelles, les espaces ou vacuités internes et externes (permettant au corps de trouver son propre espace), les espaces intercellulaires, les ventricules du cerveau, le canal central de l'épine dorsale et les organes creux.

En application thérapeutique :

L'Espace sépare. Il apporte de la douceur, de la finesse, de la clarté et de la luminosité au corps. Il adoucit la rigidité corporelle et mentale, débloque les nœuds énergétiques, nettoie les canaux grossiers et subtils.

Au niveau du psychisme :

L'espace gouverne le sentiment de peine, la tristesse et l'impression de vide.

24. Tractus : *du latin* : trainée – ensemble de fibres ou d'organes qui se font suite et forment une unité fonctionnelle.

Lors de déficience de l'élément Espace dans le corps :

Nous nous trouvons dans l'impossibilité de contacter notre être intérieur. Ceci engendrant une emprise puissante de l'esprit sur le digestif pouvant apporter des maladies souterraines.

Lorsqu'il y a changement dans l'espace, des problèmes apparaissent dans les tissus vitaux (pour la description des tissus vitaux ou dhatu, vous reporter au chapitre 3).

Le traitement conseillé est de remettre l'esprit à sa place en facilitant la circulation des énergies subtiles.

Quelques plantes correspondant à l'Espace :

Les fruits. *Pour le régulariser* : les racines et rhizomes, les plantes à bulbe. *Pour l'harmoniser* : l'ail, le gingembre, la moutarde noire, l'oignon, le poivre long.

L'Air

L'Air, Vâyu*, se disperse, se répand, exhale, souffle, vente. Il tisse, entremêle et tresse. Il est une toile fine, imperceptible, délicate, puissante. Il recharge le corps par le biais de la respiration.

L'Air siège dans les poumons, gouvernant le prâna, les éliminations (notamment les selles), le gros intestin et les reins.

L'Air est en relation avec la perception tactile, l'épiderme, les mains et le saisir. Il est associé au 4e çakra (Anahata çakra) et possède des qualités de légèreté, de mobilité, de rugosité et est transperçant. Il est prédominant dans la peau et le toucher.

Substance de la parole, l'Air est l'élément du mouvement, la respiration, les mouvements du cœur et de l'estomac. Il porte le nom de Vâta (l'errant) ou Anila (le souffle de vie). L'air anime le corps. Il régit les mouvements du corps, la respiration, tous les influx énergétiques du corps, la circulation sanguine et celle de la lymphe, les contractions, les tremblements, les poumons, les reins et les chevilles.

En application thérapeutique :

L'Air purifie. Il apporte de la finesse, de la rudesse, de la froideur et de l'apesanteur. Il épure, assèche le trop-plein d'humidité interne, soulage, détend et enlève la fatigue. Il éveille l'âme et stimule l'esprit.

Au niveau du psychisme :

L'Air gouverne la pensée (le vent des pensées), l'angoisse, le doute, l'imaginaire, la tendance à se faire du souci et le sentiment de peur.

Lors de déficience de l'élément Air dans le corps :

L'organisme ralentit toute l'activité du corps et de la digestion, ce qui engendre un blocage des toxines dans les intestins, celles-ci ne s'éliminant plus par les voies naturelles. Une augmentation du poids se produit notamment au niveau des tissus périphériques.

Le traitement conseillé est de drainer le corps, de stimuler la digestion, puis d'activer l'organisme. Pour cela, il faut agir sur le foie pour éliminer les qualités lourdes et humides afin d'éviter une stagnation des fonctions de la rate et du pancréas. Ensuite, il convient d'assécher et de tonifier les organes mais également l'esprit. En agissant sur les saveurs (choisir des plantes de saveur amère, astringente) (vous reporter au chapitre 5, paragraphe « les six saveurs ») et sur l'alimentation (préférer des mets d'énergie légère et mobile), le corps se régularisera de lui-même. Il est possible d'effectuer une purgation, mais avec prudence selon les personnes.

Quelques plantes correspondant à l'Air :

Les feuilles, la coriandre, la gentiane, l'acore, la menthe. *Pour le régulariser* : la racine de rhubarbe ou la poudre d'aloès. *Pour l'harmoniser* : l'ache des marais, le basilic, la cannelle de Ceylan, la cardamome, le cumin.

Le Feu

Le Feu, Tejas*, aiguise, excite, incite, tranche, endure, supporte avec fermeté. Il est puissance et force, influant sur l'esprit, le mental, le cérébral qu'il anime avec ardeur. Il est changement et transformation, mouvement ascendant. Il régule, pénètre les perturbations internes, brûle les vibrations nocives et les pensées obscures.

Le Feu siège dans le foie et la vésicule biliaire.

Le Feu est en relation avec la vision, le regard (son intensité), les pieds et le bouger. Il est associé au 3e çakra (Manipura çakra) et possède des qualités de chaleur, de légèreté, de tranchant et de liquidité. Il est prédominant dans les yeux et la vue.

Le Feu est l'un des éléments le plus important. Représentant le soleil, il gouverne la température, la digestion, certaines fonctions mentales et contrôle le métabolisme. Le feu relie le corps à la vie. Il régit la capacité digestive, la régulation thermique, la chaleur corporelle, les yeux (leur « lumière »), le plexus solaire, les hanches, le teint de la peau, la faim et la soif.

En application thérapeutique :

Le Feu irradie. Il apporte de la chaleur, du piquant, de la finesse, de la sécheresse, de la rugosité et de la mobilité. Il stimule la digestion, (ré)chauffe l'organisme, donne de l'énergie, la purifie et la propage au sein des organes, fait vomir.

Au niveau du psychisme :

Il gouverne l'intelligence, l'intellect, la concentration, la jalousie, l'avarice, la volonté (de pouvoir ou de puissance) et la colère.

Lors de déficience de l'élément Feu dans le corps :

Lorsque le Feu est en faiblesse, le feu digestif est en carence. L'appétit devient médiocre, le flegme remonte dans le tractus gastro-intestinal, ce qui engendre des parasites et des gaz.

Le traitement conseillé est de stimuler la digestion en apportant au corps des aliments de qualité chaude, toutefois sans forcer l'appétit.

Quelques plantes correspondant au Feu :

Les fleurs, le gingembre, l'ache des marais, l'ail, le poivre long. *Pour le régulariser* : l'ase fétide, la cannelle, le basilic. *Pour l'harmoniser* : la coriandre douce, le cumin, le curcuma, le gingembre, la muscade, la nigelle.

L'Eau

L'Eau, Apas*, coule vers le bas, court, jaillit, entraîne, prive, écarte, supprime, aplanit les difficultés et calme les effervescences du corps. Elle régénère, est mouvement descendant et marais (stagnation de l'eau dans le corps).

L'Eau siège dans la rate par le biais du sang, dans le pancréas par les « eaux », la thyroïde et la lymphe, dans l'estomac (aliments), le cerveau par les nerfs, le système endocrinien et hormonal.

L'Eau est en relation avec la perception gustative, la langue, les organes génitaux et le procréer. Elle est associée au 2e çakra (Svadhisthana çakra) et possède des qualités de froideur, de liquidité, de tendresse et de douceur. Elle est prédominante dans la langue et le goût.

L'Eau est l'élément de soutien dans le corps humain et est nécessaire au fonctionnement des tissus. Elle gouverne les liquides digestifs et hormonaux, le plasma, le cytoplasme[25]. L'eau donne le goût de la vie au corps. Elle régit les composants liquides du corps et ses sécrétions, le sang et les liquides organiques, la salive, la lymphe, l'urine, le sperme et les liquides reproducteurs, les liquides hormonaux, les organes reproducteurs, la poitrine, les pieds et le sommeil.

En application thérapeutique :

L'Eau dissout. Elle apporte de la froideur, de l'inertie, de la fluidité, de l'onctuosité. Elle est grasse et gélatineuse. Elle humidifie et lubrifie les articulations, les nouures internes du corps. Elle liquéfie les amas et désagrège les stagnations, elle rafraîchit et donne le plaisir.

Au niveau du psychisme :

Elle gouverne l'émotivité et l'affectivité, la sentimentalité (excessive), l'égoïsme, la tristesse, la sensation de fatigue, la difficulté à travailler dans la durée, l'attachement.

Lors de déficience de l'élément Eau dans le corps :

L'Eau, en insuffisance, génère une faiblesse de l'assimilation combinée avec une digestion rapide. Des brûlures d'estomac peuvent apparaître par insuffisance des liquides sécrétés.

Le traitement conseillé est de ne pas prendre de stimulants digestifs qui aggravent l'état. Il est recommandé d'augmenter l'eau en prenant des saveurs douces, salées, aigres et acides.

---

25. Cytoplasme : partie fondamentale, homogène de la cellule qui entoure le noyau et contient les vacuoles et les organites - *syn.* Protoplasme.

Quelques plantes correspondant à l'Eau :

Les tiges les branches, l'écorce, la réglisse, le sceau de Salomon, l'angélique chinoise, voire le ginseng toutefois sous réserve. *Pour la régulariser* : la centella asiatica, la rhemannia, les jus de fruits frais. *Pour l'harmoniser* : le curcuma.

La Terre

La Terre, Prithivî*, donne la structure, est variable et varie souvent. Elle concrétise, attache, lie, étouffe, enserre et resserre.

La Terre siège dans les reins par le biais de l'eau, des graisses et des urines, dans la vessie, au niveau de la sphère intestinale, dans les seins avec la lymphe, dans les parties génitales (système reproducteur).

La Terre est en relation avec la perception olfactive, les narines et les fosses nasales, le bulbe olfactif, l'anus et l'excréter. Elle est associée au 1er çakra (Muladhara çakra) et possède des qualités de lourdeur, de solidité, de stabilité et de densité. Elle est prédominante dans le nez et l'odorat.

La Terre se manifeste dans les structures solides du corps telles que les chairs, les muscles, les os…, et est présente dans tout ce qui est lourd, dense et lent. La terre donne le sens du territoire par l'odorat. Elle régit les parties consistantes et concrètes du corps, les composantes osseuses et charnelles, les cartilages, les ligaments et les tendons, la peau, les cheveux, les ongles, les fèces, le cérumen, le cou, les genoux, les intestins, le sommeil.

En application thérapeutique :

La Terre renforce et accroît. Elle favorise la croissance, la prise de poids, la fermeté des tissus, et est apéritive. Elle apporte de la pesanteur, de la rusticité, de la dureté, de l'inertie, de la compacité, de la rugosité et de la force.

Au niveau du psychisme :

Elle rend le corps et l'esprit lourds et pesants, l'organisme inerte et développe le sentiment de confusion, gouverne l'attachement, la complaisance.

Lors de déficience de l'élément Terre dans le corps :

L'organisme montre une assimilation faible. Le corps a du mal à s'incarner. La personne a les nerfs irritables, présente de l'insomnie et a beaucoup de rêveries.

Le traitement conseillé est de tonifier le corps ainsi que l'esprit tout en apaisant le système nerveux et en rassurant le psychisme.

Quelques plantes correspondant à la Terre :

Les racines, les rhizomes, les bulbes, la valériane, la muscade, l'ase fétide, le ginseng. *Pour la régulariser* : les graines de lotus, le fenugrec, le sceau de Salomon. Il convient de reconstruire la terre corporelle et intellectuelle. Les coquilles d'huîtres, la poudre de perles ou les algues sont particulièrement recommandées. *Pour l'harmoniser* : la cardamome, le gingembre, la nigelle, le poivre long.

3. Les trois Guna

Dans la pensée indienne, l'Énergie suprême est répartie en trois formes d'énergies spécifiques, nommées Guna*. Elles sont à la fois substances et caractères, mode d'existence de la nature réparties en Sattva, Rajas et Tamas. Elles sont « les trois qualités déterminantes de l'existence »[26]. Le corps

26. *Triguna* : les trois qualités déterminantes de l'existence qui les comporte. Composé de trois cordes ou fils. Triple, trois fois plus grand.

contient tous les principes (Tattva) constituant le cosmos et est porteur de la substance fondamentale, Prakriti. Lors d'union de celle-ci avec Purusha, les trois Guna s'animent donnant vie au corps, activant les capacités et les probables de la manifestation de l'être. Sattva est le potentiel possible, elle s'exprime (prakâça*) par le plaisir. Rajas est la source de l'activité, elle agit (pravrtti*) par la souffrance. Tamas est le frein de l'action, elle contraint (niyaman*) l'élan par l'inertie.

Trois qualités de l'Énergie

Sattva* est la quiétude consciente, le champ mental, le conscient, le fait d'Être. Qualité pure, elle répond à l'élément Feu et au nom de Brahmâ*. Elle est stabilité, à l'origine de l'équilibre, source de cohésion, de lumière et de sincérité. Essence de l'éveil, Sattva donne esprit de décision, courage, détermination et force intérieure. Elle pousse l'être vers la connaissance, la verticalité, l'approche du Divin. Sattva est la substance de l'âme.

Rajas* est le mouvement dynamique, le champ de pouvoir, l'action. Il est la force vitale active qui s'exprime en sattva et tamas. Il correspond à l'élément Air ou Vent, et au nom de Shiva*. Il intensifie l'affectivité et l'émotivité. Il accentue la flamme intérieure, fait de l'être un être passionné, actif, désirant, aimant. Il donne le goût de l'étude, l'appétit de savoir et développe la volonté, l'exigence, le besoin absolu d'agir et la vigueur cérébrale. Il est la substance de l'esprit.

Tamas* est l'énergie potentielle, le champ de matière, l'inconscient. Il est ce qui est obscur ou encore à l'état de latence. Il correspond à l'élément Terre et au nom de Vishnu*. Il est le repos. Il est l'ignorance nécessaire à l'appréhension de la vie. Il recouvre l'âme de voiles, plonge l'esprit dans les ténèbres, force l'être à entrer dans la matière. Il est la puissance qui pousse l'être à prendre corps, à s'incarner, à incarner ses pensées et ses désirs. Il est la mise en sommeil obligée afin que l'être puisse puiser au plus profond de son être sa qualité essentielle, celle de sa véritable nature. Il est la substance du corps.

Ces trois substances ou qualités sont en fait trois attributs de l'Énergie première (physique et divine) exprimés par la trimûrti*, les trois divinités que sont Brahmâ, Shiva et Vishnu, à la fois déités et principes de toute existence. Sattva Brahmâ est la réalité de l'âme, Rajas Shiva la poussière de l'esprit et Tamas Vishnu l'obscurité du corps. Les trois guna sont la personnification de l'Énergie Une nommée Ishvara*. Sattva crée, met en mouvement, impulse une énergie. Il est comme Brahmâ. Rajas détruit les imperfections, ce qui entrave l'être dans son évolution, tranche ses hésitations et ses doutes. Il est comme Shiva. Tamas protège et conserve le corps, nécessaire à l'incarnation de l'âme dont il est le réceptacle et le véhicule. Il est comme Vishnu.

Les trois Guna sont semblables à trois fils conducteurs qui nous guident, trois cordes autour desquelles notre être s'articule. Nous les possédons en nous dès notre conception, et même avant d'être conçu(e). Les Guna matérialisent et incarnent l'âme, l'esprit et le corps.

Sattva (Feu) et Tamas (Terre) sont présentés comme des énergies « inactives », qui ont besoin de Rajas (Air, Vent), véritable force active, pour être animés. Leur action ne peut être dissociée l'une de l'autre, ils forment un Tout en mouvement continu. Ce mouvement a été personnifié par Shiva animant le monde, Shiva Natârajâ, dieu de la danse, Celui qui Anime par Sa Danse, c'est-à-dire par l'énergie. L'être humain est un univers à lui tout seul, il est Purusha, l'Absolu.

4. Les trois essences du Vivant

L'être humain est un assemblage singulier où s'entrecroisent, s'unissent, se défont, s'allient des substances aussi disparates que complémentaires que sont les facultés de conscience (oreilles, peau, yeux, langue, nez), les cinq étoffes des sens (son, toucher, couleur, saveur, odeur), les cinq grands éléments cosmiques (Espace, Air, Feu, Eau, Terre), les trois principes animateurs que sont les Guna, l'esprit (Manas, la 6e faculté), l'intuition, l'âme et l'Absolu (Purusha ou la 6e étoffe). Cela fait une somme étonnante où rayonne la vie et que l'Âyurveda appréhende sans complexe.

Le corps

« Le corps est comme un char, le mental comme le cocher, les sens, comme les chevaux : quelqu'un qui conduit prudemment fait une bonne promenade. » (Mahâbhârata (III, 202)

En Inde, le corps n'est ni un obstacle ni un poids, il est un temple au cœur duquel réside le Soi (Âtma), l'Absolu. Il n'est ni pesant, ni encombrant, ni inutile. L'âme a besoin du corps pour s'incarner, et le corps naît du désir de l'âme. Prendre corps c'est entrer dans le Jeu divin (Lilâ), le Jeu de la vie où le Je humain devient acteur et participe au mouvement infini de l'univers. Le corps se sait éphémère, transitoire. Il traverse l'existence en simple voyageur. Habité par l'esprit et l'ego, il est la résidence du Moi momentané tentant une expérience de vie : « Le Moi humain est une organisation temporaire instable, oscillant entre la matière qui offre la possibilité d'exister, et l'esprit qui la moule en êtres pourvus de signification. » (S. Rahakrishnan, *Ma recherche de la vérité*)

L'être humain est un homme de désirs et de sensations. Être différencié, vivant, il manifeste le « je » (personnel, individuel) possédant le sens de l'ego (Ahamkâra*) et la conscience de soi. Le corps est son champ (Kshetra*) de vie, le sol au sein duquel le « je » va grandir, évoluer, apprendre, comprendre. Il est un terrain d'expérience aux formes évoluantes. Multiple, il est (re)créé par la conscience. Il exprime la manifestation de l'Énergie divine et ne cesse de croître intérieurement. Lieu de transformation, d'expression privilégiée du Soi suprême (Brahman), réceptacle de l'Âme, il est l'instrument accordé à l'être pour la réalisation spirituelle et le support de l'Énergie cosmique. Le corps ne cesse de devenir, il ne saurait être achevé. L'achèvement se réalise au moment du Passage (de la mort). Le corps s'ajuste provisoirement et donne figure à ce que nous sommes dans l'instant, mais il ne saurait s'établir dans la durée du fait de sa précarité naturelle et de sa temporalité.

Tout être se doit de veiller sur son corps, de le nourrir et d'en prendre soin, car il n'est pas seulement un ensemble organique accomplissant les fonctions naturelles et nécessaires à sa survie. Il est un trésor vivant à ne pas gaspiller, un véhicule précieux pour que notre âme puisse prendre forme. Sanctuaire de chair, il nous abrite le temps d'une existence et nous accueille tels que nous sommes.

L'esprit

« C'est l'esprit qui voit ; et c'est lui qui entend, car ne disons-nous pas : « Je n'ai rien vu, j'avais l'esprit ailleurs » ; « Je n'ai rien entendu, j'avais l'esprit ailleurs ». Le désir, l'imagination et le doute, la foi et l'incroyance, la stabilité et l'instabilité, la honte, la raison et la peur, sont des créations de l'esprit. Et même si l'on nous tape sur l'épaule, c'est l'esprit qui le remarque. » (Brihadaranyaka Upanishad, 1.V.3 - 1.V.13)

La psychologie indienne est la science de l'âme et étudie la vie mentale composée de mémoire, raisonnement, intelligence, sensation et perception ainsi que les divers états de conscience nommés psychisme.

Le psychisme est perçu comme un pont entre l'âme et l'esprit. Lieu de parole, d'échange et de passage, il permet à l'être d'aller de l'esprit à l'âme, de l'âme à l'esprit. Il se situe entre l'âme et l'esprit comme un point essentiel : lieu de rétention, de détention, de refus, de résistance, d'opposition, de séparation, de distance, de distorsion, il est un gué parfois difficile à franchir. Le psychisme s'exprime par la parole. Il est l'ambassadeur des mots de l'esprit et des maux de l'âme. Son langage est parfois surprenant, déroutant, prenant des tournures insolites, dérangeantes. Lorsque le psychisme se trouble, la gorge se bloque, les mots ne parviennent plus à passer le détroit, ils se sentent à l'étroit, contraints d'effectuer un aller-retour qu'ils ne souhaitaient peut-être pas accomplir. Forcer le psychisme à exprimer, tenter de lui soustraire ce qu'il ne saurait dire, est considéré comme nuisible par les penseurs indiens.

Le psychisme est un point délicat où s'articule notre existence : il nous invite à choisir, à faire le choix de la transparence en traversant, celui de la lourdeur en s'arrêtant et de l'opacité en se détournant. L'opacité sépare, divise, fige. La transparence relie, unit, console.

Il n'y a pas, dans la conception indienne, de division entre l'esprit (sujet) et le corps (matière, objet). Toutefois, si l'esprit s'inscrit dans le corps, il ne saurait être seulement le corps. Il est un autre champ d'expérimentation du Divin afin de retourner à sa vraie nature : « L'homme n'est pas achevé, il est encore à être. » (Rabindranath Tagore - Sadhana, VIII)

Dans la pensée indienne, l'inconscient est parfaitement intégré, il n'y a pas de dualité, de coupure, de séparation. Le sentiment de culpabilité n'existe pas, il n'y a ni refoulé ni interdit. Est demandé simplement à chaque être d'être responsable et d'assumer le sens de ses actes. Des règles de conduite existent dont le but est une harmonie durable dans l'existence, mais là nous touchons à la morale.

Esprit et corps inséparables façonnent l'être en un sculptural mouvement d'énergies, tissé de souffles vitaux et créé par la pensée (Citta). L'esprit est mental, matériel, intellectuel et divin. Il est formé par les substances des trois Guna (Sattva, Rajas, Tamas) et est assimilé au cérébral (à notre mental). Il se nuance en trois expressions particulières : Citta, Manas, Buddhi.

À l'état naturel, **Citta*** est la pensée, la faculté de retenir, le non conscient et les mémoires brutes. Lorsqu'elle est éveillée, elle devient l'esprit et le cœur. L'être est alors un être pensant, qui comprend et a de l'expérience. Il possède de ce fait le moyen de réfléchir, d'observer et de percevoir. Sa pensée naît dans l'esprit et dans le cœur.

Buddhi est l'intellect, l'énergie consciente et intelligente. Il formule les pensées et observe les impressions. À la fois esprit et intelligence, il dispose des capacités de discernement et de perception. Il synthétise les points de vue, les opinions et les notions reçues. C'est en Buddhi et grâce à lui que se développent la compréhension, la connaissance et la faculté d'éveil.

Manas*, appelé le 6e sens par les philosophes indiens, est le mental activé par les cinq sens. Il met en pensée et mentalise les perceptions sensorielles. Il est la conscience conditionnée, l'ego.

Pour la philosophie indienne, nous formons un Tout, un ensemble unique et cohérent où chaque élément a un rôle à jouer et où chaque composant est essentiel. Il n'y a rien à négliger ni à repousser dans un lieu sombre de notre mental. Toute émotion, tout sentiment, toute sensation nous est utile et peut nous offrir une expérience de vie. Nous ne devons rien exclure ni écarter car chaque parcelle de notre être est d'essence divine : nous sommes « sacrés », et nous nous devons de nous consacrer à la vie, nous dévouer, nous donner entièrement à elle. Car, sans elle, sans cette énergie précieuse, sans ce Souffle, nous ne pourrions être ici, vivants, incarnés.

L'âme

Dès la fécondation de l'être, l'âme est manifeste, à la source de toute conception. Elle prend corps : nous naissons du désir de l'âme. Par la saisie du corps, l'âme témoigne de l'Absolu (Brahman). En créant l'individu, elle rend perceptible l'Immuable. Elle se laisse transparaître par la pensée *Je*, est capable de se manifester sous divers possibles entraînant l'être dans l'existence conditionnée. Réunissant les énergies et composants physiques, vitaux, mentaux, l'âme constitue l'être vivant. Elle est « le principe essentiel à partir duquel s'organise tout être vivant. » (Jean Herbert et Jean Varenne, *Vocabulaire de l'hindouisme*, Ed. Dervy-livres, 1985).

Tout être est animé par l'âme, elle préexiste depuis la naissance et demeurera après notre mort : « Comme l'âme passe physiquement à travers enfance et jeunesse et vieillesse, ainsi passe-t-elle à travers les changements de corps… L'âme incarnée rejette les vieux corps et en revêt de nouveaux, comme un homme échange un vêtement usé contre un neuf. » (*La Bhagavad Gitâ* - II, 13 et 22).

Pour la pensée indienne, l'âme est Âtman, principe spirituel, intelligence, Brahma et âme universelle (Paramâtman). Elle est le corps, l'essence de toute chose, la forme de toute chose. L'âme donne du corps au corps. Sans elle, nous ne serions qu'un corps mort, c'est-à-dire sans âme. Elle est le Soi ou le Moi. Elle ne peut se passer du corps pour être, et le corps ne peut vivre sans sa présence. Elle est identique à l'Absolu, le vrai Moi de l'être étant simplement son Aspect. Aussi, s'identifier au Moi est une vision erronée. Il ne nous appartient pas en tant que tel.

L'âme possède la particularité de projeter le monde (ciel, terre, corps) et d'y entrer. Elle attire l'être vers le Soi, perce l'esprit pour l'éveiller à l'Être suprême. Elle est la puissance cosmique qui emplit l'Espace (élément, Âkasha) afin de créer l'univers et ce par quoi l'univers se manifeste. Elle est le souffle vital (Prâna), la force de vie et ses substances, les fluides vitaux au sein de notre corps, les cinq souffles fondamentaux : prâna, samâna, udâna, vyâna et apâna. Ce sont cinq vents dynamiques, purs et organiques qui soutiennent le corps.

Prâna*, le souffle vital, est le vent vital ou « vent du devant », la force agissante lorsque nous inspirons. Il nourrit le corps, meut la déglutition et la respiration. Il siège dans le cœur, les poumons, la tête, les oreilles, le bout du nez, la langue et les orteils. Il avive les fonctions cardiaques, celles du cerveau et des sens, anime l'énergie des veines, artères, nerfs et lymphe. Il rythme le corps.

Samâna*, le « vent concentré » ou homogène, active Agni (le feu digestif), préside à la digestion et dirige l'assimilation. Il différencie les éléments lourds des éléments subtils provenant des nourritures (aliments, pensées, sensations, etc.). Il siège dans le cœur, l'estomac, les intestins, la région ombilicale, les articulations, les canaux sudorifères et les voies urinaires. Il disperse et évacue les accumulations psychiques.

Udâna*, le « vent vers le haut », nourrit la force physique et produit la parole (mot, son, chant). Il suscite les battements internes du corps (tempes, tête). Il siège dans la gorge, le larynx, la tête, le front, la région ombilicale. Il véhicule les pensées de l'esprit et l'aide à digérer les expériences.

Vyâna*, le « vent diffus », anime la circulation des fluides et les mouvements corporels. Il délie les membres. Il favorise les autres vents en les répandant dans le corps. Il régit le bâillement et le cillement des paupières, il élimine la sueur stagnant dans les pores. Il siège dans tout le corps, les couches de l'épiderme. Il accentue le flux sanguin, l'écoulement du chyle et de la lymphe. Il accueille l'énergie extérieure et la répartit dans l'organisme.

Apâna*, le « vent vers le bas », facilite l'élimination des déchets (excréments, pensées corruptrices, émotions destructrices, etc.). Il entraîne l'érection et l'éjaculation, permet de porter l'embryon à son terme. Il siège dans le rectum, la vessie, les organes génitaux, le gros intestin, le dos, la nuque, les cuisses et les pieds. Il protège et conserve l'ordre interne.

Ces cinq souffles soutiennent l'âme, animent le corps, guident l'esprit, harmonisent les sens. Ils sont l'instrument nécessaire à l'animation de tout être, rendant manifestes les désirs.

Les Indiens ne craignent pas de penser l'âme à plusieurs niveaux ni de la concevoir comme l'Identique du Divin puisque tout procède d'elle.

5. Les trois Dosha : Vâta, Pitta, Kapha

Chaque être humain est composé des cinq éléments mais en des proportions différentes selon chacun. Ce sont ces proportions qui vont déterminer la nature profonde de chaque être, composant sa constitution de base ou dosha*. L'Âyurveda distingue trois dosha qui peuvent se subdiviser en cinq autres et qui vont agir sur les plans physique (corporéité), émotionnel et intellectuel (esprit) comme spirituel (âme). Il préexiste, à notre naissance, un équilibre relatif des trois dosha en chacun de nous. C'est une potentialité, des possibles qui s'exprimeront en fonction de la façon dont nous allons extérioriser (incarner) notre destinée (vie).

Les dosha, qualités composant tout être, peuvent être définies comme des sèves vitales, venant gouverner toutes les fonctions physiologiques et psychologiques de l'être humain. Elles sont trois constituants corporels appelés **Vâta**, **Pitta**, **Kapha**, issus des cinq éléments couplés : espace - air, feu - eau, eau - terre. Ils régissent la relation corps - esprit - âme.

Chacun des trois dosha est ce qui nous constitue. Il marque notre terrain, définit l'assise de notre existence psychosomatique (sentiments, émotions). Par les dosha, nous nous adaptons, nous modulons nos réactions. Ils sont nos capacités réactionnelles aux variations de la vie. Ce sont des lieux d'action vitaux. Toute perturbation dans l'un d'eux vient créer un déséquilibre. L'élimination naturelle des déchets (physiologique, psychique) se trouve alors interrompue, engendrant un désordre qui se manifestera la plupart du temps sur un plan organique. Ce désordre momentané peut voir naître une dysharmonie fonctionnelle qui, à son tour, peut devenir maladie possible.

Les dosha concernent le mode réactionnel du corps face à la maladie, la physiologie, la nutrition, le psychisme (émotions, affectivité, façon de penser…). Nous avons Vâta, constitué des éléments Espace et Air (type sanguin) ; Pitta, des éléments Feu et Eau (type bilieux) ; Kapha, des éléments Eau et Terre, avec une subdivision : l'Eau en prédominance engendre un Kapha dilaté (type lymphatique), la Terre en prédominance génère un Kapha rétracté (type nerveux). Il est assez rare, en effet, que les éléments composant un dosha soient en équilibre parfait et en rapport égal.

Dans un premier temps, nous pouvons dire que Vâta agit sur tous les mouvements des fluides corporels (souffle, urine, selles, aliments…). Pitta joue sur l'ensemble des processus physico-chimiques tels que la digestion ou la perception des sens. Kapha touche plus particulièrement l'hydratation du corps.

Chacun d'entre nous naît avec une certaine qualité et quantité des trois dosha. « L'organisation fonctionnelle des 3 humeurs représente la physiologie de l'homme et le fonctionnement dynamique des 5 éléments selon un schéma tripartite. Dès le rapport entre l'œuf et le sperme, moment de la conception, la constitution de l'être humain qui va naître se forme. » (Gérard Edde, *Constitution et santé selon la médecine âyurvédique*, Ed. Trédaniel, 1989).

Si l'Âyurveda précise qu'un seul dosha nous compose à notre naissance, il est très rare d'être un tempérament pur : « La constitutionnelle individuelle est déterminée au moment de la conception et reste constante tout au long de la vie. » (Extrait d'un sutra âyurvédique, cité par Gérard Edde, *op. cit.*). D'ailleurs, les penseurs indiens l'ont noté il y a déjà plus de 2000 ans, en expliquant qu'un être ne pouvait plus être un unique et pur dosha, en raison des mélanges existants. Par cette expression de mélange, ils entendaient les unions entre peuples différents (l'Inde est un patchwork de tribus), les modifications climatiques déjà importantes, les voyages et les déplacements de populations, les changements de nourritures, l'apport d'ingrédients provenant d'autres régions, etc. Cet ensemble de facteurs est venu perturber et bouleverser de façon sensible et non négligeable le terrain de chaque personne. Il est donc convenu depuis lors que, bien que nous nous bâtissions à partir d'un dosha unique, au cours de notre existence et en fonction des événements rencontrés, nous oscillons vers une (deux, voire davantage) variation constitutionnelle. Tout événement, même le plus infime, possède le potentiel de modifier vraisemblablement notre tempérament, même si nous n'en avons pas toujours conscience. Actuellement, d'autres facteurs viennent se rajouter comme les régimes mal appropriés, les produits de synthèse entrant dans les aliments[27], les médicaments (de source chimique), les drogues, les traitements lourds et certains examens médicaux[28], les irradiations, le nucléaire, la pollu-

---

27. Les produits de synthèse sont des substances chimiques autorisées telles que les additifs alimentaires (les fameux « E », 150 répertoriés), les conservateurs, les agents anti-oxygènes, les agents de texture, les colorants, les exhausteurs de goût, etc.

tion industrielle et militaire, etc. Bien que le corps ait suffisamment de puissance énergétique et vitale pour faire face à ces intrus, il n'est pas sûr qu'il puisse sur le long terme avoir la capacité, et surtout le temps, de s'adapter.

L'Âyurveda a attribué aux trois dosha un certain nombre d'adjectifs venant caractériser la constitution et définissant le caractère de l'être. Les caractéristiques qui vous sont présentées ci-après décrivent les grandes lignes de chaque tempérament. Elles sont les tendances prédisposant la personne à exprimer telle qualité. Elles doivent être perçues comme une orientation, une indication, une proposition d'être. En aucun cas elles ne sont absolues, stéréotypées et définitives. Nous sommes ici dans le Vivant, et tout ce qui est doté de vie bouge, évolue, se transforme, change. L'adéquation irréprochable à la description de chacun des dosha est rarissime tout comme l'équilibre parfait (c'est-à-dire l'instant où les trois dosha sont en équivalence) se réalise pour l'immense majorité d'entre nous au moment de la mort.

Nées de l'observation et de la connaissance (réunissant expérimentation thérapeutique, réflexion philosophique et déduction méthodique), ces dispositions sont des jalons, des points de repère permettant de reconnaître les modes réactionnels propres à chacun.

Vâta (éléments Espace et Air)

Vâta, c'est avant tout la mobilité, le mouvement, tous les mouvements biologiques de l'organisme (battements, pulsations, pouls, spasmes, palpitations), qu'ils soient amples ou

28. Chimiothérapie, radiothérapie, rayons X, IRM, scanner, etc. Bien qu'indispensables pour le traitement de certaines maladies, ces influx de rayons viennent troubler le dosha et le modifient de façon conséquente.

petits. C'est le mouvement au sens large du terme (intérieur, organique, mental, psychique...) et l'espace au sein duquel le mouvement se produit. Vâta est tout ce qui évolue, qui respire, qui rythme le métabolisme (la respiration, l'élimination, le rythme cardiaque, les échanges intracellulaires...). Il influe sur le système nerveux, le gros intestin, la vessie (qu'il stimule), les os, la peau, les oreilles et les cuisses.

Fonctions naturelles de Vâta

Vâta crée les réflexes et stimule les nerfs. Il transmet les impulsions sensorielles au corps et à l'esprit. Il apporte enthousiasme et créativité, les émotions et les pensées s'expriment par ses élans. Il fait couler les larmes, suscite les battements du cœur, encourage l'inspiration et l'expiration. Il incite les fonctions motrices à s'animer. Il agit sur la force de vie et maintient la conscience grâce au prâna. Il soutient la circulation du sang, celle de l'oxygène et des substances nutritives. Il accompagne les sucs digestifs et favorise une élimination normale des déchets. Il effectue la transformation subtile et énergétique des tissus vitaux. Il permet l'éjaculation et la sortie facile du fœtus hors de la matrice.

Facteurs aggravant Vâta

Vâta est aggravé par le froid prolongé ou les variations brusques de température, le manque de sommeil (Vâta tend à retarder le moment de dormir : il dort peu ou mal), les veillées tardives et le travail nocturne : Vâta est un être complexe qui a besoin de repos et de calme, d'habitudes mais qui est capable de réfléchir, d'étudier, d'écrire, de travailler tard dans la nuit (autour de minuit est le moment où son esprit est le plus créatif et actif) ; les soucis, l'anxiété, les chagrins (qu'il réprime), la peur du lendemain ou de l'inconnu agissent fortement sur son moral ; le « trop » le fatigue : trop de voyages, de déplacements, d'exercices, exagération des sens, de stimulants (alcool par exemple) et de nourritures « froides » (Vâta est attiré par le glacé, les saveurs piquantes, astringentes et amères qui accentuent ses tendances naturelles) ; le jeûne, les lavements internes fréquents lui sont nocifs ainsi que la suppression des besoins naturels : Vâta se sent toujours mieux après avoir éliminé (selles, urine, règles, sang, larmes, émotions, etc.) ; Vâta se sent moins bien en automne et au début de la saison froide : il a souvent du mal à s'adapter et à franchir les changements saisonniers, il est souvent aggravé lors d'un passage d'une heure à une autre.

Caractéristiques de Vâta

Vâta a la peau fine, à tendance sèche et au teint frais. Ses tissus peuvent être rêches. Les cheveux sont fins et abondants, foncés en général, bouclés ou crépus, voire secs. Vâta présente une grande sensibilité au vent qui peut modifier la tessiture de sa peau comme l'état de son cuir chevelu. Le visage est long, parfois anguleux, avec un menton souvent peu développé. Le cou est mince voire maigre chez certains. Le nez est étroit, asymétrique, petit ou long, bombé ou crochu. Les yeux ressemblent à une fente, ils sont enfoncés, petits ou étroits, de couleur foncée (vert, marron, gris), la lueur de la prunelle est froide, pénétrante, variable en fonction des émotions, les paupières supérieures peuvent tomber. La bouche est étroite, les lèvres sont serrées ou minces, voire craquelées (par sécheresse), la lèvre inférieure peut être prédominante. Le corps est mince, svelte, pouvant présenter une maigreur reconnaissable, avec des hanches et des épaules étroites. Les articulations sont proéminentes. La stature est plutôt grande, plus rarement petite.

Ce qui est distinctif
Vâta tend vers ce qui est extrême, irrégulier, léger. Vâta s'envole, n'a pas les pieds sur terre. Il peut ne pas être relié à la terre[29]. Il fonctionne en « hyper »[30] : il est dans le « trop » (cela fait trop mal, c'est trop difficile ou douloureux, etc.).

Le psychisme de Vâta
Vâta possède un système nerveux irritable et sensible. C'est un être qui perd facilement le contrôle de soi-même, ou ses repères. Il peut facilement survoler les choses, rester dans la légèreté et la superficialité, car c'est un touche-à-tout. Il adore apprendre, découvrir, s'amuser, se faire plaisir. C'est un être de plaisir et de désir. C'est aussi un penseur apte à inventer et à impulser des projets. Toutefois, il tend à ne pas agir, ou alors avec beaucoup d'efforts. Il se laisse facilement submerger par le quotidien, qui le dépasse. Il vit bien plus dans l'imaginaire que dans la réalité qu'il fuit souvent, parce que la réalité l'ennuie, ne l'intéresse pas. C'est un être craintif et anxieux, un très grand créatif, au tempérament actif mentalement mais rapidement fatigable, qui peut avoir des problèmes de mémoire. Il n'a pas forcément la notion du temps ni le souvenir des dates. Il a besoin de créer pour se sentir vivre, quelque soit la création : broderie, écriture, jardinage, lecture, écoute de la musique, visites… Être indé-

29. La Terre est en relation avec la rate et le pancréas, par le biais de l'élément Eau. En énergétique, c'est la rate qui donne la Terre à l'être. Elle régit la pensée : le fait de ruminer, ressasser, analyser… En excès, elle devient lourde, alourdit le corps et l'esprit. Vâta entre dans l'inertie. En vide, elle devient sèche, elle disparaît. Vâta n'a plus de « racines » énergétiques, on dit que la terre a été mangée.
30. Le trop, chez Vâta, déstabilise l'énergie du cœur (Espace) et celle des poumons (Air). Vâta a alors la sensation d'étouffer, de se sentir pris à la gorge (au sens propre et figuré).

pendant, extrêmement nerveux (il y a toujours une partie de son corps qui bouge), il est plus à l'aise dans l'amitié que dans le sentiment amoureux qui lui fait peur. Il recule devant l'engagement car il le ressent comme une perte de sa liberté. Bien que les autres, le monde, l'attirent, le motivent, bien que très entouré, Vâta est un solitaire qui a besoin d'être seul pour créer, rêver. Il se réfugie aisément à l'intérieur de lui pour réfléchir, mettre de la distance entre le fait, l'autre, l'émotion, la pensée... C'est un être frileux qui ne donne pas facilement sa confiance ni son cœur.

Vâta s'épanouit dans la créativité, l'enthousiasme, la liberté (c'est un libre penseur), la générosité, la joie, la vitalité (lorsqu'il se trouve dans un lieu approprié à son énergie et à ses goûts). Il est exceptionnellement sensible aux ambiances. Il a besoin de toucher, palper l'ambiance (lieu, personne, nourriture) avant d'aller plus loin. Il est dans le ressenti tactile, sens qui peut être particulièrement développé chez Vâta. Son esprit possède un sens artistique et créatif très sensible et souvent singulièrement prolifique. Il fait preuve d'une grande imagination, il a toutefois des difficultés à mettre en pratique ses idées, car il est sans cesse sollicité par de nouvelles inspirations ou par l'extérieur (il picore...). Au fond de lui, il recherche l'âme sœur.

Les plantes de Vâta

(Pour la description complète des propriétés thérapeutiques et des modes d'utilisation des plantes citées, vous reporter au chapitre 5)

L'***ail*** va stimuler la glande thyroïde, recharger le système nerveux en le tonifiant et relancer le métabolisme.

Le ***basilic*** rééquilibre l'énergie des reins et celle du système nerveux.

La ***cannelle de Ceylan*** est à la fois tonique et stimulante générale, respiratoire et nerveuse, elle sera très utile dans l'asthénie et la dépression cyclothymique de Vâta.

La ***cardamome*** va dégager et alléger la sphère digestive, souvent encombrée chez Vâta, ainsi que prévenir des refroidissements coutumiers.

La ***coriandre douce***, euphorisante, permettra de prévenir la fatigue générale typique de Vâta.

Le ***cumin*** permet à Vâta d'assimiler et de digérer les « épreuves » de la vie.

Le ***gingembre*** est un excellent rééquilibrant.

Pitta (éléments Feu et Eau)

Pitta désigne la bile[31], la chaleur et la transformation de la chaleur. Il agit sur le métabolisme et les sécrétions ainsi que sur les assimilations des expériences mentales. Il est la force qui régit l'énergie physique, la digestion, l'absorption et l'assimilation. Il active le foie, stimule l'estomac, tonifie le pancréas, aiguillonne le duodénum et l'intestin grêle. Sa puissance apparaît dans les yeux, la qualité de la chaleur vitale interne et au niveau de l'éclat de la peau.

Fonctions naturelles de Pitta

Pitta mène toutes les transformations se produisant à l'intérieur du corps et dans l'esprit. Il modifie, résorbe, assimile : il permet de comprendre les impulsions sensorielles, d'incorporer les pensées. Il active l'intellect, suscite la discrimination et la juste compréhension des choses, il excite le raisonnement. Il apporte la joie et la confiance. Il agit sur la

31. Bile : du latin, *bilis*. Liquide visqueux, de goût amer, sécrété par le foie et accumulé dans la vésicule biliaire, d'où il est déversé dans le duodénum au moment de la digestion.

digestion, l'absorption et l'assimilation des nourritures : Pitta dévore (aliments, émotions, idées, etc.) et tend à s'identifier parfois beaucoup trop à l'autre en s'appropriant son histoire. Il crée la sensation de faim et de soif, il développe l'appétit en le rendant parfois excessif. Il équilibre la température du corps. Il intensifie l'éclat des yeux, de la peau et de l'intelligence. Il accentue la vision : chez Pitta, tout passe en premier par le regard.

Facteurs aggravant Pitta

Pitta est aggravé par la chaleur et la saison chaude qui le fatigue extrêmement ; les nourritures riches, le sel (vers lequel il est attiré naturellement), les viandes rouges, les saveurs épicées et aigres (acides) augmentent son feu intérieur, renforçant ses tendances colériques, son irritabilité et son autoritarisme ; l'irrégularité des repas, les médicaments, l'alcool, la peur de l'échec (Pitta est orgueilleux), le fait de faire des efforts physiques en milieu de journée sont autant de facteurs déséquilibrant Pitta ; le travail intellectuel intensif et le flot de pensées abîment son énergie.

Caractéristiques de Pitta

Pitta a la peau douce, claire et chaude, mais rougit facilement au soleil. Elle est prédisposée aux taches de rousseur ou aux grains de beauté. Son teint est brillant, voire lumineux, les rides apparaissent très tôt, notamment autour des yeux et sur le front (rides horizontales). Les cheveux sont fins, doux, peu abondants, de teinte plutôt claire (châtain, blond ou roux). Ils peuvent blanchir prématurément. Le visage est de forme triangulaire ou de cœur, le menton est souvent pointu. Le cou est moyen, le nez également. Il peut être pointu, droit et long parfois. Les yeux sont réguliers, de couleur claire (bleu,

bleu-vert, vert, gris perle, noisette), la lueur de la prunelle est vive, chaude, intense et dansante. La bouche est régulière, les lèvres sont souvent entrouvertes. Le corps est harmonieux, les épaules sont souvent développées comme le thorax. Les articulations peuvent pointer. La stature est moyenne.

Ce qui est distinctif

Pitta tend vers l'excessif, l'aigu, le rapide, le supérieur. Pitta brûle, se consume, flambe. Il fonctionne, comme Vâta, en « hyper » (+++). Il a trop de feu dans le cœur, ce qui engendre un déséquilibre au niveau du système digestif et du psychisme.

Le psychisme de Pitta

Pitta s'exprime dans la force, la puissance et la vigueur. Sa pensée est précise, logique, raisonnée, ordonnée. Pitta est tout à fait capable de mener ses projets à terme. Ses réactions mentales aux stimuli extérieurs sont vives. Actif, doté d'une très grande connaissance, il n'accepte pas la contradiction. Il se sent détenteur d'une vérité qu'il considère parfois comme absolue. C'est un être orgueilleux, coléreux, qui peut être jaloux, possessif, violent. Il peut verser dans les extrémismes, nier la spiritualité, rejeter les religions. C'est un intellectuel rigoureux, précis, maître de ses savoirs, avec de très fortes convictions. Pitta est un être ambitieux, qui mise souvent sur la renommée, la réussite professionnelle : il a soif et un fort besoin d'être reconnu, cela cachant un manque de confiance en ses qualités intérieures (qu'il renie trop souvent). Être hypersensible, il se vexe facilement, prend la mouche aisément, s'emporte à la moindre raison. Il masque son émotivité derrière une apparence détachée ou farouche. Il s'emporte rapidement, est fougueux, ne sait pas se raisonner. Il aime ou il déteste, il n'y a pas de juste milieu. Il peut aussi déchirer ce qu'il a adoré la veille, sans remords de conscience. Impulsif, il perd le contrôle de lui-même lorsqu'il est face à quelque chose (une personne, une situation, une idée) qu'il ne connaît pas ou qu'il ne maîtrise pas. Il recherche le contrôle total sur lui-même par peur de laisser apparaître ses sentiments. Pitta est un très grand affectif qui se réfugie dans l'étude, la parole (c'est un excellent professeur) ou le silence.

L'esprit le rassure, le rassérène, car il œuvre en terrain connu. L'âme le rend craintif quand il ne nie pas son existence. Son intuition naturelle s'estompe lorsqu'il s'agit de perceptions sensitives non palpables. Pitta a peur de sombrer dans le délire ou la folie. Alors il s'accroche à son intellect. Son mental est passionné, à la concentration aisée. Il a confiance (en son destin…), possède du courage, de la détermination, de la volonté. Il tend toutefois à vouloir plier autrui à son exigence. Il a soif de connaissances, il rêve de bonheur. Très intelligent, aux capacités intellectuelles immenses, il se sent porté par une « mission ». Son esprit est vif, apte à saisir rapidement les informations reçues, les manipulant toujours à son avantage. Il a une bonne mémoire pour ce qui l'intéresse comme pour ce qu'il juge utile pour parvenir à ses fins. Lorsqu'il est déstabilisé (notamment par la mort, dont il a peur), il devient psychorigide, s'isole dans une solitude farouche, ressasse, se perd dans des pensées noires, s'assombrit, perd son éclat naturel, s'enferme dans une tour intérieure qui peut le mener à la mort (psychique, si elle n'est physique).

Les plantes de Pitta

L'***ache des marais*** est à la fois un puissant tonique et un excellent sédatif, qui rassurera Pitta, souvent hypocondriaque.

La ***cardamome*** apaisera les spasmes digestifs coutumiers de Pitta ainsi que les contractures au niveau musculaire par excès de tension (mentale ou sanguine).

La ***coriandre douce*** régule Pitta en apportant de la souplesse à sa cérébralité. Neurotonique, elle pourra l'ouvrir sur son âme.

Le ***cumin*** aura un effet calmant et apéritif, permettant à Pitta de manger sereinement. Il agira également bien lorsque Pitta connaîtra des insomnies par surmenage cérébral ou idéation.

Le ***curcuma*** préviendra du dysfonctionnement du foie, tellement habituel chez Pitta, et déviera les colères rentrées vers la créativité.

Le ***gingembre*** rééquilibrera le feu intérieur de Pitta en évitant qu'il devienne destructeur.

La ***muscade*** viendra apaiser le mental surexcité de Pitta. Elle calmera le système nerveux toujours fortement sollicité.

La ***nigelle*** régulera le flux sanguin en réactivant les défenses naturelles, évitant les vertiges, les épuisements familiers chez Pitta.

Le ***poivre long*** sera un bon tonique stimulant des glandes digestives, facilitant l'assimilation des expériences.

Kapha (éléments Eau et Terre)

Kapha désigne le flegme[32], la charpente de tout et tout ce qui est solide dans le corps. C'est la puissance stabilisatrice de l'organisme pouvant aller jusqu'à l'inertie et l'apathie. Kapha est la force structurante du corps qui relie les éléments constituant notre organisme entre eux, active la

32. Flegme : du grec : *phlegma*, humeur. Lymphe : du latin : *lympha*, eau. Liquide riche en protéines et en lymphocytes, circulant dans l'organisme. Liquide intermédiaire entre le sang et les constituants des cellules. La lymphe circule dans les vaisseaux lymphatiques.

force immunitaire. Il lubrifie les articulations, humidifie la peau et la rate, apporte de la vitalité aux tissus vitaux. Il soutient l'énergie du cœur et des poumons. Kapha se trouve dans la poitrine et la gorge, le cou et la nuque, la langue et le nez. Il réside dans les tissus adipeux, l'hypothalamus, les fluides corporels et les articulations.

Fonctions naturelles de Kapha
Kapha protège l'organisme et le lubrifie, il distribue la chaleur à l'ensemble du corps et lui donne fermeté et densité. Il veille sur les muqueuses par sa qualité d'onctuosité. Il apporte de la douceur, de la rondeur au corps et à l'esprit qu'il sécurise et rassure. Il approvisionne le corps en tout ce qui lui est nécessaire pour être endurant et fort. Il agit sur la longévité des cellules et sur le sommeil. Il stimule la mémoire et intensifie le sentiment de compassion.

Facteurs aggravant Kapha
Kapha est aggravé par le froid, la saison fraîche, le vent et les courants d'air : il prend froid facilement, s'enrhume pour un rien ; par la sieste (qui est pourtant sa tendance naturelle), le sommeil excessif (10, 12 heures lui semblant nécessaires pour se sentir reposé) et le manque d'exercice (Kapha tend à se figer, à se scléroser), le fait de ne rien faire et de continuer à manger alors qu'il est rassasié : Kapha mange mal (déséquilibré) et trop : il est attiré vers le sucré, la viande, les graisses, les fritures, le lait, le fromage qu'il ingurgite en excès : Kapha est avide (de tout) ; les tranquillisants et les sédatifs renforcent l'asthénie naturelle de son esprit ; le doute, les émotions (qu'il ressasse et dans lesquelles il se complaît), la possessivité et le manque de compassion corrompent Kapha.

Caractéristiques de Kapha

Kapha présente la particularité d'avoir deux tendances distinctes : soit nous avons **Kapha dilaté** où l'eau est en prédominance, ce qui déterminera un tempérament plutôt lymphatique, soit nous avons **Kapha rétracté** où la terre est prédominante, ce qui déterminera un tempérament plutôt nerveux. Kapha ayant les éléments Eau et Terre en exacte proportion est relativement rare. Je vous livre toutefois ici les grandes lignes descriptives.

Kapha a la peau épaisse, froide, souvent grasse ou pâle. Les cheveux sont épais, frisés ou bouclés, parfois ondulés, lustrés ou brillants, de couleur foncée (noir ou châtain) en général. Le visage est large ou carré, plein ou rond. Le cou est solide, parfois presque inexistant (on parlera d'un cou de taureau). Le nez est épais, rond, aux narines amples. Les yeux sont grands, ronds ou larges, de couleur bleu foncé, marron profond ou noir, la lueur des prunelles est séduisante ; voire prenante. La bouche est grande, les lèvres sont sensuelles, voire épaisses et humides. Le corps est imposant, souvent bien proportionné. Les épaules sont larges et les hanches fortes. La stature est grande et robuste ou petite et râblée. Les articulations sont grosses et bien formées.

Kapha dilaté a le corps plutôt rond, fort, pouvant présenter de l'obésité ou une tendance à la surcharge pondérale. Ses mouvements sont lents, pesants. Les cheveux sont de préférence fins. Kapha dilaté peut perdre ses cheveux assez jeune, notamment sur le dessus du crâne (chez les hommes) ou au niveau des tempes (chez les femmes). La peau est lisse à tendance grasse, la chair est abondante. Le thorax peut être plus important que les jambes, la taille est inexistante. Kapha dilaté est gros mangeur, ayant besoin de beaucoup de quantité pour être rassasié, pouvant verser vers la boulimie. C'est un être qui n'aime pas être bousculé ni être dérangé dans ses habitudes.

Kapha rétracté a le corps plutôt anguleux et sec, tendant à la maigreur. Les épaules sont souvent voûtées. Ses mouvements sont rapides, sa démarche peut être sautillante. Les cheveux sont de préférence épais. La peau est délicate, à tendance sèche. Le visage a une apparence émaciée. Le thorax est étroit, fermé, resserré sur lui-même. Les côtes peuvent pointer. Kapha rétracté absorbe de petites quantités de nourriture, peut être privé sans problème de nourriture ou de boisson pendant un certain temps. C'est un être prédisposé à l'anorexie et qui a beaucoup d'inhibitions. Il sursaute facilement, tend à vouloir disparaître, à se fondre. Il craint la foule, la multitude. Il a peur du contact physique, n'aime pas être touché.

Ce qui est distinctif

Kapha, d'une manière générale, tend vers les extrêmes (le large ou l'étroit, le lent ou le rapide). C'est un être qui oscille de façon quasi permanente entre la dilatation et la rétraction[33].

Le psychisme de Kapha

Kapha présente beaucoup de barrages, ceci pouvant remonter parfois à la petite enfance où l'être se sentait protégé par la mère (ou la grand-mère). Grandir a pu être mal vécu ou

33. Sont mis en jeu le subtil équilibre entre l'énergie de la rate et celle des reins, entre le besoin de tout mentaliser (pour se protéger de l'affectivité) et le désir impliquant la sexualité. La rate (élément Eau, en Âyurveda) est le réservoir des pensées, où l'acte de penser se forme, s'élabore, mettant en action tout le processus cérébral (refusant ou rejetant l'acte sexuel, le sublimant à l'extrême) et créatif. Les reins (élément Terre, en Âyurveda) sont le siège des organes reproducteurs. Pour Kapha rétracté, la sexualité peut être perçue comme nécessité de (se) reproduire, de procréer et non plus de (se) créer. Chez Kapha, il y a souvent une confusion entre la spiritualité et la sexualité.

accepté, d'autant plus lorsqu'un deuxième enfant est né. Kapha, et plus particulièrement Kapha rétracté, est égocentrique, tout tourne autour de lui. Il craint l'abandon, aussi il se recroqueville sur son univers familier. Il a peur d'être abandonné comme de s'abandonner. Kapha dilaté présente une autre réaction. C'est un être très effacé, qu'on ne remarque pas en général. Aussi, il se construira à partir de la colère (prendre sa revanche pour dire qu'il existe) et de la séduction (lorsqu'il veut obtenir quelque chose de précis). Il peut alors devenir envieux, avide et possessif à outrance. Lorsque Kapha décompense, cela peut aller jusqu'à la destruction complète de son monde (au sens propre comme au figuré).

Le mental s'épanouit dans l'attention, la concentration, la compassion. Kapha peut faire preuve de contentement, de foi, de patience et de tendresse lorsqu'il trouve son équilibre affectif. Son esprit a besoin d'être tranquillisé, consolé. Il est capable d'accomplissement et de réalisation car il est patient et ira jusqu'au bout de ce qu'il entreprend. Il lui faut simplement beaucoup plus de temps qu'aux autres tempéraments. Son intellect est stable et fiable. Il est intelligent mais met du temps pour apprendre et assimiler. Il a en revanche une excellente mémoire, se souvient de tout ce qu'il a appris. Il peut se satisfaire facilement s'il est nourri au niveau de l'esprit, sauf dans le cas de Kapha rétracté qui est éternellement insatisfait de tout (il y a toujours un « mais » dans ses réactions).

Les plantes de Kapha

L'***ache des marais*** est à utiliser en drainage (au niveau hépatocytaire) en cas d'encombrement hépatique et de lourdeur, chez Kapha dilaté.

La ***cardamome*** est excellente pour Kapha rétracté, elle « ouvre ».

Le ***cumin*** réharmonise Kapha dilaté en soutenant le système digestif.

Le ***curcuma*** agit très bien en cas de paresse fonctionnelle et cérébrale chez Kapha dilaté.

La ***nigelle*** est un très bon régulateur pour Kapha rétracté. Elle calme ses angoisses et peut dénouer sa tendance phobique.

Le ***poivre long*** est actif chez Kapha rétracté. C'est un bon tonique stimulant des glandes digestives, permettant l'assimilation des expériences et leur digestion.

III

Les sens de la maladie *ou l'inconnu du corps*

« La relation entre le corps et le mental est si intime que,
si l'un des deux se dérègle, c'est tout le système qui souffre.
Il s'ensuit qu'un caractère pur est le fondement de la santé
dans le sens véritable du terme,
et nous pouvons dire que les mauvaises pensées
et les mauvaises passions
ne sont que des formes de maladie. »
Mahatma Gandhi (*Un guide pour la santé*)

Avant de s'interroger sur la maladie, les penseurs indiens ont posé une question essentielle : qu'est-ce qu'un être humain ? Pour eux, l'être humain est de nature divine comme tout ce qui forme et constitue le Vivant (plante, animal, pierre, rivière, montagne, etc.), il est issu d'une poussière de Brahma, l'Absolu, et le contient blotti dans son cœur. Il porte en lui une parcelle infime et infinie de l'Énergie première : « Enracinés dans une seule vie, nous sommes des fragments du divin, fils de l'immortalité ». (S. Radhakrishnan, *Religion et Société*)

J'existe[34]. Je ne suis pas. Le Divin s'est estompé pour que je puisse prendre forme. Je gravite dès lors dans la pesanteur. Il me faudra donc me « dé-créer » pour toucher l'apesanteur, consentir à n'être rien, rien d'autre que ce que je suis – et rejoindre le Divin : « Celui qui se tient dans tous les êtres, qui est à l'intérieur de tous les êtres, mais que tous les êtres ne connaissent pas, dont le corps est tous les êtres, qui contrôle l'essence de toutes les entités, c'est ton Soi immortel. » (Brhadâranyaka Upanishad - III, 7, 15-23)

1. Notre corps, cet inconnu

« Le corps aimé qui est tien, ô souffle,
le corps plus aimé qui est tien, ô souffle,
est le remède qui est en toi,
assigne-les-nous pour que nous vivions ! »
(*AtharvaVeda* - 11,4).

Ne serions-nous que cela : un corps, ce corps qu'il me faudra reconnaître comme mien, avec lequel il va falloir composer ? Cet inconnu curieux, un précieux véhicule ? Sommes-nous seulement cet habitacle peuplé de tissus, de nerfs, de vaisseaux, d'organes, de milliards de cellules, tout un ensemble grouillant, fourmillant, s'activant fébrilement pour maintenir le gouvernail.

Nous pensons le corps comme un espace physiologique, anatomique, biologique, exposé aux examens cliniques et prédisposé à toutes les outrances maladives. Le corps dérange, omniprésent il n'est plus qu'une apparence trompeuse ; rejeté et effacé il est avalé dans l'ombre. Disséqué, scanné, découpé, analysé, le corps est devenu une pure mécanique que l'on se doit d'entretenir à grands renforts de

34. Exister : être placé en dehors (étymologie). Du latin (ex(s)istere) : sortir de, se manifester. Posséder une réalité (philosophie).

compléments alimentaires, d'hormones, de chirurgie plastique tentant de le maîtriser, de l'enterrer, de le faire taire.

Le monde indien a apporté son idée du corps, il l'a représenté de façon parfaite. Il suffit de contempler son art statuaire. L'élégance, la finesse, l'élan et la pureté des lignes, la beauté bouleverse et remue en nous une fibre profonde. Nous touchons là à un état de grâce, malgré tout avec une interrogation : sommes-nous cela, une personnification inspirée ? Cet élan divin et sacré ne peut se ressentir, se percevoir que si l'âme est animée. C'est un mouvement de l'âme par cet élan du corps que les artistes indiens ont sculpté, ont voulu décrire. Ils n'ont pas simplement représenté le corps idéal mais ils l'ont incarné : philosophie, spiritualité, médecine ont parlé du corps avec affection et respect.

Le corps est mouvant et se module au gré des émotions qui agitent l'esprit. Il est mouvement et oscille du vague à l'âme en bleu au cœur : il est vivant, nous l'avions oublié. Il sait se nourrir de peu parfois lorsque l'âme est reconnue par l'amour, tendue vers le Divin. Vivre est une faim de l'âme[35] et du corps. Le corps est un « char » précieux dont l'entretien demande des soins attentifs et des nourritures spirituelles. Et pour cela, il faut l'aimer.

Le corps est le résultat de tout un processus continu et fluide de mutation et de conversion du Vivant : il est l'aboutissement matériel de sa propre évolution. Il est construction qui peut être factice ou fictive. Tout n'est qu'apparence trompeuse venant nous voiler l'Infinie Réalité. Si le corps nous est nécessaire, nous ne devons pas en rester à son seul

35. Lire *La Faim de l'âme, une approche spirituelle de l'anorexie* de Jacqueline Kelen (Ed. Presses de la Renaissance, 2002).

aspect, à sa simple forme. Il y a autre chose en nous, en lui, qui vit, qui préexiste, qui perdure : « Ce corps est un bateau pour passer sur l'autre rive, celle de l'immortalité » (Sivânanda.).

La maladie est une dissonance

En Orient, et tout particulièrement en Inde, le corps a la parole. L'assise de la santé est l'équilibre entre le corps, l'âme et l'esprit. Comprendre la maladie, ce qui nous perturbe, nous dérange (nos petits malaises coutumiers), c'est comprendre le corps et l'esprit, le physique et le mental.

Le corps est le reflet visible de ce qui trouble l'être à l'interne. Ce trouble propre à chacun génère un mal-être qui va se manifester de diverses façons selon la personne. En (se) faisant mal, le corps tente d'exprimer ce qui le dérange car c'est en lui que la maladie va prendre toute sa signification. Lorsque le corps s'emballe, s'enraille, se délabre, il est temps de nous arrêter. Nous entrons dans l'urgence. Les symptômes ne sont que le moyen trouvé par l'organisme pour dire la difficulté qu'il a à se réguler par lui-même. Ce qui gêne, perturbe, n'est pas (ou n'a pas été) digéré par la personne prend *chair* à travers des signes bien particuliers (psychiques, émotionnels ou physiques), spécifiques et distinctifs. Car il n'y a pas deux êtres semblables. Il nous faut aller au-delà de toute vraisemblance et ressemblance. *Cela* semble être pareil, prend des aspects semblables, parfois en une étroite analogie, mais cela ne l'est pas : « Il n'y a pas de maladie à l'essence immuable, il n'y a que des maladies singulières. » (Jacqueline Lagrée, philosophe, professeur à l'Université de Rennes 1)

L'expression de la maladie est chargée de notre histoire personnelle, familiale, héréditaire. Le corps communique par association. Il établit des correspondances, parfois curieuses ou surprenantes, entre l'effet (le mal) et la cause. Il ne peut être considéré comme un objet : le corps est « vivant » et fonctionne comme un tout, il ne peut être divisé sans perdre alors sa cohésion. Il change sans cesse et est en mutation ininterrompue, se trouvant modifié constamment et renouvelé par ce qu'il vit. Il ne peut être isolé, ignoré, mis à part. Si nous continuons à explorer les perspectives indiennes, le corps va exprimer les imperfections de l'esprit. Tout provient de l'esprit. Tout est Esprit.

Le corps souffrant manifeste un éveil de l'âme. Il nous rappelle que l'être humain ne se réduit pas à la seule corporéité et nous dit : « J'ai mal à ma vie. »

Toute maladie vient de l'intérieur. Elle est une discordance entre la personne (ce qu'elle est, ce qu'elle vit) et sa nature profonde. Elle est une dissonance qui s'extériorise par un déséquilibre de l'une (ou des trois) guna. Il y a déstabilisation et déplacement de l'énergie (de la qualité) concernée. Le corps émet alors des fausses notes. Il ne peut (ne sait, ne veut) plus être juste en lui-même, il est en désaccord. La maladie (notre maladic) nous apprend à déserter l'extériorité pour revenir en nous : elle est le signe extrême du Retour.

Lorsque **Sattva** (énergie Feu) est atteinte, l'esprit de décision diminue ainsi que la volonté et le goût de vivre. Le courage manque, l'être se traîne, il s'épuise. L'esprit devient chagrin, l'humeur se fait sombre. L'être fait du *mauvais* esprit, il rumine, ressasse. Ses pensées comme ses intentions sont maussades. Il se bute, devient revêche, se renfrogne.

Lorsque **Rajas** (énergie Air) est atteinte, l'être se sent sale ou sali, impropre à quoi que ce soit. Il peut devenir maniaque de la netteté mais peut tout aussi bien plonger dans l'impureté, c'est-à-dire refuser de se laver, de s'entretenir. L'être se sent rabaissé, amoindri, dévalorisé. Il tend à se couper du monde, à se déprécier. Il éprouve une sensation d'étouffement, d'être étouffé (parole, vent, personne, environnement...) et de manquer d'air.

Lorsque **Tamas** (énergie Terre) est atteinte, le corps devient lourd, pesant. L'être glisse dans l'obscurité mentale, il est incapable de raisonner avec logique, d'avoir un esprit d'analyse, de prendre du recul vis-à-vis de la situation qu'il vit. Il voit tout en noir, a peur du monde environnant. L'extérieur l'angoisse, surtout les regards posés sur son corps et notamment sur son visage.

Tomber malade est un trait de rupture. La vie est un cercle ouvert, la maladie un cercle fermé. La santé est l'équilibre des trois essences du Vivant comme des énergies déterminant la vie.

La maladie est un choix du corps. Elle exprime une défaillance, elle nous fait fléchir. Elle va infléchir le cours de notre vie. La maladie naît d'une dualité, d'une séparation, de *quelque chose* qui s'est déliée. Elle nous dit *autrement* et nous repense différemment.

À mon corps défendant

La maladie donne du corps (matérialise, incarne) à ce qui a atteint (touché, entamé, blessé) l'être dans son intégrité (identité). Il demeurera toujours un inconnu du corps, une inconscience de la pensée. Être à l'écoute des signes (symptômes) c'est se mettre à l'écoute de la partie non consciente de notre être : ce « Soi » que nous emprisonnons dans notre conscience parce que nous ne lui donnons pas le droit de participer à notre nature. Or, c'est dans cette partie non consciente que se trouve le noyau de notre être, le cœur de notre âme. L'enfermement que nous lui infligeons fait naître des mots mal dits, des maux troublants. Il signe notre fermeture, notre rigidité, désigne nos résistances comme nos négligences.

Le corps est un moyen de connaissance. C'est par le corps que nous parcourons, apprécions, que nous prenons contact avec la vie. La maladie emprunte le même chemin. Nous sommes maîtres des maux : si nous sommes bien, si nous nous faisons du bien, nous faisons du bien à tout ce qui existe.

La maladie nous ressemble, elle n'est pas un élément antagoniste. Elle ne s'oppose pas à nous, elle n'est pas opposée à ce que nous sommes. Bien qu'elle puisse sembler un élément dangereux, elle est une mise en alerte, un avertissement, un signe avant-coureur. La maladie témoigne de l'impossibilité que nous avons à nous rencontrer. Parce que nous nous sentons inachevés, la maladie est conscience d'un manque, elle se fait douleur car nous réalisons que nous ne pouvons nous suffire à nous-même ; nous sommes entre ce que nous possédons et ce que nous désirons. Nous avons besoin d'un renvoi, d'un retour à la ligne. Elle est marque de reconnaissance : si nous reconnaissons notre nature originelle, c'est-à-dire d'essence divine, nous pouvons guérir de notre sentiment d'exil et de vide, d'avoir perdu quelque chose d'essentiel. La maladie est le sens du Divin, elle nous force à descendre dans notre être matériel, à inverser notre dynamique, à ne plus nous exprimer vers l'externe mais bien à faire un retour vers notre interne, à retrouver le chemin du Soi (Brahman), à opérer une subtile osmose avec la réalité spirituelle des êtres et de toutes les composantes de l'univers.

La racine de la maladie c'est Âma

« À cause d'Âma, les différents Agni sont affectés et si cette nourriture "crue" n'est pas éliminée, les canaux sont obstrués… Amaya signifie maladie. Les maladies sont invariablement créées par Âma. » (Docteur Bhagwan Dash)

Le corps engrange des milliers d'informations depuis sa conception jusqu'à sa disparition. Il accumule aussi des déchets qu'il ne parvient pas toujours à éliminer par les voies naturelles, et qui obstruent alors la libre circulation des énergies internes et externes. Lorsque sont évoqués les déchets, l'Âyurveda ne pense pas seulement aux toxines organiques mais bien évidemment à celles produites par nos pensées, notre état d'esprit, les émotions et les sentiments ressentis, l'affectif et le mental. Cet ensemble de données engendre des résidus qui peuvent venir perturber les éliminations corporelles. Tout ce que nous éprouvons rejaillit naturellement sur le métabolisme, sans pour autant que nous nous en rendions compte immédiatement.

La toxémie façonne la maladie, elle peut prendre différentes expressions selon la constitution (Dosha) dominante individuelle. Elle évolue également de façon distincte en fonction du terrain de chacun. Elle n'est pas toujours perceptible mais n'est jamais absente du corps, car elle sommeille et est en état de latence. Nommée **Âma***, elle signifie ce qui n'a pas été cuit par le feu digestif, ce qui est demeuré cru dans le corps et auquel l'esprit n'a pas voulu croire. Elle signale la pensée immature, qui n'a pas été suffisamment réfléchie, ainsi que les nourritures que l'être n'a pas digérées, ce qui n'a pas été assimilé, accepté, pardonné, reconnu.

Selon l'Âyurveda, Âma désigne les toxines du corps, celles-ci pouvant provenir de poisons externes (remède chimique, aliment avarié ou pas frais, etc.) introduits dans l'organisme. Elles peuvent aussi résulter de combinaisons alimentaires manquées, ou d'une élimination incorrecte des déchets (le corps produisant des colles ou des cristaux). Elles peuvent dériver d'un feu digestif faible ou d'une perturbation au niveau des Dosha. Nous pouvons tout aussi bien créer un Âma subtil si nous avons en nous des émotions refoulées (ou qui n'ont pas été résolues), ou si notre processus mental est amoindri, c'est-à-dire si le système neurovégétatif[36] est en déséquilibre, suite par exemple à un événement perturbant.

Âma peut se reconnaître lorsque, parmi les symptômes suivants, plusieurs se manifestent : la vitalité est en baisse avec paresse ou sensation de fatigue ; le corps semble lourd, pesant ; l'appétit diminue nettement ainsi que le sens gustatif allant même jusqu'au dégoût de la nourriture, l'inappétence s'accompagnant d'indigestion et de salivation excessive. L'organisme a de plus en plus de mal à éliminer correctement, la quantité d'urine décroît fortement, la constipation devient habituelle. Des douleurs peuvent être ressenties au niveau du dos, des os ou des articulations.

D'autres signes peuvent témoigner de la présence d'Âma : bourdonnements d'oreille, éternuements répétés,

36. Système neurovégétatif : en déséquilibre, apparaît une dystonie neurovégétative ou vagosympathique (troubles de l'excitabilité des nerfs vague - nerf pneumogastrique : nerf très long, allant de la sphère cervicale à la sphère thoracique et abdominale, avec de nombreuses ramifications parasympathiques) et sympathique.

états fiévreux et diarrhées fréquentes, vertiges, éblouissements et maux de tête quotidien, modification de la couleur des selles, coloration jaunâtre des ongles, des dents, du blanc des yeux, de l'urine et des selles.

D'une manière générale, Âma génère une obstruction des canaux naturels et énergétiques (nâdî). Le corps et l'esprit ont beaucoup de mal à œuvrer de concert. Le manque de force (vitale, intérieure, physique) entraîne une sensation de pesanteur du corps et l'apathie de l'esprit. L'engorgement provoqué par les toxines entrave fortement le fonctionnement normal des organes. Ceux-ci se fatiguent vite car leurs fonctions se heurtent à des barrages constants : présence de stases physiologiques, de nœuds d'énergie, de tensions qui obstruent les voies de passage (vaisseaux, artères, tractus gastro-intestinal, capillaires, etc.) et gênent la circulation des fluides comme les échanges entre les différents systèmes corporels. Des dépôts (sels minéraux, nutriments, médicaments chimiques, etc.) non digérés alourdissent la fluidité énergétique, rendant l'être douloureux. Tout devient pénible, difficile, accablant. L'épuisement guctte. C'est pourquoi la prise en compte d'Âma ainsi que la qualité d'Agni se révèle être une priorité dans le diagnostic âyurvédique.

Associée étroitement à la maladie, **Âmaya***, elle précède souvent l'état de malaise et se manifeste sous deux formes : Nirâma* « sans toxémie » et Sâma* « avec toxémie ».

Nirâma indique la bonne santé, l'être bien portant. Le corps élimine correctement les toxines. Il ne présente ni trouble particulier ni douleur spécifique lors des repas et durant l'ingestion de nourritures. En revanche, durant les phases de la digestion, des symptômes singuliers peuvent apparaître selon les dosha concernés :

Vâta peut ressentir des gênes lorsqu'il est à jeun. Il est coutumier de faim canine (faim vorace) qu'il doit absolument calmer. La nourriture, sitôt absorbée, peut être rejetée (vomissement, coliques). ***Pitta*** a des difficultés à avoir une digestion normale. Il peut éprouver des sensations de brûlures, d'acidité ou d'amertume, avoir des renvois ou des flatulences. ***Kapha*** se sent mal juste après avoir mangé. Il a besoin de somnoler ou de dormir pour digérer convenablement. Il peut se sentir nauséeux après le repos.

Sâma démontre la présence de toxines non digérées dites « toxines crues » car Agni, le feu digestif, s'est révélé insuffisant, faible ou imparfait. Agni, déficient ou impuissant, porte une atteinte sérieuse à l'ensemble du corps. Les fonctions digestives se trouvent désorientées et peuvent dévier rapidement dans leur mission. Les nutriments ne sont pas alors identifiés correctement par les organes et sont répartis de façon incorrecte au sein de l'organisme, produisant des stagnations et des amas, favorisant ainsi l'apparition d'Âma.

Chez ***Vâta***, Sâma occasionne une diminution des capacités digestives, déjà fort légères. Cet affaiblissement va apporter des gaz, une langue chargée, des gargouillis, une sensibilité au niveau de l'abdomen, parfois des œdèmes ou des ballonnements, une haleine désagréable, de la constipation ou une difficulté à aller à la selle. L'esprit de Vâta s'embrume, il éprouvera de l'embarras pour ordonner ses pensées et du mal à s'exprimer avec clarté.

Chez ***Pitta***, Sâma cause une perte d'appétit et produit des lourdeurs stomacales. L'amenuisement du feu digestif et du feu naturel de Pitta provoque des éruptions, un goût amer dans la bouche. Le teint devient verdâtre ou extrêmement pâle. L'haleine est acide, la langue se recouvre d'un enduit jaunâtre. Pitta peut également ressentir des brûlures internes au niveau de la gorge ou dans la région cardiaque. L'esprit démange, les pensées s'affolent, Pitta ne parvient plus à penser aisément, il perd son contrôle et n'arrive plus à se maîtriser.

Chez ***Kapha***, Sâma engendre des mucus épais, collants, difficiles à évacuer. *Kapha dilaté* s'encombre au niveau de la gorge et de la zone pulmonaire, il éructe facilement et tend à respirer avec difficulté. *Kapha rétracté* se resserre intérieurement, perd de son appétit déjà fort petit, ressent des douleurs profondes.

L'Âyurveda insiste sur la prévention afin que le corps ne parvienne pas à des états d'épuisement. L'élimination comme la purification régulières de l'organisme est une nécessité. Sans oublier bien sûr l'esprit et l'âme qui doivent aussi être nettoyés et purgés de la toxémie mentale, des poussières spirituelles liées aux pratiques et des altérations émotionnelles. Nous ne cessons de déposer autour et derrière nous des débris de pensée, d'émotion, d'énergie psychique ou autre, devenant nocifs pour nous comme pour notre environnement. Sans le réaliser, nous ne cessons de polluer à plus ou moins haute dose selon nos états d'âme.

L'Âyurveda a développé des techniques corporelles pour pallier aux flétrissures humaines. Elle s'est appliquée à répondre en conseillant une hygiène de vie concernant le corps, l'esprit et l'âme. Par l'utilisation des plantes (voir chapitre 5), nous pouvons drainer efficacement notre organisme et l'entretenir. Par des règles diététiques basées sur des principes simples et applicables au quotidien, nous pouvons nous nourrir avec plaisir et sans désagrément particulier, il suffit d'être attentifs aux mauvaises associations alimentaires qui sont souvent source d'embarras digestif. Les exercices de yoga, le travail sur la respiration ou la méditation sont aussi préconisés pour l'entretien de notre corporéité. La santé est une attention de chaque jour portée à notre personne. Elle n'est ni un luxe ni une ascèse. Elle doit être un « Bien Être ».

Le rôle des trois dosha dans la maladie

Les dosha sont indissociables de l'être humain. Elles le constituent : tout être humain est né d'une empreinte héréditaire (génétique, historique, géographique) qui le marque dès la fécondation. Nos cellules ont une mémoire, comme toute cellule vivante (végétale, minérale, animale). Nous jaillissons de cette mémoire « ancestrale ». Chaque être est une synthèse de plusieurs paramètres que nous ne pouvons récuser : le terrain de la mère, celui du père, les facteurs entourant la conception, l'histoire du lieu de vie (pays, région), le terroir qui va *nourrir l'enfant...*

Fonctionnant ensemble, les trois qualités Vâta, Pitta, Kapha, ne peuvent être séparées bien qu'elles possèdent chacune des qualités spécifiques. Ces forces dynamiques donnent à chacun d'entre nous : d'une part, ses caractéristiques et capacités propres sur les plan physique, mental et émotionnel ; d'autre part, une réactivité particulière vis-à-vis des événements, de l'entourage, de l'environnement, etc. Elles nous prédisposent ainsi à être atteint par plusieurs affections de même nature. Énergies vitales et qualifiées d'imperfections par l'Âyurveda, elles gouvernent l'ensemble de nos fonctions physiologiques et psychologiques.

Ce sont des lieux d'action en mutation continue. Toute turbulence apparaissant à la conscience de l'être peut très vite faire naître un déséquilibre. Ce dernier, à son tour, risque d'entraîner une interruption dans l'élimination des déchets (qu'ils soient physiologiques, psychiques, mentaux, émotionnels, biologiques, etc.). Ce qui engendrera un désordre organique se révélant comme maladie. Les constitutions amènent le thérapeute vers une réflexion non négligeable sur le patient, l'expression de sa maladie et la réactivité de son organisme.

Le terrain

Nous pouvons considérer l'être humain comme un bloc de cristal taillé, composé de « x » facettes. Chacune d'elles reflète une partie de la personne mais n'est pas la personne totale. Pour comprendre l'être, il nous faut observer, regarder l'ensemble de ces petits miroirs translucides formant le **terrain** de la nature profonde de l'être, disant un mal intérieur par le biais de symptômes particuliers. Nous devons garder en mémoire qu'« une personne est le fruit d'une histoire » (Jacqueline Lagréé) et n'est pas simplement un cas clinique ou une maladie répertoriée.

Nous pouvons dire que le terrain est ce qui unit le malade à sa maladie. Mais le terrain est aussi notre histoire personnelle, nos racines héréditaires (parents, grands-parents), notre mémoire, que nous exprimons au travers de nos syndromes, nos malaises, nos difficultés à être, nos indispositions, nos affections et nos comportements. Lors de notre conception, un terrain (une terre) prend forme, donnant naissance à un mode réactionnel singulier, intime et individualisé.

Le terrain peut être appréhendé comme l'environnement intérieur de l'organisme. Il est tout ce qui constitue l'ensemble des éléments de la personne : ses qualités (guna), ses substances, ses défectuosités (dosha), ses énergies, ses potentialités, c'est-à-dire l'acquis et l'inné qui permettent sa dynamique, son animation.

Bien que différent selon chaque personne, le terrain est non séparé du Tout et n'est pas autonome. Il dépend des cinq éléments (forces de la nature), des Guna et des Dosha, il est inclus dedans. Je rappellerais que l'Âyurveda considère toujours et en tout état de cause l'être humain dans sa globalité : corps, esprit, âme ; cœur, cerveau, sentiments ; émotions, mental (mode de pensée), terrain réactionnel.

Les troubles de santé des Dosha

Vâta se trouve à la source de toute douleur car c'est l'air qui conduit l'énergie là où elle doit aller. Si cet élément se trouble, l'énergie ne peut plus circuler librement, ceci faisant naître une retenue qui pourra prendre de multiples expressions : tension, nœud, contraction, brûlure, spasme, vertige, nausée, perte de goût, tristesse, découragement, fatigue, etc.

Vâta signe la fluidité. Pitta développe le feu intérieur, la force de l'énergie interne. Kapha stabilise le terrain, mais peut engendrer des maux en terre : un mal profond, des lésions que l'on ne discerne pas toujours au premier abord.

Vâta va exprimer son trouble par des craintes soudaines, une anxiété extrême, un sentiment d'insécurité, des peurs subites. Sa nervosité naturelle peut devenir exagérée jusqu'à être insupportable. Son humeur se fait cyclothymique, oscillant d'un regain bref d'énergie à une prostration intérieure profonde. Il perd son esprit créatif, entre dans la confusion mentale, se replie sur lui-même jusqu'à refuser toute communication avec l'extérieur. Il se mure. Vâta s'installe dans une tristesse irraisonnée, tout lui fait chagrin.

Vâta peut avoir le ventre ballonné signant des pensées sombres (parfois destructrices ou obsessionnelles), ressentir des douleurs au bas du dos (région des vertèbres sacrées, entre le 2e et le 3e çakra). Ses articulations seront douloureuses, les muscles raides et une tension générale peut se révéler.

*La **douleur** ressentie provenant d'un excès de Vâta* sera ***irradiante, changeante*** (bougeant sans cesse d'endroit), lancinante, pulsative, floue et indéterminée. Elle peut perturber le sommeil jusqu'à l'empêcher. Elle va et vient de façon fluctuante, et n'est pas toujours aisée à spécifier. La douleur de Vâta est aggravée par le froid et soulagée par le chaud.

Pitta va exprimer son trouble par de la colère, signant un feu excessif dans le foie. Il s'installera dans la mauvaise humeur quasi permanente, tout l'irrite ou l'énerve. Il peut avoir des colères froides, devenir tranchant, violent, belliqueux dans ses propos, insultant même parfois. Ses critiques seront saignantes, sans appel. Il se réfugiera dans une montagne d'orgueil, de scepticisme, niant toute réalité autre que celle de la matière. Il entrera dans la peur du pire, celle de l'échec, il peut tomber dans la haine et la jalousie, accusant tout le monde d'être ligué contre lui. Il ne parviendra plus à s'exprimer autrement que dans l'agressivité. Il fera preuve d'un manque certain de discernement dans son raisonnement ou ses choix.

Pitta peut avoir des bouffées de chaleur, des vertiges, une sensation de brûlure dans tout le corps avec une prédilection pour l'urètre, les mains et les pieds. Il aura des maux de tête, ses yeux seront rouges et sensibles car Pitta est un être qui vit en grande partie dans sa tête. Sa peau s'enflammera et rougira très facilement.

Pitta ressentira des poussées de fièvre rapides, vomira ou se sentira nauséeux. Il sera plus mal vers midi (heure du cœur), aura des diarrhées et sera sujet à des insomnies dues à l'intensité de la douleur et aussi parce qu'il a naturellement beaucoup de difficultés à s'endormir, son esprit étant traversé sans cesse d'idées, émotions ou pensées.

*La **douleur** ressentie provenant d'un excès de Pitta obstruant Vâta* sera ***brûlante, aiguë***, poignante, pénétrante, coupante. Elle sera intense, excessive ou extrême. Pitta ne connaît pas le juste milieu. Il décompense très brutalement, sans que rien ne laisse présager son effondrement.

Kapha va exprimer son trouble par l'ennui et l'indifférence. Il se posera en éternelle victime, aura le sentiment d'un manque de soutien ou d'écoute de la part de son entourage. Il devient possessif, faisant tout pour retenir l'autre, pouvant jouer les éploré(e)s, comme les abandonné(e)s, les mal-aimé(e)s mais toujours sous couvert de menaces (indirectes) ou de chantage (affectif). Il peut développer un comportement obsessionnel : divers troubles du comportement peuvent se révéler (manie de la propreté à outrance, peur de salir les mains ou d'être sali, paranoïa, dédoublement de la personnalité, etc.). Kapha est un terrain malléable, propice aux névroses et aux psychoses en tous genres.

Kapha dilaté (Eau ++) se sent accablé, tout lui pèse, le moindre mouvement, la moindre réflexion. Il deviendra inerte, ne voulant plus rien faire. Tout lui devient pénible, lui rappelant sa souffrance. Il pourra même refuser de marcher. Kapha dilaté va présenter un manque d'intérêt pour tout, plus rien ne l'intéresse mise à part sa douleur. Il se sent fatigué, ne pense qu'à dormir (il s'oublie dans le sommeil), devient léthargique et tendra à prendre du poids.

Kapha rétracté (Terre ++) se recroqueville sur lui-même, dans son monde personnel. Il tendra à s'isoler, à se retirer à l'intérieur de lui, courbé sur des pensées qu'il ne cessera de ressasser. Son esprit devient sombre, il s'immerge dans l'étude, le savoir. Le regard perd de son intensité, s'assombrit. Kapha rétracté peut faire preuve d'un réel manque de gentillesse. Son corps (comme son cœur) devient dur, rigide, il tend à s'ankyloser, à se raidir.

*La **douleur** ressentie provenant d'un excès de Kapha obstruant Vâta* sera ***profonde, lourde,*** souterraine. Elle peut exister depuis très longtemps. Kapha s'installe souvent dans le chronique, derrière une apparence de force tranquille et de bonne santé.

Chez Kapha dilaté, la douleur sera atone, pesante, puissante, accablante. Il tendra à geindre, se plaindre même dans son sommeil. Il y a toujours quelque chose qui n'ira pas. *Chez Kapha rétracté*, la douleur sera palpitante, douce, pinçante, silencieuse. Il se taira et se terrera, s'enfermant autour d'elle. Elle peut devenir une béquille qu'il aura parfois du mal à lâcher.

2. La clé c'est Agni

Agni est le feu biologique qui gouverne le métabolisme ; il est aussi le dieu du feu sacrificiel. Il annonce les désirs et les prières des êtres humains aux autres divinités. C'est l'un des huit points cardinaux (en sanscrit, *dikpâla**) : il se trouve au sud-est, et est représenté comme un homme avec trois têtes barbues, tenant un rosaire d'une main et un pot de l'autre ; il est parfois monté sur un bélier (en sanscrit, *Vâhana).* Il a sept langues et deux d'entre elles sont considérées comme des formes de Durgâ et de Kâlî. Agni est la conscience, le premier feu du matin. C'est à lui, à la fois mort et renaissance, qu'est offert l'*agnihotra,* le sacrifice d'oblation par le feu. C'est une offrande, la première de la journée, que tout hindou se doit de faire : le rituel « consiste à du Ghî (beurre clarifié) sur un feu afin de l'entretenir, tout en récitant des prières rituelles. » (Louis Frédéric, *Dictionnaire de la civilisation indienne*). Agni est présent dans tout l'univers : dans le ciel par le soleil ; dans l'air par l'éclair ; sur terre sous l'apparence du feu. Il est alors représenté sous la forme d'un vase de feu ou d'un buisson en flammes. Ses trois têtes symbolisent les trois éléments de base de la nature que sont le soleil (*Sûrya*), l'éclair ou la foudre (*Indra*) et le feu ordinaire (*Agni*).

Dans l'AtharvaVeda, Agni est envisagé comme feu rituel, celui qui libère ou protège de la mauvaise fortune :

« Le Dieu Agni a gravi les cimes du ciel,
et en s'affranchissant du péché,
il nous a affranchis de la malédiction. »

Protecteur des hommes, il est particulièrement invoqué lors des cérémonies nuptiales. Comme Feu[37] sacrificiel, il est celui qui somnole au bas de nos reins : le serpent (Kundalinî), puissance secrète lovée au bas de la colonne vertébrale, force spirituelle manifestée, qui remonte de çakra en çakra jusqu'à la dissolution complète.

Pour ceux qui sont parvenus à « l'éveil du serpent », cinq états peuvent se produire, nous pouvons être « comme une fourmi qui rampe ; comme un poisson qui nage joyeusement dans l'océan de l'extase ; comme un singe qui saute d'un grand bond sur la tête d'un fidèle ; comme un oiseau qui saute de branche en branche ; ou comme un serpent qui progresse en zigzag jusqu'au sommet de la tête. » (D'après le Shat-Chakra-Nirûpana)

37. Le feu sacrificiel est appelé Bhârata ou Agni.

Les troubles d'Agni digestif et les Dosha

Agni digestif (*Jatharagni* : feu digestif) est fragile, il est aisément troublé par un excès alimentaire ou un surmenage cérébral. Trop de boissons ou d'apport liquide dans l'organisme peut l'affecter, en effet un surplus d'humidité interne entraîne un déséquilibre de la rate, qui à son tour déstabilisera le mental, la réflexion et alourdira le corps. Quant à l'esprit devenu pesant et lourd, confus, il aura du mal à prendre des décisions, à choisir, comme à avoir un discernement juste. Les émotions étouffées, les colères ravalées, l'énervement, l'excitation extrême, le bruit, le fait de parler (trop) en mangeant aggravent Agni.

Des jeûnes répétés ou prolongés peuvent troubler Agni, tout comme les grignotages inconsidérés ou les nourritures absorbées sur le pouce, rapidement, goulûment ou sans faim. Les diètes soudaines, les repas sautés, les mauvais assemblages alimentaires, l'ingestion de produits « glacés » (sortant par exemple du réfrigérateur et mangés de suite), lourds, gras, huileux, gâtés ou non frais, réchauffés plusieurs fois sont autant de facteurs à risque pour Agni.

Lorsque Vâta est en excès, Agni digestif sera irrégulier. La digestion sera désordonnée, lente ou rapide. Elle n'aura pas de régularité. Le déséquilibre pourra s'accompagner de ballonnements, de coliques, de gaz ou de gargouillements intestinaux. Il pourra y avoir une alternance de constipation et de selles molles. Vâta fonctionne en cyclothymie, il va du côté d'où vient le vent. Il ne cesse de pencher d'un bord à l'autre, ayant du mal à choisir, à se raisonner, tout lui plaît, lui fait envie, c'est un gourmet qui apprécie avant tout la qualité, la recherche et la finesse des mets ; gastronome, il peut devenir glouton s'il ne parvient pas à tempérer sa nervosité ou son excitation et peut aussi manger n'importe quoi. Sa digestion est donc en dent de scie et dépend de son esprit et de ses états d'âme. Être faisant preuve d'une extrême sensibilité, facilement contrarié ou touché, il a toujours beaucoup de mal à assimiler nourritures et émotions.

Lorsque Pitta est en excès, Agni digestif sera rapide. La digestion sera expéditive, brûlante ou desséchante. Elle n'apportera pas les nutriments nécessaires car elle est trop précipitée. Le déséquilibre pourra s'accompagner de gorge et lèvres sèches ou de palais asséché. Pitta brûle du dedans, par colère, impatience, empressement et précipitation. Il n'aime pas perdre son temps, ne sait pas rester sans rien faire, aussi le temps de la digestion est un luxe qu'il n'offre pas à son corps. Il mange vite, souvent sur le pouce, ou lorsqu'il prête attention à la nourriture, il entre dans l'intégrisme alimentaire : il est prêt à rejeter en bloc toute nourriture qui ne sera pas (considérée comme) saine. Souvent au régime, Pitta s'impose des règles strictes et tombe aisément dans les excès : partisan des diètes, jeûnes, des méthodes radicales (il n'aime que la voie directe) pour se soigner, il peut devenir fanatique, défendant coûte que coûte son avis et l'imposant à son entourage. Extrêmement directif et dirigiste dans sa vie, Pitta l'est tout autant dans son hygiène de vie. Tendu vers un idéal de reconnaissance, éperdu d'extrême, il ne peut que s'enflammer et (se) brûler.

Lorsque Kapha est en excès, Agni digestif sera lent. La digestion sera lourde, paresseuse et tardive. Tout aliment peut être difficile à assimiler. Le déséquilibre pourra s'accompagner de sensation de pesanteur au niveau de l'abdomen et de la tête. Kapha présente une incapacité à digérer. *Kapha dilaté* est un gourmand qui mange de tout et en grosse quantité. Jouisseur, il tend à retenir longtemps ce qu'il absorbe. Il aime ce qui est en sauce, gras ou salé et fait preuve d'un gros appétit. Il peut manger sans faim. Souvent perdu dans ses pensées, sur un fond de tristesse ou de dépression, Kapha dilaté se nourrit parce qu'il le faut et qu'il a besoin de s'emplir car il ne supporte pas le vide, il se sent en manque. C'est un grand affectif qui a bien du mal à surmonter ses émotions comme à apprécier ce qu'il mange. *Kapha rétracté*, à l'inverse, a un appétit de moineau, il picore, n'aime pas les grandes quantités, prend un petit peu de plusieurs choses qu'il ne finit pas. Il est très vite rassasié mais peut grignoter toute la journée. Sa capacité digestive est faible. Il est plus à l'aise dans la réflexion intérieure que devant la nourriture. Kapha rétracté ne ressent pas la sensation de faim, il peut s'alimenter de presque rien, son esprit est tourné ailleurs et il vit essentiellement dans sa tête. C'est un méditatif, souvent perdu dans le passé et les souvenirs.

Les dhatu ou tissus vitaux

Les dhatu* ou tissus vitaux, sont la structure du corps. Ils construisent la corporéité, tout en soutenant le mental, l'émotionnel et le physique. Ils vont appuyer l'assemblage architectural de notre corps. Ils désignent également les éléments nutritionnels de l'organisme et leur physiologie. Au nombre de sept, ils définissent les différents types de tissus vitaux constituant notre organisme : nous avons Rasa désignant les fluides ; Rakta, le sang ; Mâmsa, la chair, les fibres nerveuses et les tissus ; Meda, la graisse ; Asthi, les os ; Majjâ, la moelle ; Shukra, la semence. Mais ils sont au-delà des simples transcriptions biologique et anatomique. Il est possible de dire qu'ils sont des énergies tangibles, que l'on touche du doigt car c'est en eux que souvent se manifestent nos malaises et nos douleurs. Ils sont classés d'après la façon dont ils sont produits au sein de l'organisme et sont vus comme une succession de transformations et d'épurations à l'intérieur du corps. Ils affectent tout autant les sens, l'esprit que le psychisme, qu'ils influencent en les préparant à agir et réagir. Cet ensemble de tissus s'appuie sur Raja (l'un des trois Guna), l'argile, les particules de poussière, la terre qui constitue notre corps physique.

Rasa*, les fluides. Il désigne le plasma[38] et la lymphe[39]. Il est le *jus* nourricier et régit également le produit brut (matière) pour préparer le sang. Il est associé à l'élément Eau (+) et nous met en relation avec Kapha (dans sa fonction flegme), la lactation et la menstruation. Il donne à l'esprit le sentiment de satisfaction.

Rasa contient tous les nutriments des aliments qui ont été digérés, il nourrit ainsi l'ensemble des tissus corporels, les organes et l'intégralité des systèmes du corps. Il joue un rôle essentiel car il nourrit le sang, préserve l'immunité et rafraîchit. Il maintient les fonctions menstruelles (artava) et de lactation (stanya) dans les glandes mammaires.

Rakta*, le sang. Il désigne le tissu sanguin[40] (et les globules rouges). Rakta va préparer l'énergie des muscles

38. Plasma : du grec : former - partie liquide entrant dans la composition de certains tissus.
39. Lymphe : (du grec : numphê : eau) : elle est originaire du sang, renferme les leucocytes et les mêmes substances que le sérum sanguin - c'est un liquide incolore ou ambré qui remplit les vaisseaux lymphatiques.
40. Tissu sanguin : il comprend les vaisseaux sanguins et tous les tissus reliés au système sanguin.

(mamsa) en les nourrissant. Il est associé aux éléments Eau (++) et Feu (+) et nous met en relation avec Pitta (dans sa fonction biliaire), les vaisseaux sanguins et les tendons. Il est l'énergie tissulaire qui nous fait vivre.

Rakta gouverne l'oxygénation de l'ensemble des tissus ainsi que des organes vitaux ; cette oxygénation est primordiale pour maintenir la vie. Rakta donne la couleur du teint et nourrit lui aussi les tissus. Il maintient les tendons musculaires (kandara) ainsi que les vaisseaux sanguins (sira) et purifie la couleur de la peau.

Mâmsa*, la chair, les fibres nerveuses et les tissus. Il désigne souvent le simple tissu musculaire. Il est à l'origine de la croissance de l'ensemble du corps et est la préparation de base pour le tissu graisseux (meda). Il est associé aux éléments Terre (++) et Eau (+) et nous met en relation avec les ligaments, les couches de la peau, la sphère ORL (et ses différentes fonctions, notamment les excrétions des oreilles et du nez) et la racine des cheveux. Il donne la force physique au corps, les capacités de concentration et de réflexion à l'esprit.

Mamsâ couvre les organes vitaux, assouplit le corps, engendre le mouvement des articulations, maintient les muscles qui doivent l'être à plat (snayu) et la peau (tvacha) ainsi que la force vitale.

Meda*, la graisse. Il désigne principalement les tissus adipeux (la graisse « naturelle » du corps). Sa première fonction est de faire transpirer l'organisme et de donner au corps son état huileux (lubrifiant). C'est à Meda que nous devons la forme extérieure de notre corps et sa beauté. Il est associé aux éléments Terre (+) et Eau (+) et nous met en relation avec la graisse sous-cutanée, la sueur et le smegma[41]. Meda maintient la lubrification et l'onctuosité (apport en graisse) de tous les tissus. Il soutient l'esprit dans son attention, appuie l'intellect dans son jugement et épaule le cérébral dans l'ajustement de ses pensées.

Meda huile le corps, produit la sueur et nourrit le tissu osseux (Asthi) ; il maintient la graisse sous-cutanée (vasa) et la fonction de la transpiration (sveda).

Asthi*, les os. Il désigne le tissu osseux. Il permet de construire la charpente du corps, de lui donner une constitution solide. Asthi maintient la structure « matérielle » (physique). Il est associé à l'élément Terre (++) et nous met en relation avec les cheveux, les ongles et les dents, car c'est par eux qu'Asthi peut éliminer ses déchets. Il façonne l'esprit en l'aidant dans sa construction didactique et son aptitude d'appréciation.

Asthi supporte le corps, maintient les dents (danta), les ongles (nakha) ainsi que le système pileux (kesha).

Majjâ*, la moelle. Il désigne le tissu nerveux. Il se trouve au cœur des os et prépare le tissu reproducteur (shukra). Il est associé à l'élément Eau (+) et nous met en relation avec la moelle des os et les larmes. Il déploie les dispositions du cœur, prodiguant affectivité et amour, affinant les sentiments.

Majjâ remplit les espaces osseux, et par le biais des nerfs, il transporte (et transmet) toutes les impulsions (motrices,

41 Smegma : grec, smêgma : savon. C'est une matière blanchâtre qui ressemble à du savon mouillé, et qui se trouve au niveau des organes génitaux : entre les petites lèvres et le clitoris (chez la femme), dans le sillon balano-préputial (entre le gland et le prépuce chez l'homme) ; elle est due à la desquamation des cellules épithéliales des organes génitaux.

sensorielles). Il lubrifie, remplit le tissu osseux (asthi) et nourrit le tissu reproducteur (shukra). Il maintient la fonction des sécrétions lacrymales (akshivit sneha).

Shukra*, la semence. Il désigne le tissu reproducteur. Il aide à la procréation, se développe sous forme potentielle (dans le fœtus) mais ne se manifestera qu'au moment de la puberté. Il est en latence. Il est associé à l'élément Eau (+) et nous donne la capacité d'être patient(e)... Il touche le mental en le rendant plus sensible, plus souple. Il octroie plus de réceptivité au monde et développe l'imaginaire.

Shukra contient les constituants des tissus. Il fortifie le corps, produit le plaisir et maintient la fonction des organes de reproduction.

Chaque tissu a son propre Agni (feu), qui correspond aux enzymes et aux sécrétions nécessaires à la création du tissu. Toutefois, les dhatu ne sont pas seulement le plasma, le tissu osseux, la lymphe, les nerfs... Ce sont aussi des énergies palpables, qui nourrissent le corps. Ils sont interdépendants et n'ont de sens que les uns par rapport aux autres. Ils s'animent mutuellement par l'énergie Feu sous sa forme d'Agni (feu métabolique et digestif).

Agni contrôle l'ensemble des changements du corps (incluant à la fois le corps : matière – et l'esprit : pensées). Nous pouvons parler d'évacuation et de recyclage, ceci allant de l'élément le plus compact au plus subtil. Cet ensemble de transformations comporte à la fois l'absorption des nourritures (aliments, air, pensées, émotions, sentiments, « environnement »...) et la digestion : il touche à la fois l'appareil gastro-intestinal avec ses différentes phases métaboliques, les cellules (qui ne cessent de se transformer), le cérébral (par l'assimilation de nos perceptions mentales et sensorielles) : on peut évoquer le système nerveux et ses résonances sur l'équilibre interne du corps (par le biais des expériences émotionnelles). Grâce à l'activité incessante de ces sept tissus vitaux, qui sont en transformation continuelle, les nutriments peuvent circuler naturellement et nourrir l'organisme.

Ojas

« Par la force qui est en lui, la chair est ferme et développée, il y a aisance dans tous les mouvements, clarté de la voix et du teint, les organes externes et internes remplissent leurs fonctions propres. » (SushrutaSamhitâ, XV, 24. Sûtrashthâna)

Ojas* est une notion méconnue dans les médecines de l'Occident. Répondant de la santé, de l'énergie et de l'harmonie des fluides vitaux, elle est vitalité ou force corporelle, mais aussi lumière et croissance spirituelle : huit gouttes d'Ojas sont dans le cœur. Ojas dépose la tendresse en chacun, apporte éclat et beauté au corps, luminosité et clarté à l'esprit, soutient l'intelligence et le discernement, et éclaire l'âme.

Ojas apparaît après tout le processus de transformation des dhatu ; elle est l'essence résiduelle, on peut parler également de quintessence. Substance pure, elle protège le corps et est reliée intimement à l'immunité, elle prévient le vieillissement du corps ainsi que la dégénérescence de l'esprit. Associée aux éléments Air (Vent ++) et Espace (+), elle circule dans toutes les sphères du corps, y compris le corps subtil et éthérique (aura). C'est Ojas qui donne à chacun sa propre individualité, elle touche le « Moi » profond de l'être, sa nature spirituelle, affine le tempérament, le modèle et le tempère.

Lorsqu'Ojas est blessé il s'affaiblit, réduisant les capacités naturelles immunitaires du corps. Il s'avère que la maladie peut provenir d'un Ojas fragilisé, la force de vie n'étant plus soutenue convenablement. La décroissance d'Ojas se manifeste par des troubles des organes des sens, une perturbation de l'esprit, un amoindrissement des facultés mentales, des craintes répétées ou un amaigrissement. Les principales causes de défaillance d'Ojas ont été répertoriées dans la Charaka Samhitâ : un excès d'exercice ou sexuel, le jeûne, des pertes de sang et de semence, les blessures, l'anxiété, la peur, le chagrin sont autant de facteurs pouvant abîmer Ojas.

Les 13 feux du corps

Agni règne en maître sur les facultés digestives et cérébrales. Il touche à la fois le corps et l'esprit pour mieux transfigurer l'âme. Il est le feu indispensable et le plus puissant parmi les feux animant notre organisme : les cinq éléments et les sept tissus vitaux possèdent chacun leur propre feu.

Agni garde les portes cachées de la corporéité. Il détient la clé de la force de vie qui anime tout être vivant. Il possède l'origine de la vie et est à la source du désir. Le désir fait de nous des êtres humains, dotés de sens, peuplés d'émotions et de vertiges, d'exigence et de vulnérabilité. L'appétence d'être nous brûle et nous aspire. Toute brûlure est passage et ouverture, elle est lumière si elle est envol. Et il n'y a pas d'autre brûlure que celle du cœur. Mais si le feu intérieur devient dévorant, il abîme le cœur et l'énergie spirituelle. Il embrase l'esprit et affaiblit l'âme.

Agni habite les ***cinq mahabhûta*** (éléments) et les ***sept dhatu*** (tissus vitaux). Lors du processus digestif, il va dissocier l'Espace, l'Air, le Feu, l'Eau et la Terre existant dans les aliments, activant le feu comporté dans chaque élément. Il y a un feu de l'Espace, un feu de l'Air, un feu du Feu, un feu de l'Eau et un feu de la Terre. Cette alchimie nourricière prend toute sa puissance dans le foie (d'énergie Feu) avant de réaliser la transformation du bol alimentaire. Ce dernier, après cette transmutation, va être à la fois porteur des cinq éléments provenant des nutriments modifiés, et des éléments composant le corps humain. Agni est une force dynamique fondamentale qui permet à tout ce qui constitue notre corporéité d'agir, de vivre et d'œuvrer en une synergie parfaite.

En ce qui concerne les sept dhatu, Agni favorise leur révolution interne. Chacun d'eux répond d'un cycle de pénétration et de passage d'un tissu à l'autre, contrôlé et activé par un feu spécifique. Cet engendrement ne doit pas cesser sinon le déroulement naturel et spontané du cycle se trouve entravé, voire arrêté et peut entraîner de graves dysfonctionnements pour le corps.

Le cycle de transformation des tissus vitaux

Les dhatu ne sont ni figés ni fixes. Ils ne cessent d'évoluer, de « muer » et d'animer le corps. En mouvement ininterrompu, ils effectuent leur cycle selon un rythme précis. S'ils se trouvent en excès ou en déficience, cela fait naître bon nombre de malaises et de troubles sur les plans physique, physiologique, psychique, mental, spirituel. Une grande joie soudaine comme un chagrin ancien qui se réveille sont autant préjudiciables qu'un repas bien arrosé ou un coup de froid. L'être humain est une superbe machine, complexe et extrêmement évoluée mais qui peut s'enrayer au moindre grain de sable rencontré. Les Indiens ont coutume de parler de leur corps en le nommant *précieux véhicule* (cette expression passera plus tard dans la terminologie bouddhique). En effet, sans corps, l'âme ne pourrait s'incarner sous une forme humaine. Le corps est appréhendé comme un réceptacle accueillant l'âme, et celle-ci va en épouser le modelé. Et à cause de cela, nous nous devons de le respecter comme il se doit.

Rasa (les fluides)

Lorsque Rasa est augmenté : nous ressentons du dégoût pour le sucre et les aliments doux et sucrés, un rejet de la nourriture et des boissons avec une salive abondante ; des nausées avec une « mauvaise » bouche. Cette aggravation engendre une obstruction des voies d'élimination naturelle s'accompagnant de douleurs et de névralgies.

Lorsque Rasa est diminué : nous ne supportons pas le bruit. Nous éprouvons des tremblements, une sécheresse de la peau apparaît. Cet affaiblissement fait naître des engourdissements, une insensibilité aux douleurs, une sensation de vide, l'être se fatigue vite.

Rakta (le sang)

Lorsque Rakta est augmenté : de la rougeur apparaît au niveau des yeux et de la peau. Cette aggravation fait apparaître des maladies de peau, de la jaunisse et une digestion difficile.

Lorsque Rakta est diminué : la peau devient sèche. Cet affaiblissement génère des envies de boissons et d'aliments frais et aigres. Toutefois, la digestion reste normale.

Mâmsa (la chair)

Lorsque Mâmsa est augmenté : les amygdales deviennent enflammées, nous ressentons de la lourdeur, une gêne dans la gorge et les membres. Cette aggravation engendre une sensation de plénitude du ventre ainsi que des maladies de la gorge.

Lorsque Mâmsa est diminué : nous percevons comme une sensation de légèreté des membres inférieurs. La peau est sèche sur les jambes et les pieds. Cet affaiblissement produit des douleurs articulaires, des articulations fragiles. L'être devient inactif, son esprit entre dans une apathie nerveuse.

Meda (la graisse)

Lorsque Meda est augmenté : nous avons tendance à l'obésité, à la polyurie (urine fréquente). Nous ressentons des troubles semblables à ceux de Rasa et rakta.

Lorsque Meda est diminué : nous avons le désir de manger des aliments gras et de la viande. Le corps est sec et rude, maigre et fatigué. Cet affaiblissement fait naître une hypertrophie de la rate, une insensibilité et un engourdissement de la région lombaire.

Asthi (les os)

Lorsque Asthi est augmenté : une anomalie apparaît dans la croissance des dents et/ou des os.

Lorsque Asthi est diminué : nous ressentons des douleurs profondes dans les os. Les dents et les ongles sont fragiles, les cheveux sont secs et blanchissent tôt. Cet affaiblissement produit des articulations frêles et lâches ainsi qu'un désir de manger de la viande.

Majjâ (la moelle)

Lorsque Majjâ est augmenté : nous éprouvons une sensation de lourdeur du corps et des articulations. Cette aggravation entraîne des articulations noueuses et fines.

Lorsque Majjâ est diminué : les os deviennent poreux (ostéoporose). Cet affaiblissement donne une sensation de confusion mentale avec des « mouches » noires devant les yeux.

Shukra (la semence)

Lorsque Shukra est augmenté : nous avons tendance aux calculs urinaires. Cette aggravation fait naître un excès de l'instinct sexuel.

Lorsque Shukra est diminué : nous avons la bouche sèche, des « mouches » noires devant les yeux. Cet affaiblissement procure des douleurs au niveau des organes sexuels, de l'hématurie (sang dans les urines : urètre), une urine trouble.

Shukra nous met en relation avec Ojas.

Pénétration des trois dosha dans les dhatu

La pénétration excessive, subite ou brutale des Dosha dans les tissus vitaux engendre un déséquilibre fonctionnel, mental et dans leur croissance naturelle. Elle peut provenir d'une variation brusque de température ou d'un changement climatique soudain comme d'une modification alimentaire. Ne doivent pas être négligés les facteurs relationnels, les aspects émotionnels, les transformations environnementales et les évolutions de l'être. Nous ne devons pas omettre également les produits médicamenteux, les vaccins, les traitements lourds (chimiothérapie, radiothérapie, rayons X, laser, scanner, etc.). Cet ensemble de causes certes en apparence différents sont autant de raisons aggravant les Dosha qui, par réaction spontanée et de défense, vont se retourner vers les éléments composant les Dhatu.

Lorsque ***Vâta*** *(Espace et Air) pénètre en excès dans :*
- Rasa : l'élément Eau est touché, il est déstabilisé et tend à diminuer. Les mains et les pieds deviennent froids. Le corps se déshydrate, la peau devient sèche. Nous avons une sensation d'yeux enfoncés, d'engourdissement et de picotements au niveau de l'épiderme. Le corps prend un aspect de malnutrition. Nous éprouvons un sentiment de peur, nous ressentons de l'insécurité, de l'anxiété et un manque de confiance en nous.

- Rakta : les éléments Eau et Feu sont touchés. L'Eau devient bouillonnante, le Feu tend à accélérer sa course. Vâta en excès risque de déclarer une anémie, il procure des étourdissements et des pulsations anormales. Nous ressentons des contractions des vaisseaux sanguins et pouvons faire un eczéma sec. La peau s'irrite, on note l'apparition de petits boutons ou de plaques rouges sur certaines parties du corps.

- Mâmsa : les éléments Terre et Eau sont touchés, notamment la Terre qui se crevasse, ouvre des brèches intérieures. Vâta produit une atrophie musculaire s'accompagnant d'une augmentation du tonus. Cela peut engendrer une paralysie spasmodique, une perte de mouvement et des tremblements.

- Meda : les éléments Terre et Eau sont touchés provoquant un déséquilibre interne. La peau se sèche, nous ressentons des douleurs au bas du dos et des craquements dans les articulations. Le corps se sclérose, tend à se rigidifier.

- Asthi : l'élément Terre est touché, l'eau s'est retirée, asséchée par l'excès d'Air de Vâta. On remarque une perte accentuée de cheveux, des ongles cassants et déformés. Nous ressentons des douleurs dans les os. Cela peut engendrer une arthrite dégénérative. Les gencives perdent leur structure solide, elles deviennent molles, des caries se produisent. Et des douleurs dues à des émotions non réglées reviennent, souvent intenses et brûlantes.

- Majjâ : l'élément Eau est touché. Nous perdons le sens de l'équilibre, perturbés par une diminution des liquides internes. Étourdissements, évanouissements, manque de coordination des mouvements, paralysie apparaissent. L'esprit entre dans la confusion, la mémoire s'amoindrit.

- Shukra : l'élément Eau est touché, Vâta diminue le désir sexuel, emporte l'être vers des sentiments platoniques ou idéalisés. Il entraîne un affaiblissement sexuel, une faible fertilité ou une éjaculation précoce.

*Lorsque **Pitta** (Eau et Feu) pénètre en excès dans :*

- Rasa : l'élément Eau est touché, il s'évapore, devient vapeurs. Fièvre et bouffées de chaleur se déclarent. De l'acné ou des boutons apparaissent, notamment autour des zones humides du corps. Les yeux deviennent extrêmement sensibles à la chaleur vive et à l'intensité de la luminosité. L'esprit se fait très critique et s'emporte facilement.

- Rakta : les éléments Eau et Feu se heurtent à Pitta, lui-même composé d'Eau et de Feu, ils s'entrechoquent créant des flambées internes, l'être s'embrase. Nous entrons dans des états inflammatoires, des éruptions et des fièvres violentes. Les contusions sont fréquentes ainsi que les saignements de nez ou les hématomes sous la peau. Le psoriasis, les dermatites sont coutumières. Nous voyons l'apparition de nombreux grains de beauté (le corps tente une évacuation « naturelle » des déchets dus à une intoxication, souvent d'origine vaccinale).

- Mâmsa : les éléments Terre et Eau sont touchés, la Terre s'enflamme, causant un assèchement interne et une sensation de brûlure intense et profonde. Nous avons des angines répétées ou des abcès musculaires. L'esprit a du mal à contenir les idées et pensées qui se bousculent, il réagira en produisant des maux de tête éprouvants.

- Meda : les éléments Terre et Eau sont touchés tous les deux de la même manière. Ils se réduisent comme peau de chagrin. Cela peut déclencher une transpiration abondante, de la cellulite, une infiltration des tissus adipeux causant une impression de lourdeur, de pesanteur (nous « sentons » le poids de nos organes), une prise de poids qui n'a rien à voir avec l'alimentation. Les mains et les pieds sont brûlants. Chez l'homme, une sensation de brûlure apparaît au bout du pénis.
- Asthi : l'élément Terre est touché, il devient braises et cendres. Pitta couve à petit feu, provoquant de l'arthrite inflammatoire et des abcès osseux. La pensée devient rebelle, elle se révolte et l'esprit se fait caustique, orgueilleux et extrémiste.
- Majjâ : l'élément Eau est touché, il se trouble et s'agite. Pitta engendre de la paralysie, des scléroses multiples, voire une anémie plastique ou médullaire[42]. Les facultés mentales sont confuses, le raisonnement comme les capacités d'analyse et de logique sont perturbés.
- Shukra : pas d'incidence.

*Lorsque **Kapha** (Eau et Terre) pénètre en excès dans :*

- Rasa : l'élément Eau est touché, il augmente, devient envahissant. Cela va donner de la rétention d'eau, des œdèmes, une sensation de gonflement corporel, plus sensible au

42. Anémie plastique ou medullaire : absence de réaction de l'appareil hématopoïétique, celui-ci désignant les organes où se forment les globules sanguins c'est à dire la moelle osseuse et le tissu lymphoïde.

niveau du ventre. Indigestion et perte d'appétit alternent, le corps entre en léthargie. Rhumes et congestion des bronches apparaissent de façon chronique.

- Rakta : les éléments Eau et Feu sont touchés, ils se combattent. Ce conflit développe de l'eczéma suintant, un cholestérol élevé, une dilatation du foie et de la rate/pancréas par excès de graisse. L'esprit est dans la colère, son jugement est dénaturé, le mental a pris le dessus ne permettant plus l'écoute intérieure.

- Mâmsa : les éléments Terre et Eau sont touchés, ils peuvent fusionner ou s'opposer avec Kapha. Kapha empiète sur l'espace tissulaire, créant une hypertrophie musculaire et une diminution du tonus. Les muscles sont flasques. Des kystes peuvent apparaître sur les tendons des muscles.

- Meda : les éléments Terre et Eau sont touchés, Kapha est dominant. Cela entraîne une soif excessive, un taux de cholestérol élevé, de l'obésité ou une surcharge pondérale due à un terrain anxieux. Chez la femme, il peut y avoir des pertes blanches vaginales épaisses. L'esprit est tourné vers lui-même, il ne veut plus rien entendre de l'extéricur. Le mental se sent saturé, il a beaucoup de mal à écouter, apprendre, étudier ou raisonner.

- Asthi : l'élément Terre est touché, il est surdimensionné. Cette augmentation excessive produit des tumeurs osseuses.

- Majjâ : l'élément Eau est touché, il embrouille les perceptions et se dérègle. Kapha crée la confusion, le mental invente des rumeurs ou y croit dur comme fer. L'esprit perd sa logique et son discernement, il véhicule des idées fausses ou faussées, et s'y complaît.

- Shukra : l'élément Eau est touché, il se noie et nie ce qu'il rencontre. Chez l'homme, cela produit une dilatation de la prostate et des tumeurs au niveau des testicules. Chez la femme, des kystes ou tumeurs au niveau des ovaires ou de l'utérus. Il peut apparaître des perturbations dans l'expression de la sexualité : l'être est un éternel insatisfait, ne parvient pas à ressentir du plaisir ou refuse tout acte intime.

3. Le corps de nourriture

Le corps s'encombre naturellement, il possède un rythme biologique qui lui est propre et souvent éloigné de la cadence de vie que nous lui faisons mener. Notre corps est sensible, vulnérable et fragile. Il est volontiers déstabilisé par le moindre trouble passager. Il ne fait pas de différence entre un mal réel (accident, traumatisme, choc émotionnel, etc.), une pensée de mal (mal faire, mal à l'âme, émoi de colère, etc.), un rêve qui tourne au cauchemar, un songe éveillé ou une perception inaccoutumée. Il réagira de la même manière parce que nous l'avons éduqué ainsi : tout naît de la première émotion qui a heurté notre sensibilité et notre affectivité. Nous avons à cet instant déclenché le signe maximum d'alerte entraînant au sein de notre organisme la mise en place radicale d'une armée de défense (la mobilisation extrême de nos défenses naturelles). Une fois le trouble amorti, passé et consolé, le corps a gravé dans sa mémoire cellulaire ce signe avertisseur relayé par nos viscères (qui s'affolent aisément et envoient des messages de peur, d'angoisse, d'alarme parfois excessive). Nous devons nous souvenir que notre corps porte encore en lui les mémoires primitives d'instinct de survie, de préservation et de conservation, le plus petit incident pouvant les réveiller sans que nous nous en rendions toujours compte. Cela peut aller jusqu'à enclencher un processus de maladie, parfois souterraine, imperceptible, inaudible. En nous, au cœur de notre organisme, se perpétue depuis la nuit des temps un drôle de jeu : la vie, toute forme de vie, doit être sauvegardée avant tout, afin que l'espèce perdure.

Le corps ne cesse de se brouiller, de s'encrasser comme de produire des déchets, qu'ils soient alimentaires, médicamenteux, dépôts mentaux ou résidus psychiques. Pour faire face à cette invasion en partie de source naturelle, le corps possède des moyens particuliers pour engranger ce qui est nécessaire à son maintien et ce qui va l'aider dans ses efforts de discrimination et d'élimination. L'Âyurveda indique treize canaux principaux permettant au corps de recevoir les éléments nutritifs qui lui sont nécessaires. Un flux constant composé de nutriments, de tissus, de déchets et d'énergies le pénètre, le parcourt, le nourrit et en ressort. Ce sont à la fois des canaux physiques (les vaisseaux capillaires par exemple) et des voies subtiles (telles les influx nerveux et les nâdî). Ces artères de circulations présentent une intégrité fonctionnelle vitale pour l'organisme, car elles permettent à l'air, aux liquides, aux aliments, au métabolisme (et ses différents stades de transformation au sein des tissus vitaux) d'entretenir la force de vie ainsi que ses composants mentaux, spirituels, cérébraux et psychiques.

Les ***trois canaux d'absorption des nutriments*** sont le canal du prâna représenté par le système respiratoire ; celui de l'eau représenté par le palais, le pancréas et les reins ; et le canal alimentaire allant de l'œsophage au gros intestin. Viennent ensuite les ***sept canaux de nutrition des tissus*** correspondant aux sept Dhatu (tissus vitaux) et les ***trois canaux d'élimination*** (voir ci-après le paragraphe correspondant aux Mala).

Chaque organe se trouve associé à un canal précis ainsi qu'aux tissus vitaux, formant un tout indissociable et en parfaite cohésion. Ainsi le cœur est relié à la lymphe, au sang, au Prâna et au canal du mental (siège de la conscience) ; l'intestin grêle aux aliments ; les reins à l'eau (liquides), aux graisses et à l'urine ; la vessie à l'urine ; les seins à la lymphe et les parties génitales au système reproducteur. Le foie et la vésicule biliaire sont reliés au sang ; les poumons au Prâna ; le gros intestin au Prâna et aux selles ; la rate au sang et le pancréas à l'eau (humidité et fluides) ; l'estomac aux aliments et le cerveau aux nerfs.

Chaque fonction biologique (physiologique, métabolique) est également énergétique et interagit sur les trois essences du vivant : le corps, l'esprit et l'âme. L'Âyurveda ne cesse de mettre l'accent sur cette interrelation consubstantielle. Agir sur et avec la matière (le corps charnel) est agir sur et avec l'énergie (le corps spirituel), et vice versa.

Les Mala, déchets du corps

Il y a trois sortes de déchets (Mala*) principaux expulsés par le corps : ce sont **Mûtra,** l'urine, **Purîsha*,** les selles et **Prasveda*,** la transpiration. Mais il en existe bien d'autres, par exemple ceux à la fois produits et expulsés par le nez, les oreilles, la bouche, les yeux, la peau. Sont également considérés comme déchets porteurs de toxémie les paroles préjudiciables, les pensées destructrices, les émotions pernicieuses ou encore les rêves morbides.

L'urine aide à maintenir un juste équilibre de l'eau (fluides, liquides, moiteur) au sein de l'organisme ; la transpiration permet de garder l'humidité de la peau ainsi que sa souplesse ; les selles assistent les intestins, notamment le côlon et le corps, dans leur effort d'élimination. Tous trois permettent de disperser Âma, en chassant rapidement les dépôts que notre organisme tend à conserver, celui-ci travaillant naturellement à l'économie. Lorsqu'un de ces trois Mala n'est pas évacué correctement, la toxémie se met en place et va enrayer le fonctionnement harmonieux du corps. En fonction de la qualité et de la production des déchets, cela signale un déséquilibre qui peut se situer au niveau des Dosha ou des troubles digestifs provenant par exemple d'un Agni défectueux.

L'Âyurveda décrit l'état idéal des Mala tout en tenant compte des aggravations potentielles dues à l'augmentation des Dosha.

Mûtra, l'urine parfaite est transparente, de couleur jaune clair. Elle doit être émise de quatre à six fois par jour. Sa consistance est non grasse et son odeur légère. Il est bien évident que l'urine est très rarement ainsi. En cas de *Vâta en excès*, nous aurons une urine de couleur jaune pâle ou sans teinte, pratiquement sans odeur : cela pouvant indiquer un état émotionnel perturbé ou des troubles d'origine nerveuse. Elle est peu abondante mais fréquente, on note la présence de « mousse » en surface (bulles). L'émission peut être sensible avec une sensation de frais (urine froide). En cas de *Pitta en excès*, nous aurons une urine de couleur orange, jaune vif, brunâtre, parfois sombre ou bleutée, avec une odeur forte : cela pouvant indiquer une fragilité au niveau du foie provenant de colère rentrée ou d'émotion contenue, un traumatisme du bas-ventre ou une déficience rénale. L'émission peut être accompagnée de sensation de brûlure et de chaleur (urine chaude). En cas de *Kapha en excès*, nous aurons une urine pâle, trouble, laiteuse ou épaisse, sans odeur : cela pouvant indiquer une adynamie fonctionnelle, un affaiblissement nerveux (neurasthénie). Elle est abondante et peu fréquente, on note la présence de dépôt. L'émission est accompagnée d'une sensation de froid.

Purîsha, les selles sont capitales, car elles sont en quantité importante dans l'organisme. Elles doivent être saines, bien formées, molles, non poisseuses, capables de flotter, sans traces d'aliments non digérés ni de mucus et sans odeur déplaisante. Des selles qui s'enfoncent ou à forte odeur sont le signe de la présence d'Âma.

Des selles trop foncées, de couleur grise ou sombre, indiquent un déséquilibre de *Vâta*. Si elles sont trop jaunes, voire noires, nous avons un déséquilibre de *Pitta*. Elles sont aqueuses, souvent en diarrhée, fréquentes (deux fois minimum par jour), à odeur forte. Elles peuvent contenir du sang. Si elles comportent des mucus, sont de couleur claire et sentent peu, cela indique un trouble au niveau de *Kapha*. Si elles contiennent des aliments non digérés, cela signe une faiblesse au niveau d'Agni, le feu digestif.

Vâta a des selles irrégulières, tantôt dures et sèches, morcelées, tantôt liquides (comme de l'eau jaillissant d'une borne fontaine) et peut connaître des phases de constipation. *Pitta* a des selles régulières et molles. *Kapha* présente une élimination lente, abondante et lourde.

Quant à **Prasveda**, la transpiration, qui permet de chasser le feu interne trop dense, chaque Dosha présente une sueur différente. Ainsi *Vâta* transpire de façon minimale, voire inexistante. Vâta a un grand besoin de chaleur, car la chaleur vitale est souvent faible. Chez *Pitta*, la sueur est abondante, surtout par temps chaud ou par trouble émotif ; elle dégage une odeur aigre ou de chair (viande crue). Il adore la fraîcheur et se sent bien plutôt au printemps. Chez

Kapha, la sueur est modérée mais toujours présente même sans effort ou exercice. Kapha n'aime pas le froid, se sent oppressé et peut avoir des constrictions au niveau de la sphère cardiaque.

Les ***trois canaux d'élimination*** correspondant aux trois Mala sont : le canal urinaire qui passe par les reins et la vessie ; le canal des selles qui œuvre par le côlon (siège de Vâta) et le rectum, et enfin celui de la sueur par la graisse et les follicules des cheveux.

IV

LA FLEUR DE LA VIE
OU L'ÉNERGIE DES TROIS CORPS

« S'il n'y avait pas de naissance, de vieillesse, ni de mort,
s'il n'y avait pas de crainte de séparation de l'être aimé,
et si toutes choses n'étaient pas éphémères -
qui n'aimerait vivre sur terre ? »
Subhashitarnava (35)

« J'ai été une herbe, un arbuste, un ver, un arbre,
toutes sortes d'animaux, d'oiseaux, de serpents,
pierre, homme et démon. »
Manikka Vacakar (Tiruvacakam, 1, 26-48)

Toute vie est incarnation, elle prend corps. La vie est donnée, nous devons la respecter, en prendre soin, être attentionnés, lui prêter attention. Elle est sacrée car elle est une émanation du Divin. Notre corporéité est une expérience intime pour approcher le Divin. Sans ce corps-matière, nous serions brûlés. Dans la pensée indienne, l'âme préside à la fécondation. C'est par elle que le corps prend forme et l'esprit se manifeste, la vie apparaissant alors dans toute sa magnificence. Le corps incarne la vie et l'énergie cosmique intégrée. Pour ce faire, il possède trois étoffes (trois corps ou fourreaux), s'emboîtant de façon subtile les uns dans les autres. Nous ne devons pas les penser comme trois corps distincts, existant et se manifestant ensemble. On peut parler de trois organismes dissociés en apparence mais unifiés et non séparés car il s'agit en fait bien du même corps.

1. Les trois corps

Par sa naissance, l'être humain est un être différencié et animé, il est Jîva*, « né vivant », âme et vie. À l'image de l'Arbre de la Connaissance, il est un arbre renversé, racines vers le ciel la cime en terre. Notre naissance est une chute sur terre, en terre. Nous tombons du ciel comme les eaux du Gange dans le monde.

Le Gange est la rivière sacrée des Hindous : descendue du ciel, la rivière est considérée comme la Mère de l'Inde. Shiva aurait recueilli les eaux du fleuve dans son épaisse chevelure afin d'amortir le choc de ses flots chutant de la voûte céleste, évitant ainsi que la terre ne soit submergée par l'impétuosité de l'eau. Chevelure divine et sacrée, le Gange ne saurait être un fleuve ordinaire. Tout en s'écoulant sur terre, il continue de couler dans le ciel ainsi que dans l'espace intermédiaire (entre le Céleste et le terrestre), c'est ainsi qu'il est le fleuve des trois mondes. Semblable au Gange, l'être humain est tressé par trois corps : le corps de sommeil, le corps signe, le corps ordinaire, les trois corps déclinant l'unité profonde de l'être humain. Ils sont trois états de la Conscience, la conscience pure (ou supérieure), la conscience rayonnante et la conscience ignorante (ou inférieure) : « aussitôt que l'on naît dans le corps physique, on plonge dans l'ignorance ou « avidyâ » : devenant la proie de la prise de conscience égocentrique, l'identité apparente de la faculté de vision subjective du purusha - et instrumentale. » (Prithwindra Mukherjee, *Le Sâmkhya, sources, méditations, applications,* page 71)

Enveloppe de l'âme, notre corps est corps d'Énergie. Tissé de perceptions, de sens, de sentiments, d'émotions, de pensées qui œuvrent de concert, il est une partition de musique écrite sur trois cordes (Guna). L'être humain n'est pas seulement un corps ordinaire. Il n'est pas simplement une belle mécanique corporelle composé de tissus, de cellules, d'organes, de nerfs, de vaisseaux, il n'est pas qu'un corps biologique ou un cerveau. Il est cœur spirituel, Esprit et Âme, Conscience, poussière de l'Énergie primordiale, manifestation du Divin.

L'instant de la gestation

« Le feu devint parole et entra dans la bouche ; le vent devint souffle et entra dans les narines ; le soleil devint vision et entra dans les yeux ; les régions cardinales devinrent ouïe et entrèrent dans les oreilles ; les plantes et les arbres devinrent poils et entrèrent dans la peau ; la lune devint pensée et entra dans le cœur ; la mort devint souffle inhalé et entra dans le nombril ; les eaux devinrent sperme et entrèrent dans le pénis. » (Aitareya Upanishad, 2.4)

Nous sommes le fruit d'une alchimie divine et humaine. Le regard de l'Inde sur l'instant de la fécondation est ardeur de l'amour et enfantement spirituel, l'enfant est le fruit suprême de la germination divine. Concevoir un enfant est un acte sacré.

L'Eau, le sperme (ici identifié à Soma*), constitue pour une grande part l'embryon, il est le « Mangé ». Le Feu, assimilé au sang menstruel, est la source de chaleur pour l'embryon, il est le « Mangeur » de Soma : enfanter est cueillir le

Feu. Dans les Upanishad, la procréation provient de la rencontre de la matière, de l'âme individuelle et du Purusha (principe premier de la Nature) : « Il (le Purusha) connut : En vérité, je suis la création, car c'est moi qui ai tout produit. Ainsi il fut la création. Il a part à la création, celui qui sait ainsi. Puis il frotta ainsi ; et de sa bouche comme matrice, avec ses mains, il produisit le feu. C'est pourquoi bouches et mains sont sans poils à l'intérieur ; car la matrice est, à l'intérieur, sans poils. Tout ce qu'il y a d'humide, il le produisit de son sperme : c'est le soma. En vérité, tout sans exception, ici-bas, est manger ou mangeur. Soma est manger, Agni est mangeur. » (Brihad-Âranyaka Upanishad, I. 4, 5-6)

Faire un enfant, donner la vie est un acte amoureux conscient et spirituel. L'embryon se forme sur le désir de l'âme qui s'installe. Notre corps réel s'édifie grâce à la force du Souffle (Âtman). L'âme va réunir tous les éléments physiques, vitaux, et psychiques nécessaires à la constitution d'un être vivant, celui-ci formant un ensemble de pouvoirs divins et d'énergies : « Quand ainsi développé, l'embryon est arrivé à la taille d'une masse de chair, le vent (le) pénètre uni à l'Âme suprême, puis il émet et sustente les membres, en se développant, lui qui résidant dans le corps, se divise en 5 parties en s'accroissant encore... » (Jean Filiozat, *La force organique et la force cosmique dans la philosophie médicale de l'Inde*)

La fécondation est un bouillonnement où s'agitent énergies, souffles, eaux et flammes. Le corps physique prend terre grâce à l'union de l'Eau et du Feu. Le corps subtil se transforme sous l'énergie des Guna et par l'alliance de l'Air et de l'Espace. Les trois Guna lient l'âme (Âtman) au corps. L'Air, né de Purusha, est l'étoffe sacrée : c'est sous son impulsion que l'âme individuelle va s'unir à l'âme suprême.

L'énergie procréatrice est Rasa, le suc, l'essence cachée logée dans le cœur et les reins, elle est considérée comme énergie sacrée : « Des êtres la terre est le suc, de la terre les eaux, des eaux les plantes, des plantes les fleurs, des fleurs les fruits, des fruits l'homme, de l'homme le sperme. » (Brihad-Âranyaka Upanishad, 6,4)

En Inde, traditionnellement, la femme accouche debout, l'enfant arrive à l'existence tête en bas, la fontanelle (7e çakra, Sahasrâra çakra ou centre coronal) vers le sol. Il est reçu dans les mains du père et est retourné, puis assis sur la main et présenté au monde, aux quatre points cardinaux (et à ses déités). Le siège de Brahmâ (1er çakra, Mûlâdhâra çakra ou cœur-racine) est ainsi assuré, les quatre « Moi » potentiels de l'être (représentés par les quatre visages de l'Absolu) peuvent prendre possession de la matière. Vivre devient un besoin corporel engendrant la nécessité de se nourrir. L'être-corps se développe, bâtissant sa force autour de l'ego et de l'appétit d'être.

Le corps n'est nullement une entrave pour l'épanouissement de l'âme, ni une muraille dressée sur le chemin de l'esprit. Les penseurs de l'Inde le regardent comme l'instrument privilégié pour la réalisation spirituelle. Il est un champ organique où veille la conscience. L'âme cultive le corps comme un paysan prend soin de sa terre.

L'être découvre les possibles de son corps, il l'observe, l'entretient, lui prodigue attention et soins. Nous sommes loin cependant du narcissisme, le corps est compris comme le lieu de témoignage divin, à la fois sanctuaire et champ de bataille où se joue la reconquête par l'homme de sa nature authentique : la rencontre de la force organique (corps) et de la force cosmique (univers), l'être est une structure énergétique organisée établissant des modes de relations humaines avec son environnement, il est réalité constitutive du Vivant et voie vers la connaissance du Soi (Absolu et individuel).

Le corps de sommeil

Le corps de sommeil ou corps causal, est le corps profond, le « fond » du corps constitué par l'Énergie première (Prakritî). Il est composé des trois substances (Guna) de l'énergie consciente. Corps durable mais périssable, il se décomposera lors de la libération (moksha). Il est le corps existentiel.

Corps réceptacle de l'énergie cosmique, il contient Brahman : c'est en lui que demeure le Soi, énergie et conscience pures, substrat causal de l'être. Il est au-delà des qualifications et des délimitations. Nous le touchons lorsque nous sommes dans la phase de sommeil profond, sans que nous le sachions, car en ce lieu il n'y a plus de distance ni de distinction entre nous et notre corps, entre notre « Soi » individuel et le Soi suprême, toute sensation de différence étant abolie à cet instant.

Le corps signe

Le corps signe ou corps subtil est le corps de la perception et de la sensation. Il signe notre individualité. Porteur de nos mémoires anciennes (antérieures), il est un corps d'impressions, de modification. Corps d'action et d'émotion, il accueille l'étoffe de l'esprit, sa forme pensante. C'est en lui que demeurent les traces non conscientes captées lors de notre conception ainsi que celles imprégnées dans notre mémoire cellulaire provenant de diverses sources : familiale, génétique, karmique, etc. Il ne cesse de construire, d'édifier, de réajuster, d'aménager les données actives reçues par l'organisme et modifiées par l'esprit.

Corps ardent et sensible, il est le corps émotionnel divisé par les cinq sens et les saisissements sensoriels, retrouvant son unité dans l'esprit (manas). L'affectivité est intimement liée aux volitions des sens et plus particulièrement à l'élément Feu : voir, entendre, goûter, toucher, sentir sont les émanations du Feu de désir qui, concentré dans le corps signe, peut devenir énergie de guérison.

Le corps ordinaire

Le corps ordinaire ou corps grossier est composé des cinq éléments : Espace, Air, Feu, Eau, Terre (Tattva) reliant le corps ordinaire au corps signe, la matière à l'esprit. Les cinq souffles vitaux assurent la transmission des énergies, procédant aux échanges chimiques nécessaires à l'entretien du corps. Porteur des organes, tissus, viscères, etc., il est le corps biologique (anatomique, physiologique). Fourreau et enveloppe de chair, il nous donne notre forme corporelle et façonne une grande partie de notre constitution doshique.

2. Çakra, cœurs énergétiques

Cœurs énergétiques, lieux de transformation continus, les çakra* sont des centres psychiques actifs où l'Énergie se déplace sans cesser de se transmuer.

Dans l'Inde ancienne, le çakra est un disque d'or, de cuivre ou de fer symbolisant la puissance d'un roi çakravartin : « celui qui fait tourner la roue du devenir des hommes ». Il désigne un souverain qui a réalisé de grandes conquêtes et fait une ou plusieurs fois le sacrifice du cheval[43]. C'est également l'un des symboles de Vishnu : une arme divine ayant

43. Ashvamedha. Il avait lieu lors de l'ouverture du premier sillon, au moment du nouvel an et se situait vers le solstice d'hiver.

pouvoir de détruire les ennemis comme l'éclair. Représentée sous la forme d'une roue à huit rayons, elle signifie la puissance sans limite de l'esprit, ce qui tranche l'ignorance, les passions et les démons, tout comme l'ego.

Dans l'énergétique âyurvédique et les yogas, le mot çakra désigne des espaces par où circule l'énergie subtile interne et externe du corps astral des êtres vivants. Ce ne sont pas des organes matériels, mais des nuances énergétiques délicates. Les çakra sont des portes, des ouvertures, qui nous traversent de part en part. Chacun d'entre eux répond d'une symbolique spécifique et correspond à un niveau de conscience, à un palier de désirs, à une élévation d'âme. Aucun n'est meilleur que l'autre, aucun n'est supérieur à l'autre. Ils forment un Tout cohérent, inaltérable, indivisible et n'ont raison d'être qu'ensemble. Nul n'est besoin de vouloir en activer l'un plus que l'autre, ils sont tous nécessaires. Tout au cours de notre vie, nous ne cessons d'évoluer de l'un à l'autre. Ils sont étendue de compréhension, lieu de motivation, véhicule de notre conscience. Grâce aux çakra, l'Énergie (cosmique et humaine) ne cesse d'aller et venir, de se mouvoir en tous sens, de nous animer en un flux incessant. Elle vient nourrir notre organisme de la force vitale émise par la Nature, que nous recevons par ces réceptacles bien particuliers, non visibles à l'œil profane.

Les çakra principaux sont au nombre de huit, mais il en existe une multitude d'autres, 88000 selon les textes anciens. Foyers de mutation et de conversion, ils sont actifs de façon permanente, même si nous ne nous en rendons pas compte. Chacun d'entre eux est porteur d'un objectif spécifique et présente des caractéristiques corporelles et spirituelles, ce qui permet de définir de manière juste la complexion de la personne mais aussi de choisir de manière appropriée le traitement et les plantes adaptées. À chaque çakra ont été rattachés de nombreux symboles : élément, couleur, sens, organes corporels, forme, animal, divinités… formant un ensemble révélateur d'harmonie et d'équilibre. Les 1er et 2e çakra correspondent à Kapha, aux éléments Terre et Eau (et plus particulièrement le 1er çakra à Kapha rétracté, le 2e à Kapha dilaté) ; les 2e et 3e çakra à Pitta, aux éléments Eau et Feu ; les 4e et 5e çakra à Vâta, aux éléments Air et Espace.

Les çakra expriment le Vivant et son cheminement inexorable vers la réintégration de sa nature divine.

Le 1er çakra, par sa forme carrée, manifeste l'énergie de la Terre : c'est en lui que nous prenons corps et que nous avons le sens de l'ego. Notre enveloppe charnelle est l'incarnation du Désir.

Le 2e çakra, par sa forme en demi-lune couchée, manifeste l'énergie de l'Eau qui est le berceau de notre incarnation et qui nous fait chuter dans la chair.

Le 3e çakra, par sa forme triangulaire, manifeste l'énergie du Feu : c'est lui qui accueille l'esprit et ses expressions apparentes que sont le mental, le cérébral, l'intellect, la discrimination, le raisonnement.

Entre le 3e et le 4e çakra se trouve la grotte du diaphragme, où se loge le psychisme. Barrière naturelle, elle a pour fonction de protéger, de défendre, de retenir, de garder l'entrée dans la Caverne du Cœur (où siège le Divin en l'Homme).

Le 4e çakra, par sa forme d'étoile à 6 branches, manifeste l'énergie de l'Air : il porte en lui l'essence du Vivant (humain et divin) et est le lieu où corps, âme et esprit s'entrecroisent et s'unissent.

Le 5e çakra, par sa forme circulaire, manifeste l'énergie de l'Espace : il est l'Informé (ce qui demande à prendre forme) et l'au-delà de l'être. Il préfigure la forme en devenir de l'être Réalisé.

Mûlâdhâra çakra

Mûlâdhâra* çakra est le 1er çakra, celui qui nous enracine à la Terre. Son nom signifie « base » (il correspond à la base de l'épine dorsale). Situé au niveau du plexus pelvien, il se trouve entre la racine des organes génitaux et l'anus, et est en relation avec les trois premières vertèbres. Lorsqu'il est en non-éveil, la Kundalinî est au repos, notre énergie est dormante. Il est en relation avec l'odorat, le nez, l'anus, **Kapha rétracté** et appartient à l'élément **Terre**. Siège de la conscience terrestre, il met l'être en contact avec le plan physique, ouvrant à la cognition de la matière. Il donne le sens de la conquête, l'expérience physique (la prise de corps : personnification), la nécessité de se sécuriser, de se protéger et l'instinct de survie. Il est le siège du commencement, celui de notre naissance physique. Il développe le sens de l'habitat (l'abri) et de la nourriture, et active la force vivifiante interne. Il signifie l'incarnation du corps et de l'esprit, matérialisant ainsi la réalisation humaine et ses conditions. Il est le plus dense des çakra. C'est en lui que s'implantent et s'unissent les trois canaux de lumière : Idâ, Pingalâ, Sushumnâ, appelés aussi « nerfs ». L'énergie est tournée vers le bas, vers la Terre, la maîtrise de la matière. Il faudra la conversion du 3e vers le 4e çakra pour que cette matière devienne souffle pur et grâce de l'âme.

Ses symboles

Sa couleur est le jaune ; son sens, l'odorat ; sa forme, le carré ; son animal, Airavata l'éléphant à sept trompes d'Indra (dieu du firmament) et formant un arc-en-ciel aux sept couleurs. Elles symbolisent les sept aspects propres à chacun. Ces sept dispositions sont le son et les oreilles, le toucher et la peau, la vue et les yeux, le goût et la langue, l'odorat et le nez, la défécation et l'anus, le sexe et les organes génitaux. Lorsqu'elles sont acceptées, elles permettent à l'être de progresser en harmonie avec les lois naturelles dirigeant le corps (l'incarnation humaine). Elles sont associées aux dhatu (les sept tissus vitaux du corps physique), aux sept çakra principaux ainsi que les sept marques de désir : sécurité, procréation, longévité, partage, connaissance, réalisation de soi et union[44]. Par le 1er çakra, l'être renforce sa sécurité de base en s'ancrant pleinement dans la matière.

Son élément est la terre ; ses divinités, Ganesha (« celui qui enlève les obstacles ») et Brahmâ sous sa forme enfantine. Brahmâ est ici représenté comme un enfant radieux ayant quatre têtes et quatre bras. Il regarde simultanément dans les quatre directions et chacune de ses têtes personnifie l'un des quatre visages de notre conscience. Le *moi physique* indique notre relation à la matière, à notre mère, nos affinités avec la nourriture, le sommeil, la sexualité et l'exercice. Il signe la corporéité de chaque être. Le *moi rationnel* définit l'intellect, nos capacités cérébrales et notre logique, le discernement et le raisonnement propre à chacun. Le *moi émotionnel* recèle nos sentiments, l'émotivité, l'affectivité, nos variations d'humeurs et les états d'âme qui nous animent. Le *moi intuitif* révèle l'âme, ses

44. Lire sur la question le très intéressant ouvrage de Harish Johari *Chakras, centres d'énergie de transformation,* Ed. Entrelacs, 1994.

inspirations, notre esprit intérieur dégagé du mental et notre conscience.

Son objectif
Mûlâdhâra çakra appelle l'énergie vitale initiale, apporte la confiance, la stabilité, la persévérance, et établit une relation saine entre la terre et le monde matériel. Il nous demande d'appréhender la terre (et notre naissance) comme une expérimentation inédite. Il est cœur de croissance, force stimulante, prise de conscience de notre mesure divine et impulsion de vie fondamentale pour notre évolution humaine.

Entrer dans l'état de Mûlâdhâra çakra c'est arriver à rompre son attachement terrestre et ne plus éprouver de crainte devant la mort physique. C'est aussi obtenir la connaissance du passé, du présent et du futur.

Ses caractéristiques corporelles
Dans le corps, Mûlâdhâra çakra définit les nadî, la chair et la peau, tous trois composés par l'élément Terre. Il désigne tout ce qui est dur dans le corps ainsi que les os, la colonne vertébrale, les cheveux, les dents, les ongles, les jambes, l'anus, le rectum, le gros intestin, la prostate, le sang, la structure cellulaire, la température corporelle. Il agit sur les glandes et hormones suivantes : les capsules surrénales, l'adrénaline et la noradrénaline (qui ont pour fonction l'adaptation du système circulatoire aux besoins du moment). Il équilibre le corps physique.

Quelques plantes qui harmonisent Mûlâdhâra çakra
L'ache des marais va aider l'élément Terre à se libérer de ses surcharges corporelles et cérébrales. La cardamome va

ouvrir l'élément Terre très renfermé, emmuré, qui se bâtit autour du passé. Le gingembre est rééquilibrant, il ajuste l'oscillation et les débordements de la Terre et de l'Eau. La nigelle, quant à elle, va permettre de rééquilibrer plus particulièrement l'élément Terre et la relation que Kapha établit avec la matière (savoir, argent, maison, études, famille…).

Svâdishthâna çakra

Svâdishthâna* çakra est le 2e çakra, celui qui nous ouvre à l'essence de la vie. Son nom signifie « lieu d'habitation du moi ». Situé au niveau du plexus hypogastrique, il se trouve à la racine des organes génitaux et gouverne les organes internes de l'élimination et de la procréation. Il est en relation avec le goût, la langue, les organes génitaux, **Kapha dilaté** (et en partie ***Pitta*** enfant, non réalisé) et appartient à l'élément **Eau**. Il porte et accélère nos marées émotionnelles, nos flux et reflux intérieurs, intensifie le désir sensuel et la conscience de la vie biologique. Il est le siège de la procréation, de l'imagination et de la dissolution. Il pousse l'être à créer et à nouer des alliances avec autrui (famille, amis). C'est en Svâdishthâna que nous trouvons l'inspiration essentielle à la création, il renforce le plaisir de créer et l'acte créatif. Il développe les facultés naturelles d'adaptation. Toutefois, ces dernières peuvent devenir soumission si Svadishthana est en dysharmonie, par exemple lorsque l'être s'intériorise à l'extrême. Il accentue l'inhibition, les émotions bloquées ou refoulées, l'agitation des pensées et la nervosité mentale.

Ses symboles

Sa couleur est le blanc ; son sens : le goût ; sa forme : la demi-lune ; son animal : le crocodile, Makara, incarnant la sensualité et la domination de l'émotivité. Il pousse l'être à séduire, à ruser, à ondoyer selon son intérêt personnel jusqu'à faire étalage d'un faux-semblant de sensibilité afin d'obtenir ce qu'il désire. Ici, le désir se teinte d'utilité, de matérialité et de possessivité. L'esprit flotte entre deux eaux, capture le savoir pour se faire valoir, il est dans le vouloir : il veut être reconnu. L'âme s'égare dans les marais de la complaisance et du pouvoir.

Son élément est l'eau ; ses divinités : Arjuna et Vishnu. Vishnu est celui qui préserve et qui conserve. Il mène, par jeu et goût de la chasse, l'être à la jouissance débordante de la vie. Il détient le contrôle de la Terre et de l'attention. Svâdishthâna ouvre le monde des désirs (sécurité, amour érotique, richesse) et de la dualité : l'être va devoir apprendre à trouver l'équilibre entre l'intérieur (esprit, âme, sentiments) et l'extérieur (plaisir, souffrance). L'énergie première ici se divise et devient duelle, elle nous bouscule et nous met face à la conscience lunaire : celle d'être le reflet de la lumière et d'en *réfléchir* l'éclat, dans le sens de refléter, renvoyer, diffuser. C'est au cœur de ce 2e çakra que l'être découvre une nouvelle conscience du corps. Il va saisir les vagues des émotions, entrant dans le monde des sensations. C'est l'apprentissage des sens avec ses tourbillons affectifs.

Son objectif

Svâdishthâna çakra est mère des sentiments initiaux. Il développe la sensualité, l'érotisme, la créativité, et donne de l'étonnement, de l'enthousiasme, le désir de suivre le courant de la vie.

Par l'éveil de ce çakra, l'être connaît les mondes astraux et n'a plus rien à craindre de l'eau car il parvient à maîtriser « les cascades des émotions » : passion, colère, attachement, envie, orgueil, jalousie, et autres impuretés. Il conquiert Yama, la mort, ce que fera Arjuna après avoir reçu l'enseignement de Krishna (la Bhagavad Gîtâ) dans le Mahâbhârata.

Ses caractéristiques corporelles
Dans le corps, Svâdishthâna çakra définit le sang et agit sur le bassin, les organes génitaux, les reins, la vessie, l'urine, la lymphe, les sucs gastriques, le sperme, la graisse. Il agit sur les organes et glandes suivants : les gonades, les ovaires, la prostate, les testicules, les liquides lymphatiques, les œstrogènes (cycle œstral : période où la fécondation est possible) et la testostérone (hormone mâle). Il purifie le corps physique et le mental rationnel.

Quelques plantes qui harmonisent Svâdishthâna çakra
Le cumin réharmonise l'élément Eau en le rendant moins envahissant. Le curcuma secoue la paresse innée (fonctionnelle et cérébrale) de l'élément Eau et de Kapha dilaté qu'il réveille.

Manipûra çakra
Manipûra* çakra est le 3e çakra, celui qui active en nous l'énergie de survie. Son nom signifie « la cité des joyaux ». Situé au niveau du plexus solaire (plexus épigastrique), il se trouve au niveau du nombril et gouverne le foie, l'estomac, la rate. Il est en relation avec la vue, les yeux, les pieds et les jambes, **Pitta** et appartient à l'élément **Feu**. Il est le siège de la personnalité, l'ego, la vision et la forme. Il épaule l'organisme dans son travail de digestion, d'assimilation et d'absorption et est source de longévité. Centre de force et lieu de communication, il fait entrer l'être avec le monde et les

autres, par le biais des émotions. C'est par Manipûra que nous trouvons notre légitimité, c'est en lui que l'être quête son identification dont il va chercher sa confirmation : il n'aura de cesse d'être reconnu.

Ses symboles

Sa couleur est le rouge ; son sens : la vue ; sa forme : le triangle ; son animal : le bélier, monture d'Agni. Il donne autorité, esprit de domination, et s'épanouit dans l'intellect qu'il chérit. Il souligne le pouvoir mental, le savoir théorique, la rhétorique, renforce le besoin d'avoir un ascendant sur autrui.

Son élément est le feu ; sa divinité : Rudra, le soleil (rudra est une autre forme d'Agni). Il est le noyau intransformable des choses. Le soleil est aussi un astre stérile car il ne peut féconder que par l'action de la lune. Sous sa forme Bhaskara, il est « faiseur de lumière » et permet au corps d'assimiler l'énergie solaire.

Son objectif

Manipûra çakra permet le développement de la personnalité, favorise l'assimilation des sentiments et des expériences, aide à l'élaboration de l'être. Il apporte influence et pouvoir, force et plénitude, développe la sagesse grandissant grâce à l'expérience. Il est le lieu où l'on expérimente, où l'on éprouve, où sont décryptés pulsions, émotions et désirs. Il permet de digérer puis de transformer et d'utiliser les affectations ressenties. Espace d'intégration du vécu, il est le çakra où l'être accepte ou rejette les expériences de vie. Il peut faire face ou fuir l'intégralité comme la plénitude. Il entre alors dans la conquête qui peut devenir obsessionnelle : contrôler le monde intérieur et extérieur. Ce contrôle est lié à une insatisfaction et une agitation mentale quasi permanente. L'être a perdu (ou n'a pas) le sens de sa valeur : il se projette vers l'extérieur pour (tenter) de satisfaire ce qui lui fait défaut, c'est-à-dire l'âme. Il refoule ce qui le gêne le plus : l'affectif. Les sentiments sont considérés comme indésirables, il dresse un mur de contrôle (il veut avoir tout en main, de A jusqu'à Z) et de refus (dire non). Il se contraint pour n'avoir pas à rencontrer l'inconnu, c'est-à-dire ce qu'il ne connaît pas, qu'il craint, qu'il ne maîtrise pas, il livre alors un combat existentiel, provenant souvent d'une blessure d'enfance. Il force le détachement et n'agit que pour lui-même, se désintéressant d'autrui en tant qu'être vivant à part entière, il ne voit en lui qu'un intérêt (professionnel, relationnel, familial, amical...). Il s'indiffère, seul le pouvoir personnel le touche.

Pour celui qui éveille Manipûra-çakra, il aura le don de découvrir les trésors cachés et « sera libéré de toute maladie. Il ne craint rien du feu. Même si on le jette dans le feu, il vit et n'a aucune peur de la mort. » (Sivananda). Il devient fidèle à sa propre nature et entretient des relations claires et saines avec le monde comme avec autrui. Il œuvre dans le désintéressement sans désir de retour ni de reconnaissance, et prodigue son aide sans arrière-pensée.

Ses caractéristiques corporelles

Dans le corps, Manipûra çakra définit l'éclat de celui-ci et agit sur le bas du dos. Il est présent dans la cavité abdominale, active l'estomac, le foie, la rate, la vésicule biliaire, la digestion (notamment des expériences). Il régit la faim et la soif, le sommeil. Il agit sur les organes et glandes suivants : le pancréas (foie) et l'insuline (bile)[45]. Il anime les trois

45. Insuline : hormone antidiabétique provenant du pancréas ; l'insuline abaisse le taux de glycémie et favorise l'utilisation du glucose dans les tissus.

corps et exalte les pouvoirs de l'esprit (appétit de savoir, goût de la réussite, attrait pour la renommée...).

Quelques plantes qui harmonisent Manipûra çakra :
L'ache des marais libère le feu interne tout en drainant l'élément Feu qu'il purifie. Le basilic est le grand régulateur de l'élément Feu (neuro-régulateur). La coriandre douce temporise l'élément Feu et évite les flambées internes propres à Pitta (terrain inflammatoire). Le cumin calme et adoucit l'élément Feu. Le curcuma apaise l'élément Feu en agissant sur le foie et les émotions « rentrées ». La cardamome dénoue les tensions (physique, mentale) chez Pitta, être sur la défensive, souvent crispé intérieurement. Le gingembre rééquilibre l'élément Feu tout en le ravivant. La muscade apaise l'élément Feu sursollicité et facilement excitable chez Pitta. La nigelle modère l'élément Feu.

Anâhata çakra
Anâhata* çakra est le 4e çakra, celui qui développe en nous le désir d'harmonie. Son nom signifie « non frappé ». Situé au plexus cardiaque, il se trouve dans la zone du cœur et le gouverne. Il est le siège de l'amour cosmique qui nous fait dépasser l'ego, il est en relation avec le toucher, la peau, les mains, **Vâta** dans le désir d'agir et appartient à l'élément **Air**. Il permet à l'être de concrétiser l'harmonie entre les çakra (les 1er, 2e et 3e situés au-dessous du cœur, les 5e, 6e et 7e situés au dessus). Il abrite nos états d'âme et est l'espace où se réalise la conversion. Les sentiments véritables naissent, notamment l'amour désintéressé englobant toutes les créatures. Il développe l'amour divin, encourage l'amour dévotionnel. Anâhata est un lieu extraordinaire de transformation et de guérison si nous dépassons l'avidité, la possession, la matérialité et

l'égotisme. Il pousse l'être vers la verticalité profonde, le silence intérieur loin des babillages de l'état amoureux (propre aux 2e et 3e çakra). Ici, l'esprit s'éveille à une nouvelle dimension, un entendement communiquant dans toutes les directions. Il porte l'âme et en est la porte.

Ses symboles

Sa couleur est le noir ou le bleu ; son sens : le toucher ; sa forme : une étoile à six branches. Anâhata- akra est le cœur spirituel et l'étoile de l'homme portant les six planètes[46] de la destinée humaine : Soleil, Lune, Mercure, Jupiter, Vénus, Mars, avec une planète jouant dans les deux mondes (celui de l'homme, celui des dieux) : Saturne. Son animal est la gazelle (le nilgaut) car, comme elle, il tressaute de joie et est souvent happé par des mirages.

---

46. Les planètes, dans le calendrier traditionnel indien sont les suivantes : *Soleil* : Atma (le grand), étincelle d'essence divine ; il signifie « je » et se nomme Sûrya (sanscrit : mettre en mouvement, mettre au monde, créer). *Lune* qui est l'outil de recherche ; elle se nomme Chandra (sanscrit : penser, réfléchir. Voir, regarder). *Mercure* l'intermédiaire représente l'homme pris en tenaille entre le ciel et la terre, entre sa nature divine (invisible) et sa nature humaine (visible) ; il se nomme Budh (sanscrit : prendre conscience, s'éveiller, comprendre). *Jupiter*, dont le nom provient de deux termes sanscrits : de la racine yukt : attacher, atteler, associer (sanscrit : joindre, unir. Appui sur la Nature. Le sommeil) ; il a donné naissance au terme yoga (joug, jonction) ; et du mot Pita : le père, le géniteur, l'ancêtre ; il est nommé Guru (en tant que précepteur des devas « anges »). *Vénus* (de Vanita : la bien-aimée) dont le nom est issu de la racine Van : amour, désir, beauté, l'engendrement (mais elle peut désigner aussi la guerre) ; elle est nommée également Sukra et est le précepteur des Asuras ; elle personnifie l'utilisation faite des pouvoirs en chacun de nous. *Mars* ou Kuja dont le nom signifie né de la terre ; il est le frère de Durgâ ; son nom provient de la racine Mr : mort, mise en pièces. *Saturne* est ce qui pèse sur l'homme : la pression de la nature ; son nom vient de la racine Sat : s'asseoir, être immobile.

Son élément est l'air ; ses divinités : Krishna et Vâyu, le vent, également appelé le « porteur de senteurs ». Il pousse l'être à œuvrer dans le chemin du dévouement, de la compassion et de la serviabilité.

Son objectif
Anâhata çakra favorise le développement des qualités du cœur, l'amour, la compassion, le partage, la participation par le cœur, l'altruisme, le don de soi, la guérison. Il est la respiration vitale nécessaire au bon fonctionnement des poumons et du cœur. Il véhicule l'oxygène essentiel à la qualité du sang et aux énergies parcourant notre organisme. Il aspire le prâna, le déposant dans nos structures subtiles (nerfs et artères énergétiques). Lorsqu'Anâhata est en dysharmonie, l'être ne sait pas recevoir, il n'est pas capable d'accepter l'amour qu'on lui porte. Il ne s'ouvre pas pour se protéger de la douleur et de l'affection. C'est un être vulnérable qui se dérobe et se renferme dès que le cœur est sollicité par les sentiments.

L'éveil de ce centre permet de développer les qualités d'harmonie et d'inspirer l'élément air dénommé « celui qui est en perpétuel mouvement », en évitant nervosité et dépendance émotionnelle.

Ses caractéristiques corporelles
Dans le corps, Anâhata çakra loge dans le cœur, définit la croissance du corps et régit la cage thoracique, la partie intérieure des poumons, le sang et le système de circulation du sang ainsi que l'épiderme et les contractions corporelles. Il agit sur les organes et glandes suivants : le système nerveux, la lymphe, le thymus et ses hormones (animation du système immunitaire en renforçant ses fonctions de

défense). Il agite le corps et l'esprit, anime l'être dans sa globalité, lui faisant prendre conscience qu'il est Vie (en vie, vivant, existant).

Quelques plantes qui harmonisent Anâhata çakra
Le basilic exotique régule l'élément Air au niveau du système nerveux, décongestionne, soulage tous les troubles circulatoires. La cannelle de Ceylan redonne du tonus à l'élément Air et le vivifie. La cardamome évite les excès d'air (spasmes), facilite la circulation de l'élément Air. La coriandre douce relance l'élément Air ; euphorisante et stimulante, elle donne de l'air (action sur la respiration) à Vâta qui a souvent l'impression d'étouffer. Le cumin va aider Vâta à digérer les épreuves de la vie, il dénoue le cœur.

Vishuddha çakra
Vishuddha* çakra est le 5e çakra, il est celui qui nous fait percevoir l'inspiration divine. Son nom signifie « pur ». Situé au niveau du plexus carotidien, il se trouve à la base du cou et correspond au plexus laryngien et à la gorge. Il est en relation avec l'ouïe, les oreilles, la bouche, **Vâta** réalisé et appartient à l'élément **Espace**. Il est le siège du Soi, de l'énergie psychique, de l'indépendance et de l'expression individuelle. Centre de l'espace, du vide, il véhicule le Son, le langage parlé, la parole inspirée. Il est le lieu de la connaissance lorsque l'être a délaissé les savoirs, il donne matière à la prise de conscience du corps mental. Il permet d'entrer en contact avec notre voix intérieure, apportant une compréhension intuitive, de la détermination et un sentiment de liberté. Il signifie l'expression libre de l'Être révélant son intégrité et sa complétude.

Ses symboles
Sa couleur est le blanc ; son sens : l'ouïe ; sa forme : le cercle ; son animal : l'éléphant Gaja à trompe unique signifiant la libération (de la condition humaine et de la matérialité). Il symbolise la confiance (en soi et dans le divin), la connaissance des lois naturelles et la conscience du son (celui de l'univers). Il dépose en nous l'entendement et la prescience du passé de la Terre ainsi que du monde végétal.

Son élément est l'espace, le vide cosmique ; sa divinité : Shiva « le destructeur » et « la dissolution ». Il réunit en lui les cinq sens et l'union des cinq éléments. Il apaise l'être, le délivre de la dualité et lui confère la force de l'Unité. Il signifie le détachement, la dissolution de l'intellect. L'être devient maître du Moi.

Son objectif
Vishuddha çakra développe la communication, favorise l'expression créatrice de soi, apporte ouverture, indépendance et inspiration, et permet d'accéder aux plans les plus subtils de l'être. Les mots parlés proviennent du cœur, ils sont la voix des émotions. Lorsque Vishuddha est en harmonie, il devient possible de communiquer sans passer par la verbalisation, d'entendre et de comprendre des messages non verbaux. Lors de dysharmonie, on ne dévoile plus son être véritable. L'être devient très exigeant vis-à-vis de lui-même et avec autrui, il ne s'extériorise plus par refus de toute faiblesse. Il fait preuve de mutisme, ne s'abaisse pas et n'ose vivre les émotions comme les sentiments ressentis par angoisse de se retrouver seul. Il craint l'isolement et ne laisse plus de place à un espace intérieur (âme). Il ne reconnaît comme réel que le monde extérieur et visible. Des

crispations peuvent se faire sentir au niveau de la gorge, marquant le refus d'exprimer les intentions de l'âme.

En ouvrant ce çakra, on obtient la connaissance « spontanée » et directe du passé, du présent et du futur : l'être est alors omniscient. Cet état de conscience particulier est celui qu'atteindra Arjuna lors de l'enseignement de Krishna. Il sera « celui qui sait » et pourra ainsi accomplir sa destinée sans attachement à ses émotions et à ses actes. Il rend l'être confiant, apaisé, détaché des circonvolutions du mental et des perturbations apportées par le monde extérieur.

Ses caractéristiques corporelles
Dans le corps, Vishuddha çakra définit l'attachement et les attaches corporelles. Il désigne l'ego et le moi en équilibre. Il régit les poumons, les bronches, l'œsophage, l'appareil vocal (voix), le cou, la nuque, la mâchoire. Il agit sur les organes et glandes suivants : la thyroïde, les parathyroïdes, la thyroxine et la tri-iodothyronine agissant sur la régulation du métabolisme[47]. Il développe le désir de solitude[48], la nécessité de la réflexion intérieure, d'être en cohérence entre vie spirituelle et vie extérieure.

Quelques plantes qui harmonisent Vishuddha çakra :
L'ail régule le flux de la parole et de la pensée ; aide l'élément Espace à ne plus penser, parler ou agir à tort et à

---

47. La thyroïde permet le développement du squelette et des organes internes. Les parathyroïdes sont situées en arrière de la glande thyroïde (composées de deux paires : supérieure et inférieure). La thyroxine est l'hormone la plus abondante dans le sérum sanguin. La tri-iodothyronine est utilisée par les tissus et se trouve en faible quantité dans le sérum sanguin.
48. Lire sur la question le très bel ouvrage de Jacqueline Kelen, *L'Esprit de solitude,* Ed. La Renaissance du Livre, 2001.

travers. Le gingembre rééquilibre l'émotivité excessive de Vâta et son rationalisme diffus, il lui permet de faire la part des choses entre imaginaire et réalité. La moutarde noire évite à Vâta les parasitages, éclaircit ses raisonnements, l'aide à se concentrer.

Entre Vishuddha çakra et Ajnâ çakra, se trouve un çakra intermédiaire appelé **kalâ çakra** ou lalanâ. Kalâ est une unité de temps (elle correspond à 48 secondes) ; c'est aussi le nom donné aux Arts qui, en Inde, sont traditionnellement au nombre de 64. C'est ici que se place le siège de la créativité, le sens de l'invention, de la réflexion « géométrique » (conception dans l'espace).

Ajnâ çakra

Ajnâ* çakra est le 6e çakra, il est celui qui nous donne la vision intérieure juste. Il est situé au niveau du plexus pinéal, dont le nom signifie « autorité, commandement, pouvoir illimité » ; il englobe les trois guna (Sattva, Tamas et Rajas) et les cinq éléments bruts (Espace, Air, Feu, Eau, Terre). Il se trouve dans l'espace entre les deux sourcils ; il correspond au plexus caverneux et à celui de la moelle. Nommé en Inde œil de sagesse ou œil interne, il est plus connu en Occident sous le nom de 3e œil. Il est le siège du commandement et dirige le système nerveux central. Il rend la perception claire, anime tous les processus de nos prises de conscience, réalise la connaissance intérieure directe et est considéré comme résidence de la conscience. « Celui qui se concentre sur ce çakra détruit tous les effets de ses actions antérieures. L'adepte devient un libéré-vivant. » (Sivananda).

C'est en Ajnâ çakra que se croisent Idâ (essence lunaire), Pingalâ (essence solaire) et Sushumnâ (essence neutre) avant de s'unir dans le siège principal de la conscience. Lieu de rencontre des énergies de l'être, il est terre de lumière si nous le développons dans la clarté et la pureté.

Ses symboles
Sa couleur est le blanc laiteux ou camphre, bleuâtre, luminescent ou sans couleur ; son sens est l'esprit (siège de la conscience) ; il n'a pas de forme particulière car il a toutes les formes ou n'en a aucune. Son animal est Hamsa, le cygne et sa divinité est Parama-Shiva*.

Shiva est une divinité complexe, à la fois destructrice et bienveillante, qui est là pour nous permettre d'éliminer, de détruire dans notre conscience ce qui obstrue. Il ouvre la voie pour faire place à ce qui va être remplacé. Il nous permet de comprendre et donc de défaire les causes de nos actes antérieurs et leurs effets karmiques[49]. Il est clairvoyance et connaissance de tous les aspects de notre Moi. Espace de centrage de l'esprit, il nous fait dépasser la dualité et la non dualité, apportant le détachement et le calme intérieur.

Son objectif
Ajnâ çakra apporte la connaissance, favorise l'intuition, le développement intérieur des sens, la force mentale, la projection de la volonté et la réalisation (le passage à l'acte, la concrétisation dans la réalité). Lorsqu'il est en dysharmonie, l'intellect et la raison priment sur l'intuitif et l'inspiration. L'être renforce la rationalité, voulant tout régler par le

49. Vient de Karma ou Karmam. Il signifie « acte » ; c'est la relation de cause à effet de nos actes, celle-ci influençant notre devenir cosmique ou humain selon que l'on soit divinité ou être vivant (homme, animal...). La somme de karma individuel engendre un karma collectif venant influencer la vie et l'histoire d'un pays.

mental rationnel, il s'appuie sur la force de la pensée pour influencer autrui et influer sur les situations. Il oriente la pensée vers le réel visible car il craint d'en perdre le contrôle à cause du plan émotionnel : les émotions le stressent et le bloquent. Vulnérable à toute effusion affective, il se rétracte, opérant un savant et discret repli stratégique qu'il dissimule derrière un humour caustique, une bonhomie étudiée ou un savoir essentiellement scientifique. Les structures émotionnelles naturelles sont fragilisées car l'être les refoule, les refuse ou les escamote.

Lorsqu'Ajnâ çakra est en harmonie, l'être atteint la révélation du divin, l'unité, car en lui se sont ajustés corps, esprit et âme. Les désirs du plan humain sont dépassés, l'être est désormais orienté vers une seule direction. Il n'éprouve plus la sensation d'être éparpillé et tiraillé en tous sens. Il commence à saisir la sève de toute chose, d'en percevoir l'essence sacrée.

Ses caractéristiques corporelles

Dans le corps, Ajnâ çakra agit sur le cervelet, les oreilles, le nez, les sinus, les yeux, une partie du système nerveux, le front, le visage. Il régit les organes et hormones suivantes : l'hypophyse, grand harmoniseur de toutes les autres glandes, et la vasopressine[50].

Entre Ajnâ çakra et Sahasrâra çakra, sur le front, sont situés **Manash çakra** (la mesure et le support) et **Soma çakra** (les pouvoirs surnaturels, l'extase ou l'exaltation).

50. Vasopressine : hormone anti-diurétique, également appelée pitressine. Elle contracte les artères, les capillaires, élève la pression artérielle, augmente la réabsorption de l'eau par le tube rénal.

Soma çakra

Soma* çakra est le 7e çakra, celui qui ouvre la compréhension des trois aspects de la conscience. De couleur blanc bleuté, il est situé au milieu du front (au-dessus du 3e œil) à l'intérieur de Sahasrâra çakra, et son nom signifie « nectar, la lune ». Il est le siège de la réalisation, le lieu où s'accomplit l'union entre l'intérieur et l'extérieur, le féminin et le masculin propres à chaque être. Il est le centre où l'ego se dilue dans l'immanence divine et s'effectue sa dissolution ultime. C'est en lui que nous pouvons défaire la maladie, le vieillissement, la mort. Son harmonie favorise la réalisation de l'être. Il perçoit la conscience dans sa triple apparence : la connaissance, le sentiment et le faire, et leurs émanations que sont la vérité, la beauté et la bonté. Sentir toute chose est créer par l'idéation de la volonté. Connaître toute chose est conserver, soigner et maintenir en soi et dans le Soi la quintessence de la vie. Faire toute chose est agir et dissoudre les liens qui retiennent l'être dans un filet non visible entravant l'expression suprême de la conscience.

Sahasrâra çakra

Sahasrâra* çakra est le 8e çakra, celui qui (a) fait disparaître les frontières. Son nom signifie « aux mille pétales » (un autre çakra « mineur » se situe à cet endroit, il s'agit de **Kâmeshvara** çakra). Situé au niveau du plexus cérébral, il est placé au-dessus de la tête, en dehors de l'enveloppe corporelle de l'individu. Appelé « vide », « lieu sans support » ou « lotus aux mille pétales », il est considéré comme le siège de Shiva et correspond à la conscience cosmique, le plan de la Vérité et de la Réalité. Ce çakra ultime est « Ce qui est » au-delà de tous centres d'énergies et de lui émane autant de lumière que « dix millions de soleil ». Il est le siège de l'accomplissement suprême et la source de notre vie (la goutte de son essence divine). Il est le lieu où l'être réalise la vérité, celle de la conscience divine : il n'y a plus de Toi ni de Moi. C'est en Sahasrâra çakra que nous touchons notre Moi réel, son essence pure. L'être passe du moi recroquevillé sur lui-même au Moi de la Présence. Sans forme et sans limite, il est le réceptacle de la lumière divine. « Lorsque la Kundalinî est unie à Shiva dans le Sahasrâra-Cakra, le yogi jouit d'une félicité suprême. Il atteint le niveau de supra conscience et de plus haute connaissance. Il devient un "Yogi qui sait" ». (Sivananda)

Son objectif

Sahasrâra çakra favorise l'accomplissement de soi, apporte la connaissance suprême grâce à la vision intérieure, l'union avec le Tout, et développe la conscience universelle. Il fait naître le don de soi, incite à la méditation, fait entrer l'être dans la verticalité. En dysharmonie, Sahasrâra amène l'être à ressentir trouble, confusion, doute, incertitude et absence de voie intérieure. Les perceptions sont à l'état latent, ou du moins à un niveau superficiel. L'esprit papillonne, sa vision se limite à son moi personnel. Il se sent divisé et partagé entre plusieurs possibilités, ne parvient pas à discerner son chemin de vie intime. Il connaît la peur, peut se construire autour d'elle et finir par avoir peur d'avoir peur…

En harmonie, Sahasrâra rend l'esprit inactif, les émotions, les désirs, les sentiments se sont dissous, les pensées se sont tues : « Personne ne connaît, il n'y a pas de connaissance et rien à connaître : la connaissance, celui qui connaît et le connu sont alors unis et libérés. » (Harish Johari). Sahasrâra est le cœur de l'âme lumineuse et l'essence divine de l'être, libéré du corps et de l'esprit.

Ses caractéristiques corporelles
Dans le corps, Sahasrâra çakra agit sur le cerveau et la boîte crânienne. Il régit les organes et hormones suivantes : l'épiphyse (glande pinéale) et la sérotonine[51].

La conscience des sens

« En recherchant la sérénité de l'esprit,
en dépassant toutes les contradictions du monde
et de la conscience du corps, on peut révéler l'être pur, immuable,
au-delà de l'esprit et de la parole,
et accéder à l'unique vérité
dans l'univers transitoire de l'esprit-pouvoir-matière. »
Mahanirvanatantra (3, 7-8)

Les çakra sont la conscience de nos sens, ils nous permettent d'appréhender le monde (intérieur et extérieur). Par eux, nous désirons, nous pensons, nous ressentons, nous voulons. Ils sont des antennes tactiles qui nous tiennent en éveil. La fermeture, le blocage, la dysharmonie de l'un d'entre eux entraîne immédiatement obscurcissement de la conscience et arrêt de la libre circulation du flux énergétique. Par répercussion spontanée, les trois corps sont en alerte. Une pression (stress) va s'exercer sur une partie de notre organisme ; le corps charnel se met en « mal » : un léger malaisc est ressenti, puis un mal plus profond, qui peut aboutir à une véritable maladie. L'esprit vagabonde en proie à l'inconstance, à la dispersion. Il ne cesse d'aller et de venir, butiner ça et là sans parvenir à s'accorder. L'âme entre dans le silence et disparaît de la conscience. Elle se tait et se terre.

51. Sérotonine : elle se trouve dans la plupart des tissus de l'organisme et joue un rôle de médiateur chimique. Elle agit sur certains processus nerveux et vasculaires (rôle vasoconstricteur) et sur la contraction des muscles lisses : viscères - intestins, prostate, encéphale… – et paroi de certains conduits – muscles striés : muscles du squelette à contraction volontaire et le cœur.

3. Les temps du Temps

« Le Temps, par son pouvoir propre, mûrit toutes choses en lui-même. Mais personne ne sait en quel Temps le Temps lui-même est mûri. » (Mahâbhârata - XII, 249)

L'Âyurveda a reconnu très tôt, à force d'observation, que le Temps gouvernait les étoiles, les saisons, le jour et la nuit, le corps humain, les âges de la vie et possédait une ascendance et non des moindres sur l'émotivité, le sensitif et le psychisme. Des liens étroits ont été établis entre l'être humain et sa relation au Temps. Ainsi, la lune est reliée à l'esprit, ses cycles jouant un rôle non négligeable sur les états d'âme et la psyché. Lors de la pleine lune, l'élément Eau est stimulé de façon puissante, bouleversant la sphère émotionnelle et l'affectivité. Les flux liquides internes du corps s'en trouvent augmentés et le dosha Kapha est le premier sensibilisé lors de cette phase. Quant au soleil, il est associé à la conscience et aux facultés mentales. Lors de la nouvelle lune, c'est l'énergie solaire accompagnée de l'élément Feu qui sont sollicités. Leur intensité agit sur le dosha Pitta qui peut traverser des crises de conscience difficiles.

Kâla* est le Temps, maître des temps. Dénommé le Noir dans la mythologie brâhmanique, il figure le temps qui passe, le temps inexorable contre lequel l'homme ne peut rien, le temps de vie qui lui est accordé et le temps saisonnier. Seigneur de la Création et de la Destruction, il est celui de la Mort (Yama), il arrive que Shiva prenne son aspect terrible : celui de la fin de toutes choses. Une maladie contagieuse et endémique en Asie, la leishmanide ou leishmania[52] porte le nom de Kâla Azar que l'on peut traduire par « fièvre noire » ou « mort noire ».

La notion de temps est importante dans l'Âyurveda car dispenser un soin, prendre un remède, régler son alimentation ne s'opèrent nullement en dépit du bon sens, il faut que cela soit mis en place à la saison convenable, au temps juste. Kâla est aussi l'heure du repas, ce laps de temps octroyé aux nourritures terrestres. Il est l'occasion à saisir, car il pointe de sa temporalité le nécessaire choix, l'indispensable décision à prendre au moment juste. Le Temps est source de toute chose, il nous confronte à la réalité : s'il n'y avait pas le temps, la vie ne pourrait exister ni son corollaire, la mort. Il signe notre prédestination et préfigure la destinée allouée à chacun : « Ce qui doit être te tombera dans les mains, même si c'est au-delà des mers ; ce qui ne doit pas être t'échappera, même si déjà il repose dans la paume de ta main. » (Subhashitarnava, 36)

Le Temps est en tout, partout présent. Il est inéluctable lorsqu'il s'appelle destin, aucun être ne peut lui échapper, on peut juste parfois rallonger notre durée de vie en portant attention à notre état d'être. Il marque l'arrêt final de toute existence, nous met face à la fin de toute chose, à la finalité de notre histoire,

52. La leichmanide est une lésion de la peau qui se manifeste lors des leishmanioses (protozoaires flagellés) cutanées. Eléments tubéreux, nodulaires, ils proviennent d'une dissémination hématogène (dépendant du sang), provoquant un état allergique et pouvant prendre des formes viscérales. La leishmanide se caractérise par « une fièvre irrégulière, l'augmentation du volume de la rate et du foie, une coloration plus ou moins bronzée de la peau, une anémie avec inversion de la formule leucocytaire, souvent des symptômes dysentériques et parfois des nodules cutanés tardifs. Elle évolue spontanément vers la mort dans un délai de 6 mois à 2 ans. Elle est due à un protozoaire, Leishmania donovani, qui se trouve en grande abondance dans la rate et la moelle osseuse et qui est transmis de l'homme ou du chien à l'homme. » (*Dictionnaire des termes de médecine,* Garnier et Delamare, Ed. Maloine, 27e édition, 2002).

et nous met face à la mort dès que nous entrons en vie. Il nous heurte, nous blesse car nous n'avons pas de prise sur lui, il nous échappe et pourtant nous ne devons pas le gâcher : « Tous les joyaux du monde ne peuvent acheter un seul moment de notre vie ; gaspiller ce moment est grande sottise. » (Subhashitarnava, 69) Aussi, au lieu de lutter contre le Temps, nous devons œuvrer en accord avec lui, consentir à ce que bien des événements de notre vie se mettent en place et se produisent selon un ordre qui ne nous appartient pas. Nous devons réaliser et accepter que nous ne serons jamais les maîtres du Temps. C'est le Temps qui est maître de nous.

Les temps du corps

Le corps éprouve les impulsions temporelles et les alternances énergétiques provenant des variations naturelles du temps. Le temps influe considérablement sur nos humeurs et nos états d'âme. Il affecte le rythme organique tout autant que notre esprit. L'absence de lumière solaire peut déclencher de la mélancolie, une asthénie psychique et physiologique. Une chaleur excessive peut provoquer un épuisement interne, une qualité de sommeil perturbée, une altération de la circulation sanguine et artérielle. Le corps souffre d'une difficulté à s'adapter rapidement et facilement aux brusques changements climatiques comme à ses écarts parfois extrêmes.

Le corps est sensible et vulnérable, ses capacités de résistance et réactivité sont fort différentes selon les êtres. Moins nous tenons compte de l'importance du climat comme du rythme saisonnier, plus il sera difficile de réguler le corps, et notamment de l'harmoniser, c'est-à-dire de le mettre en harmonie à la fois avec les énergies externes et internes ainsi qu'installer un équilibre durable entre le corps, l'esprit et l'âme.

Identifié au Temps, le mouvement interne des Dosha signe le passage des différents temps animant le Vivant, ceux-ci étant eux-mêmes divisés à l'intérieur du jour et de la nuit. L'univers est une vaste horloge dont les cycles règlent les temps céleste et terrestre ; le corps humain possède cette même horloge biologique et cosmique en miniature mais tout aussi précise. C'est ainsi que les Dosha et les éléments les composant, s'alternent, s'accroissent ou décroissent selon les moments de la journée.

Du lever du soleil (vers 6 heures) jusqu'à 10 heures, les éléments Terre et Eau prédominent, activant l'énergie de Kapha ainsi que celle des reins, des os, des sécrétions internes. Le corps se réveille, l'esprit s'éveille, l'énergie est fraîche et lourde. L'être se dresse, s'étire de la pesanteur nocturne. Il ravive son énergie interne.

Au milieu de la matinée (vers 10 heures), Kapha cède le pas à l'énergie de Pitta. De 10 heures à 14 heures, l'élément Feu prédomine, ranimant le feu digestif et mobilisant tous les feux internes ainsi que la rate et le pancréas, le foie, les glandes surrénales. Le corps se sent léger, l'esprit s'échauffe et s'active, l'énergie est chaude et agile. L'être ressent le besoin de manger, l'appétit se fait sentir et le mental est affamé, il a soif de découverte, de connaissance, d'échange, de partage.

Dans l'après-midi jusqu'au coucher du soleil (de 14 heures à 18 heures), les éléments Eau et Espace prédominent, abaissant l'énergie de Pitta, activant l'énergie de Vâta ainsi que celle des poumons, du cœur, du thymus. Le corps est actif et vif, l'esprit est pénétrant et posé, l'énergie est souple et légère. L'être se détend, relâche les raideurs, tend à avoir besoin de s'étirer, voire de s'allonger.

En fin de journée (de 18 heures à 22 heures), les éléments Air et Espace prédominent, stabilisent l'énergie de Vâta et réaniment l'énergie nocturne de Kapha ainsi que celle de la thyroïde. Le corps se pose, entre dans l'inertie, l'esprit ralentit son activité, tend à la réflexion et au raisonnement, l'énergie est fraîche, atténue son intensité. L'être recherche le calme, un temps de pause, a besoin de s'asseoir et de se relâcher.

En début de nuit (de 22 heures à 2 heures du matin), les éléments Feu et Eau prédominent, relançant l'énergie de Pitta ainsi que celle de la sphère hépatique et des sucs gastrique, digestif et biliaire. Le corps digère les nourritures de la journée, l'esprit oscille entre les activités cérébrales et la nécessaire mise au repos, l'énergie s'alourdit et se ralentit. L'être ressent le besoin de réfléchir et de songer, le sommeil tend à le gagner petit à petit.

Durant le cours de la nuit (de 2 heures à 6 heures), les éléments Terre et Air prédominent, équilibrent l'énergie Vâta par l'énergie sous-jacente de Kapha ainsi que celle des tissus musculaires, de la moelle et du sang (au niveau des cellules). Juste avant le lever du soleil, entre 4 heures et demi et 6 heures, l'élément Air accentue sa prédominance, réveillant l'énergie de Vâta ainsi que la sphère intestinale. Le corps commence à sortir de son endormissement, l'esprit se met en mouvement peu à peu, l'énergie est dense et encore nébuleuse. L'être sort du sommeil profond, bouge ou remue, entrant dans la phase de réveil.

Ainsi, tout au long de la journée, les énergies Vâta, Pitta, Kapha dominent et diminuent tour à tour. Les changements de saisons ainsi que les alternances des périodes de la journée influent sur l'état général de l'être : le corps et l'esprit se trouvent influencés par les variations du temps et les permutations énergétiques. La prise en compte de ces influx temporels aide l'être à demeurer en relation avec l'afflux des énergies provenant de l'environnement extérieur et intérieur.

Les six saisons âyurvédiques

L'Inde connaît trois périodes climatiques : une saison chaude de la mi-mars à la mi-mai ; une saison humide dont l'arrivée dépend de celle de la mousson avec deux moments : sa montée de juin à octobre, du sud au nord, et son retrait d'octobre à février, du nord au sud ; une saison fraîche de novembre à mars.

L'Âyurveda en reconnaît six d'une durée chacune de deux mois : trois saisons où la courbe du soleil le conduit du sud au nord, trois autres où celle-ci le mène du nord au sud. Toutefois, cette durée peut varier selon les années, les lieux d'habitat et les cycles calendaires. En Inde, nous sommes sur un rythme lunaire, ce qui entraîne des phases saisonnières variables selon les années. Des changements du climat peuvent jouer sur la venue des saisons : un hiver prolongé va raccourcir le printemps et retarder l'arrivée de l'été. L'environnement géographique est aussi un facteur important et joue un rôle non négligeable non seulement sur les variations climatiques mais aussi sur la physiologie et le comportement humain. La proximité de la mer ou d'une rivière, celle des montagnes ou des forêts, ne verra pas naître telle saison de la même façon. Cela, nous pouvons le comprendre, il suffit d'observer l'impact des humeurs du climat sur nous-même et la région que nous habitons pour concevoir la prééminence des saisons et les effets ressentis par notre organisme tout comme les conséquences sur la nature.

Charaka prenait en compte la trajectoire du soleil, les lunaisons ainsi que l'orientation des différents vents et leur répercussion sur le corps humain. La succession des saisons correspond aux six degrés de l'élément Feu et notamment l'évolution d'Agni, le feu digestif.

Les six saisons âyurvédiques se déclinent ainsi :

*Shishira**, la saison fraîche, est la 1ère saison, elle s'écoule de la mi-janvier à la mi-mars et marque le début du printemps. Elle est en correspondance avec les éléments Terre + et Air, les dosha Vâta et Kapha (rétracté) et les périodes horaires 3h - 7h30. L'énergie est dense, nébuleuse, statique, fraîche et humide. La saison fraîche apporte un sentiment de confusion et de joie désolée, de la déraison à l'esprit qui est engourdi. Le corps est lent, rigide, endormi, il s'ankylose facilement.

*Vasanta**, le printemps, est la 2e saison, elle s'écoule de la mi-mars à la mi-mai. Elle est en correspondance avec les éléments Terre et Eau, le dosha Kapha (dilaté) et les périodes horaires 7h30 - 10h30. L'énergie est mobile, douce, légère, trouble. Le printemps apporte un sentiment d'attendrissement, de la clarté à l'esprit qui se réveille. Le corps s'anime, il s'affermit, se sent ragaillardi.

*Grîshma**, la saison chaude, est la 3e saison, elle s'écoule de la mi-mai à la mi-juillet. C'est la première partie de la saison chaude (sans pluie) et correspond à l'été. Elle est en correspondance avec les éléments Feu + et Eau, le dosha Pitta et les périodes horaires 10h30 - 15h. L'énergie est fine, chaude, sèche, légère, pénétrante. La saison chaude apporte un sentiment de colère et d'impatience, de l'irritation à l'esprit qui s'emporte aisément. Le corps est ardent, bouillant, il tend à se dessécher ou s'assécher rapidement.

*Varsha**, la saison des pluies, est la 4e saison, elle s'écoule de la mi-juillet à la mi-septembre. C'est la seconde partie de la saison chaude (avec pluie et un temps variable). Elle est en correspondance avec les éléments Espace et Air, le dosha Vâta et les périodes horaires 15h - 19h30. L'énergie est mobile, claire, subtile, fraîche, changeante. La saison des pluies apporte un sentiment de dépit et de peur, de la jalousie à l'esprit qui prend ombrage. Le corps se rafraîchit, devient changeant.

*Sharada**, l'automne, est la 5e saison, elle s'écoule de la mi-septembre à la mi-novembre. Elle est en correspondance avec les éléments Espace et Feu, les dosha Vâta et Pitta, les périodes horaires 19h30 - 22h30. L'énergie est sèche, rugueuse, légère, subtile. L'automne apporte un sentiment de vide et d'anxiété, du désarroi et de l'appréhension à l'esprit qui se trouble. Le corps se raffermit et se durcit, il tend à se raidir.

*Hemanta**, la saison froide, est la 6e saison, elle s'écoule de la mi-novembre à la mi-janvier et marque l'entrée dans l'hiver. Elle est en correspondance avec les éléments Feu et Eau, le dosha Pitta et les périodes horaires 22h30 - 3h. L'énergie est claire, lourde, froide, humide et lente. La saison froide apporte un sentiment d'attachement et de dignité, de la gravité à l'esprit qui devient austère. Le corps se refroidit, s'alourdit, il craint l'humidité.

Les six temps et saisons de la journée

Le flux de l'Énergie cosmique croise les énergies internes du corps selon une sorte de mesure rythmique et divine que la pensée âyurvédique a coordonné avec le temps humain, le cycle des heures. À des moments particuliers de la journée, ce flot pénètre au cœur des courants énergétiques corporels, animant l'élément concerné (Espace, Air, Feu, Eau, Terre). En unissant ces deux ruissellements, l'un provenant de l'extérieur (énergie du ciel ou solaire), l'autre de l'intérieur (énergie de la terre ou lunaire), il fait croître ou décroître le Dosha intéressé. Il s'agit-là d'une véritable alchimie insoupçonnée tant elle s'opère de façon discrète et fine. Cet échange méconnu, voire ignoré pour beaucoup, touche profondément sans que nous le réalisions la force de vie et notre élan vital.

Les 24 heures de la journée sont partagées en 6 périodes distinctes. Elles se succèdent par périodes de 4 heures : de 6 heures (lever du soleil) à 10 heures ; de 10 heures à 14 heures, de 14 heures à 18 heures, de 18 heures (coucher du soleil) à 22 heures, de 22 heures à 2 heures, de 2 heures à 6 heures.

Chaque phase de 4 heures se divise ainsi :

- La 1ère heure est sous l'influence de l'énergie du Dosha précédent, la 4e sous celle du Dosha suivant. Ce sont des intervalles d'adaptation.

- De la 1ère à la 2e heure, le Dosha est en croissance. C'est une phase d'augmentation, l'énergie se dilate, s'élève.

- De la 3e à la 4e heure, il est en décroissance. C'est une phase de diminution, l'énergie s'abaisse, se pacifie.

- Son point culminant se situant au passage de la 2e à la 3e heure. C'est un point d'équilibre où le Dosha peut soit entraîner une aggravation (amplification soudaine) soit une amélioration selon le terrain de la personne et son mode réactionnel.

- La 1ère période s'écoule de 6 heures (lever du soleil) à 10 heures, est associée à Kapha et au printemps. La montée de la sève et la fonte des glaces sont en correspondance avec les mucosités et la qualité liquide de Kapha. De 6 heures à 7 heures, Kapha est sous l'influence de Vâta, de 9 heures à 10 heures, sous celle de Pitta. De 7 heures à 8 heures, Kapha croît, puis atteint son point culminant à 8 heures, avant de décliner jusqu'à 9 heures.

- La 2e période s'écoule de 10 heures à 14 heures, est associée à Pitta et à la saison chaude. La montée de la chaleur et la sécheresse sont en correspondance avec la sphère digestive et la qualité ignée de Pitta (le Feu dévore l'Eau et l'absorbe). De 10 heures à 11 heures, Pitta est sous l'influence de Kapha, de 13 heures à 14 heures, sous celle de Vâta. De 11 heures à 12 heures, Pitta croît, puis atteint son point culminant à 12 heures, avant de décliner jusqu'à 13 heures.

- La 3e période s'écoule de 14 heures à 18 heures (coucher du soleil), est associée à Vâta et à la saison des pluies. La venue de la mousson (pluies) accompagnée de vent chaud (orageux) est en correspondance avec les intestins et la qualité des souffles de Vâta. De 14 heures à 15 heures, Vâta est sous l'influence de Pitta, de 17 heures à 18 heures, sous celle de Kapha. De 15 heures à 16 heures, Vâta croît, puis atteint son point culminant à 16 heures, avant de décliner jusqu'à 17 heures.

- La 4e période s'écoule de 18 heures à 22 heures, est associée à Kapha et à l'automne. La sève se retire des feuilles, descend dans les racines et est en correspondance avec la matière corporelle et la qualité terrestre de Kapha. De 18 heures à 19 heures, Kapha est sous l'influence de Vâta, de 21 heures à 22 heures, sous celle de Pitta. De 19 heures à 20 heures, Kapha croît, puis atteint son point culminant à 20 heures, avant de décliner jusqu'à 21 heures.

- La 5e période s'écoule de 22 heures à 2 heures, est associée à Pitta et à la saison froide. Les gelées apparaissent, la nature s'engourdit et est en correspondance avec le feu « glacé » et la qualité froide de Pitta (l'Eau devient prédominante, refroidit le Feu jusqu'à le figer). De 22 heures à 23 heures, Pitta est sous l'influence de Kapha, de 1 heure à 2 heures, sous celle de Vâta. De 23 heures à minuit, Pitta croît, puis atteint son point culminant à minuit, avant de décliner jusqu'à 1 heure.
- La 6e période s'écoule de 2 heures à 6 heures (lever du soleil), est associée à Vâta et à la saison froide. Les vents froids soufflent, refroidissent l'air et l'assèchent, ils sont en correspondance avec les souffles vitaux activant l'organisme et la qualité subtile de Vâta. De 2 heures à 3 heures, Vâta est sous l'influence de Pitta, de 5 heures à 6 heures, sous celle de Kapha. De 3 heures à 4 heures, Vâta croît, puis atteint son point culminant à 4 heures, avant de décliner jusqu'à 5 heures.

Les heures avant et après la dominance du Dosha sont un temps de rencontre où deux, voire trois éléments s'entrecroisent, un temps de relais pour les énergies internes du corps. L'un diminue, l'autre augmente : moment de transition et de changement, adaptation du corps à la nouvelle énergie. Ce laps de temps spécifique est nécessaire, il est instant de repos, un point de suspension, un temps d'apnée où le corps reprend son souffle avant de repartir dans la grande respiration énergétique.

Il en est de même pour le passage de la 2e à la 3e heure : « heure parfaite » où le Dosha est prépondérant, c'est un instant charnière où tout peut basculer. Autre temps de ponctuation où le corps suspend à nouveau ses souffles avant de redescendre.

Chaque jour, sans que nous le sachions vraiment, nous vivons un cycle de vie complet, puisque nous traversons l'ensemble des périodes énergétiques animant l'univers et notre corporéité. Cette rythmique infinie et unique affecte nos qualités internes, touche notre terrain (tissus vitaux, mode réactionnel, constitution doshique), épaule notre force de vie et soutient notre vitalité. Elle est flexibilité et mobilité, imprime à notre esprit malléabilité, à notre corps souplesse, à notre âme subtilité et finesse.

Le temps mesure nos temps : temps de vie, de respiration, de patience, d'expérience, de connaissance, d'éveil, de partage et de rencontre. Tous ces temps dont nous ne mesurons pas l'évidence ni la grâce : « Ceux qui ont compris la connexion entre toutes les choses ne versent pas de larmes. » (Mahâbhârata - XII, 317) La mesure du temps est d'être dans la juste mesure tout le temps. Kâla, maître du Temps, nous force à être sans marque et trace, à nous abandonner au courant de l'Énergie suprême sans regret ni doléance. Ce que les Occidentaux, revenus d'Inde, ont pris pour de l'indifférence et du fatalisme est en réalité la réalisation parfaite d'un accord parfait avec le Divin.

V

Petit traité de phytothérapie indienne
33 plantes âyurvédiques

« Une plante mal approchée, avec désir ou colère,
se dissimule à nos yeux.
Nous devons parler à la nature.
Demander avec humilité permission aux plantes
et aux fleurs de les toucher.
Elles donnent lumière.
Elles donnent lumière et fragrance
à ceux qui communiquent avec elles. »
Krishnamurti

« Notre corps est le résultat de notre nourriture,
De même la maladie.
Une nourriture équilibrée donne une bonne santé,
Une mauvaise nourriture apporte la souffrance. »
Charaka Samhitâ

Vivre une vie saine, naturelle, dans l'équilibre et l'harmonie est l'un des fondements de l'Âyurveda. Mais cette idée vitale se retrouve tout au long de l'évolution de la pensée de l'Inde. Au fil des siècles, les Indiens n'ont eu cesse de répéter : *sarvam annam*, tout est nourriture. Tout est échange et partage, que ce soit au niveau physique, psychique, biologique, quantique, spirituel. En toute chose *Tout* est présent. La vie tout autant que réaliser notre existence est un Art. L'esprit avec lequel nous accomplissons cet Art est essentiel et le rasa* (sentiment) qui nous anime à chaque instant va déterminer notre faculté d'être. Rasa est la qualité d'âme, l'expression d'une émotion, la force du sentiment, le suc des nourritures, la sève de l'expérience, le bruissement du cœur, la saveur de l'être.

1. Tout est Rasa...

Rasa est la couleur et le parfum de la vie, son essence cachée, sa substance intime. Toute chose contient Rasa : plante, animal, vent, homme, femme, pierre, océan, soleil... Tout est Rasa. Il est un effleurement, une suggestion, il propose, il invite. Il suscite, il invoque. Il est évocation, inspiration.

Dans la philosophie, la musique et la danse indiennes, le sentiment (rasa) est suggéré, soufflé par le geste, le regard, le mouvement du corps. Il se suppose, s'offre en silence, il est la quintessence de nos sens. Il soulève une émotion, réveille une saveur, inspire un désir. Il se décline en neuf expressions qui font référence à la mythologie et qui peuvent être considérées comme des codes d'accès aux émotions secrètes des hommes.

La caverne du cœur

« Celui qui réalise le vaste espace enfermé dans la caverne de son cœur acquiert tout ce qui est désirable et prend contact avec l'Immensité. » (Taittirîya Upanishad - 2,1)

Le cœur est le lieu où résonnent les sentiments. Siège de la conscience, réceptacle du chyle[53] (Rasa), du sang (Rakta) et

53. Le chyle provient de l'Intestin grêle (suc).

de la force (Ojas), il n'est pas un organe ordinaire. Lieu de retournement, c'est en lui que s'opère la conversion, symbolisée par deux triangles unis tête bêche. Le triangle représente le corps, l'âme, l'esprit de l'homme. Il est préfiguré par le plexus solaire, le 3e çakra, dont il est la forme associée. Lieu du multiple, du jeu social, du groupe, de la communauté, il manifeste l'être pris dans son Je, tissant des relations, tentant de se fondre dans la masse, pensant qu'il ne peut vivre sans les autres. Le Feu de l'esprit et le sens de l'ego (1er çakra, élément Terre) résistent à la verticalité, alors que la flamme de l'âme, attisée par l'Air, ne désire qu'aller vers le haut.

Le passage du 3e çakra au 4e çakra (la roue du cœur), oblige à une inversion : le triangle du plexus solaire (▲) doit effectuer un glissement vers le haut, afin de s'unir au triangle du plexus cardiaque (▼)et former ainsi une étoile parfaite à 6 branches (✡). La rencontre de l'énergie du Feu (3e çakra) avec celle de l'Air (4e çakra) accomplit un croisement métissé et un redressement téméraire. Leur union enfante véritablement un retournement à la Source. La pointe du Feu levée vers le Divin et celle de l'Air descendante vers l'Humain réalisent l'alchimie de la Lumière et du Souffle afin de révéler le Cœur de Toute Chose. Nous avons là une arme initiatique redoutable. Le Feu tend vers l'Air ; il permet l'ascension spirituelle, transportant l'esprit au-delà de lui-même, érodant sa carapace mentale ; l'Air enflamme l'étincelle divine, intensifiant le désir de l'âme de revenir à sa Nature première.

Parallèlement à cet élan énergétique et psychique, l'être doit franchir la barrière des peurs, située au niveau du diaphragme, à la frontière des côtes fermant la cage thoracique. C'est ici que l'être doit abandonner son ego, le remettre à sa juste place c'est-à-dire à ses pieds ou sous eux (c'est l'une des significations des montures des dieux de l'Inde : Shiva dansant sur un nain, etc.). Point de rencontre entre la matière et le divin, résidence du psychisme, la barrière des peurs est à la fois gardienne et guide sur le chemin de la Transparence et de la Pureté.

Le franchissement est risqué, l'être quitte la multitude rassurante pour la solitude divine. Nous ne sommes pas tous prêts à le réaliser. Le cœur peut se rompre, l'esprit divaguer et l'âme se perdre. Le Feu peut être transformateur ou destructeur : il peut aviver l'âme, la rendre claire et lumineuse comme la dévorer jusqu'à la faire disparaître dans un sur-moi exalté. L'Air peut causer une inversion pouvant prendre la forme d'une perte d'identité (l'être glisse dans le Multiple, se confondant avec le groupe jusqu'à se gommer) ou un retournement exagéré (l'être perd tout contact avec la réalité, se pensant sauveur du monde). La chute n'est jamais loin.

La caverne du cœur est semblable à une grotte. Elle est matrice de la Connaissance où éclôt la Présence Infinie car c'est en ce lieu que réside la Divinité en l'humain. Chargée d'énergie sacrée, elle broie les illusions psychiques créées par l'ego et le « petit » Moi. Elle est l'évidement où se cache la conscience, le dedans des choses, le vide intérieur où se manifeste l'Âtman, où se dévoile et se révèle notre âme. Entrer dans le Cœur, c'est se creuser, s'évider, se vider de tout pour laisser place à l'énergie divine et créatrice, force d'amour et d'harmonie. C'est ne plus être dans la seule écoute mais pénétrer dans l'Entendement du Cœur.

Le cœur est un espace reculé, difficilement accessible. Et c'est pourtant là où a été déposé l'Absolu : il a été placé par les Sages de l'Inde au cœur de l'homme, étant convaincus qu'il n'irait pas chercher Dieu en lui. Il est le Sans Nom, le Sans Cœur, Ce qui Est.

La caverne du cœur est ailleurs, elle n'est pas dans le cœur, elle est le Cœur. L'énergie divine, génératrice de vie, intemporelle et libératrice, descend dans l'être matière, le corps matériel, grâce au bouton de lotus clos qu'est le cœur. Cela implique inexorablement le renversement des sentiments : l'être passe de l'état amoureux à l'Amour, de la chute à la vie.

Les neuf sentiments

« Dieu n'est pas dans le bois, n'est pas dans la pierre, ni dans l'argile - Dieu est dans les sentiments - les sentiments sont la cause de Dieu. » (Vriddha Canakya - 8,12)

Rasa est un nuancier raffiné et harmonique, il teinte toute chose d'infini et de subtilité qui fait que chaque chose est singulière et unique, ne ressemblant à aucune autre. Cet art expressif et plein de finesse regarde l'ensemble des arts indiens (danse, médecine, poésie, musique, philosophie, yoga...). Dans la tradition âyurvédique, il est appliqué dans la phytothérapie (Rasavidyâ) et concerne les grandes lignes directrices de la diététique.

Dans l'art indien, les sentiments s'expriment par le jeu des mains et des yeux. Ils sont plutôt suggérés qu'affirmés, éveillant toute une gamme de sensations en délicatesse et en finesse. Ils sont les paraboles de la parole retenue, ils font allusion, ils imagent, dessinent les émois et les saisissements de l'âme et de l'esprit. Ils sont également savoir-vivre, code de conduite et façon de se comporter dans la vie : ils façonnent les relations humaines.

Rasa est la saveur du cœur qui murmure son affection, il suscite les nuances des sentiments devinés par l'esquisse d'un geste, l'ébauche d'un regard. Rasa dessine l'âme, les oscillations du cœur : le sentiment touche le cœur et est éveillé en lui.

En Inde, la poésie, la musique sont les expressions des sentiments de l'âme humaine. Elles traduisent les Rasa que sont l'amour, le comique, la compassion, le courage, la colère, la crainte, la répulsion, le détachement.

Les Rasa peignent les remous affectifs et les élans émotionnels. Le sentiment amoureux est soufflé, chuchoté : il transparaît, il se laisse effleurer. Le courage, l'héroïsme, la colère, l'impétuosité apparaissent avec force, fougue et puissance. La compassion, la crainte, la sérénité sont évoquées avec douceur, bonté et sympathie. Le sens de l'humour est exagéré pour provoquer le rire. Les Rasa parodient, racontent et content, incarnent, personnifient, décrivent, figurent les passions humaines et divines.

Shringâra est l'amour ou la passion charnelle. Il désigne l'amour sexuel et le sentiment amoureux chargé de sensualité. Il est l'ornement, la parure, les atours, la robe d'apparat, ce qui est orné et joli, agréable à voir et à toucher.

Hâshya est le comique et l'humour. Il désigne ce qui est risible, drôle, le sentiment de joie extrême. Il est le rire, l'éclat de rire, la facétie, les choses cocasses.

Karuna est la compassion et l'émouvant. Il désigne ce qui est pathétique, navrant, touchant, le sentiment d'affliction. Il est aussi le sentiment de compassion pure entre tous les êtres. Il crée l'ensemble des moyens qui nous est destiné pour atteindre la réalisation de Soi.

Vira est le courage et le sentiment héroïque. Il désigne l'homme, le mâle, le héros, le guerrier. Il est l'un des noms d'Agni (le Feu), il est le chef, l'époux, la descendance (mâle) ou encore le fils.

Raudra est la colère et l'impétuosité. Il est Rudra, le « Seigneur des Larmes », la divinité des tempêtes, le médecin magicien, le maître des animaux. Il est la personnification des souffles vitaux nés, nous dit-on, du front de Brahmâ. Identifié à Shiva, il est le feu, la force brute. Il désigne ce qui est violent, sauvage, terrible, funeste, de mauvais présage. Il indique un caractère redoutable ou cruel.

Bhayânaka est la peur et l'angoisse. Il désigne l'appréhension, l'inquiétude, le désarroi, le sentiment de trouble et de crainte. Il est le tourment, l'égarement, l'émotivité exacerbée, la confusion. Il est le reflet du mental agité par les émotions.

Vibhatasa est le dégoût et la répulsion. Il désigne l'écœurement, l'aversion, le sentiment de rejet, la répugnance. Il est également ce qui est sans goût et insipide, la fadeur, l'insignifiant, le douceâtre, le sentiment d'ennui, une personne qui ne trouve pas de goût ou qui a mauvais goût.

Adbhûta est l'émerveillement ou le sens du merveilleux. Il désigne la merveille, les faits étranges, les prédictions, l'enchantement, le magique, le féerique, ce qui est miraculeux, mystérieux, ce qui tient du miracle ou du prodige.

Shânta est la paix et la sérénité. Il est le sentiment de quiétude et de bien-être, ce qui apaise, ce qui calme, ce qui est propice, de bon augure, ce qui est tranquille, sans passions. Il désigne une personne gentille et aimable, la paix intérieure, la réalisation de l'union profonde de toute chose quand il n'y a plus dualité. Il possède aussi le sens de ce qui est cassé, interrompu, ou éteint.

Rasa est une invitation à accepter la dualité exprimée par nos émotions et un désir d'atteindre l'unité en délaissant nos états d'âme. Cette unification, ce retour à notre source, se réalise grâce au sentiment. Rasa est à l'image de ce que nous sommes, il révèle notre être intérieur. Mais, en attendant de parvenir à la réalisation de Soi, à la quintessence (rasa), il nous faut découvrir d'autres rasa. Déjà, nous devons réapprendre à nous nourrir convenablement en ne refusant aucune saveur (rasa), en apportant à notre corps les liquides (rasa) nécessaires à sa pérennité : eau, lait, jus de fruit, potion (tous rasa) ; en soutenant notre esprit à avoir goût pour quelque chose (rasa), un désir (rasa) créatif, lui donner de l'agrément (rasa) ; en affermissant notre caractère (rasa), en reconnaissant notre âme.

2. Les six saveurs indiennes

La saveur n'est pas simplement une mise en valeur du bouquet ou un rehausseur d'arôme. Elle met en jeu une perception sensorielle particulière à chacun d'entre nous, touchant à la fois le gustatif et l'olfactif, ainsi que la qualité thérapeutique de la plante. Elle agit directement sur l'élément (Espace, Air, Feu, Terre, Eau) et le dosha (Vâta, Pitta, Kapha) concernés. En Occident, quatre saveurs sont connues (et reconnues) par nous ; en Chine, il en existe cinq, six en Inde et au Tibet. Chaque saveur tonifie le corps et l'âme, elle vient donner de la « couleur » à l'énergie interne, affecte l'esprit et la force vitale en stimulant l'appétit et la vitalité.

Le siège des saveurs se situe dans la langue. Organe du goût et de la parole, elle est reliée au système digestif, mais aussi à l'ensemble de notre organisme. L'état de la langue[54] comme son examen permet de relever des indications sur nos organes.

Du côté droit de la langue, au fond, se trouvent situés le rein droit, puis le foie (au milieu du côté), et vers l'avant le poumon droit ; du côté gauche, au fond le rein gauche, puis la rate (au milieu du côté), et vers l'avant le poumon gauche ; au centre de la langue, au fond les intestins, ensuite le pancréas, puis l'estomac et enfin le cœur.

La saveur véhicule les mots, les pensées, les sentiments, les arômes, la sensibilité gustative, ainsi que l'histoire culinaire et les habitudes alimentaires des peuples. Ainsi, contrairement aux Orientaux, nous ne sommes capables de reconnaître que quatre saveurs[55]. Ce manque de deux saveurs provient, paraît-il, de notre façon de nous nourrir et de l'utilisation assidue du sel. Effectivement, en Orient, le sel, bien que monnaie d'échange recherchée, est moins employé en cuisine qu'en Occident, cela grâce aux épices (la plupart contenant des sels minéraux) : nul besoin d'en rajouter pour relever les mets ou conserver la nourriture (les épices étant d'excellents conservateurs naturels).

La saveur active les énergies corporelles, psychiques et spirituelles, vivifie l'organisme, réveille la sapience des nourritures, amplifie l'action des principes thérapeutiques des plantes et en ravive la nature (chaude, froide, etc.). Elle

---

54. En Inde, le nettoyage de la langue se pratique chaque matin. A l'aide d'une petite cuillère en argent (ou un grattoir pour la langue), on gratte délicatement le dessus de la langue, ceci afin de stimuler le système digestif (par le biais des nadî qui lui sont reliés), et de retirer ce qui la recouvre (« déchets » issus de la salivation).

55. Les quatre saveurs occidentales sont le salé situé sur le bord avant de la langue ; le sucré sur la partie antérieure ; l'acide sur le bord arrière ; et enfin, l'amer sur la partie postérieure.

accroît le travail qui s'opère au sein du corps lorsque celui-ci absorbe une subsistance (sous quelque forme que ce soit). Ainsi, en phytothérapie âyurvédique, une plante est choisie et donnée en fonction non seulement de ses principes actifs et de son action médicinale (agissant sur le dosha et les éléments), mais aussi en raison de sa saveur (ou ses saveurs), sa nature (sa qualité énergétique thermique) et de son lieu d'action.

Les six saveurs[56] âyurvédiques sont les suivantes : douce (ou sucrée), aigre (ou acide), piquante (ou âcre), amère, salée, astringente (ou âpre).

Madhura* rasa, la saveur douce (ou sucrée)
La saveur douce est constituée des éléments Eau et Terre. Sa nature est froide et rafraîchissante. L'émotion qui lui est associée est le désir. Elle convient bien à Kapha (dilaté et rétracté).

La saveur douce clarifie, donne de l'éclat. Elle soutient le corps, l'assainit, le nourrit et l'apaise en créant une impression de chaleur douce (tiédeur) et de fraîcheur. Elle est l'antidote ce qui nous empoisonne. Elle renforce les tissus vitaux, consolide les os et les répare. Elle diminue le feu digestif. Elle apporte un effet de bien-être et de force. Elle réconforte, calme, rassérène et éveille le mental tout en apportant une sensation de plaisir. Elle est conseillée pour l'entretien de la peau, des cheveux et des sens. Elle agit sur Ojas et augmente le lait maternel.

---

56. Nous retrouvons les six saveurs également dans la médecine tibétaine, qui a su allier très judicieusement l'énergétique chinoise et l'Âyurveda, en introduisant son originalité propre (notamment son approche bouddhique et la richesse de sa pharmacopée traditionnelle).

En excès : elle bouscule l'énergie de la rate (et du pancréas). Elle accroît la prise de poids et peut développer de l'obésité, tout en engendrant une perte d'appétit ainsi qu'un développement anormal du tissu musculaire. Ralentissant le fonctionnement du corps (elle le met en léthargie), elle donne un sommeil excessif, de la lourdeur, favorise la toux et le diabète (par une atteinte au niveau de la sphère rate et pancréas). L'esprit devient inconscient et a des difficultés à se concentrer.

Les plantes de saveur douce : l'ail (graines), l'anis, la badiane, le basilic, la cannelle, la cardamome, la coriandre (feuilles), le clou de girofle, le céleri, le gingembre, la menthe.

Amla* rasa, la saveur acide (ou aigre)

La saveur acide est constituée des éléments Terre et Feu. Sa nature est chaude et échauffante. L'émotion qui lui est associée est l'envie. Elle convient plus particulièrement à la double typologie Kapha (rétracté)/Pitta.

La saveur acide augmente et stimule le feu digestif. Elle aiguise l'appétit et l'esprit, facilite la digestion (notamment la sécrétion de la bile et son arrivée). Elle aide à l'élimination notamment lors de stagnation dans la zone pelvienne due à l'inertie de l'énergie Vâta. Elle rend l'intellect vif et clair. Elle avive l'énergie et la lucidité. Elle fortifie les organes des sens, active la salivation et toutes les sécrétions. C'est une saveur onctueuse qui donne de la légèreté.

En excès : elle trouble l'énergie de l'estomac et provoque l'augmentation de la soif. Elle peut intoxiquer le sang en apportant des ulcérations (sphère stomacale), de l'acidité, des œdèmes, une grande sensibilité dentaire et des troubles oculaires. Elle entraîne un relâchement mental et un ramollissement des chairs et des tissus. Le corps perd de sa force, ceci pouvant déclencher des étourdissements, un gonflement de l'abdomen, une soif difficile à apaiser, des démangeaisons cutanées ou des états fébriles.

Les plantes de saveur acide et aigre : la mélisse, l'oseille, la rhubarbe, la tomate.

Katu* rasa, la saveur âcre (ou piquante)

La saveur âcre est constituée des éléments Air et Feu. Sa nature est chaude et échauffante. L'émotion qui lui est associée est la colère. Elle convient bien à la double typologie Vâta/Pitta.

La saveur âcre stimule l'appétit, améliore les capacités gustatives et augmente le feu digestif. Elle facilite la digestion et l'absorption nutritionnelle. Elle sèche l'humidité des aliments, en évitant les stagnations « liquides ». Elle ouvre et dilate les canaux, nettoie et purifie l'organisme (notamment le sang) en favorisant l'évacuation des déchets et en éliminant les caillots sanguins. Elle occasionne des sensations de brûlure au niveau buccal, développe les sécrétions des yeux, du nez et de la bouche. Elle fortifie le corps. Elle enflamme l'esprit et redonne de l'ardeur.

En excès : elle perturbe l'énergie du cœur. Elle augmente fortement la transpiration et la soif, excite la chaleur interne en provoquant vertige, évanouissement, brûlure au niveau de la gorge, de l'estomac et des palpitations cardiaques. Elle abaisse la force et diminue le tissu reproductif, entraînant des tremblements, des contractions (crampes, contractures) ainsi que des douleurs dans le dos et à la taille. Elle renforce le terrain spasmodique de Pitta.

Les plantes de saveur âcre et piquante : tous les poivres et piments, l'ail (racine), l'aneth, l'anis, la badiane, le basilic, la cannelle, la cardamome, la carotte, le céleri (graines), le clou de girofle, la coriandre (graines), le cumin, le curcuma, l'estragon, le fenouil, le gingembre, l'oignon, la moutarde (graines).

Tikta* rasa, la saveur amère

La saveur amère est constituée des éléments Espace et Air. Sa nature est froide et rafraîchissante. L'émotion qui lui est associée est la peine. Elle convient à Vâta.

La saveur amère, par son piquant, favorise les autres saveurs en les mettant en valeur, elle les fait ressortir. Elle aiguise le goût. Elle apaise ce qui irrite, adoucit les sensations de brûlure corporelle. Elle sèche les humidités en surplus notamment celles se trouvant en excès dans le tissu adipeux, les fèces, l'urine ou encore les muscles. Elle élimine ce qui intoxique : elle est antitoxique et bactéricide. Elle aide à voir plus clair, elle clarifie les idées en nous faisant percevoir les choses telles qu'elles sont.

En excès : elle dérange l'énergie des poumons. Elle augmente la sécheresse du corps, accentue l'émaciation et la rugosité cutanée. Elle diminue la moelle osseuse (et la semence masculine), provoque un épuisement des tissus vitaux. Elle prédispose aux pertes de connaissance et peut faire perdre la perception du goût.

Les plantes de saveur amère et piquante : l'ail (feuille), la carotte, le céleri, la coriandre (graines), le cumin, le curcuma (racine fraîche), l'estragon, le fenugrec (graines), la gentiane, le gingembre, la moutarde.

Lavana* rasa, la saveur salée

La saveur salée est constituée des éléments Feu et Eau. Sa nature est chaude et échauffante. L'émotion qui lui est associée est la jalousie. Elle convient à Pitta comme à la double typologie Pitta/Kapha (dilaté).

La saveur salée rend robuste. Elle renforce le corps en pénétrant les tissus vitaux. Elle lève les obstructions des canaux énergétiques en les dégageant ainsi que celles se produisant au niveau des pores de la peau. Elle agit sur la salivation et l'activité digestive qu'elle augmente. Elle soutient la digestion, a une action laxative et antispasmodique. Elle lubrifie l'organisme, fait transpirer. Elle rend l'esprit franc et droit et améliore la perception gustative : toutefois avec un bémol, car sa tessiture est lourde et elle annule les effets des autres saveurs.

En excès : elle gène l'énergie des reins et peut perturber l'élément Eau qu'elle retient, dérangeant ainsi l'écoulement naturel des liquides organiques notamment le flux sanguin. Elle engendre des troubles de la circulation sanguine, fait décroître la force du corps. Elle aggrave les maladies de peau, favorise l'apparition de boutons ainsi que toutes les éruptions cutanées. Chez Pitta, elle ouvre la porte à l'hypertension.

Les plantes de saveur salée : l'ail (extrémité), le curcuma, le fenouil.

Kasâya* rasa, la saveur astringente

La saveur astringente est constituée des éléments Air et Terre. Sa nature est froide et rafraîchissante. L'émotion qui lui est associée est la peur. Elle convient plutôt à la double typologie Vâta/Kapha (rétracté).

La saveur astringente est sédative et modère la digestion. Elle met l'organisme au ralenti et le corps en repos. Elle nettoie le sang, absorbe l'humidité interne naturelle. Toutefois, son âpreté peut créer une sensation d'étouffement en perturbant le sens gustatif. Elle est coagulante et encourage la vasoconstriction. C'est une saveur sèche, rude et de « dépouillement » qui peut endommager l'eau (les liquides de l'organisme), elle sèche les graisses. Elle permet de réfléchir, donne à l'esprit le goût de l'étude, du silence intérieur et de la réflexion. C'est une saveur rare.

En excès : elle perturbe le gros intestin et l'intestin grêle. Elle constipe et bloque les émonctoires. Elle apporte de la distension tissulaire, ainsi que l'obstruction de la parole par sécheresse de la bouche. Elle peut diminuer la perception du goût. Chez Vâta, elle peut aussi nuire au cœur car elle touche directement le système cardio-vasculaire et respiratoire.

Les plantes de saveur astringente : l'ail (tige), la cannelle (tiges et jeunes branches), le cumin, le curcuma, la grenade, les pois chiches, la banane.

Le jeu des saveurs et des dosha

« Nous sommes ce que nous mangeons. » (Krishnamurti)

Dans la philosophie de l'Inde ancienne, les nourritures sont primordiales pour entretenir le corps, l'esprit et l'âme. Lorsque nous parlons de nourritures, cela dépasse la simple sphère alimentaire, bien que l'acte de la nutrition soit considéré comme essentiel pour le bon fonctionnement de notre organisme. Tout est nourriture : le tourment du vent, le chant d'un oiseau, le bruissement des feuilles d'un arbre, le souffle de la lumière, la fleur cueillie, le regard échangé, la psalmodie des incantations, la déclinaison d'un poème, le premier cri de l'enfant venu au monde, les gouttes de pluie…

En nous nourrissant, nous absorbons l'énergie issue du Vivant. Notre corps transforme, à son tour, celle-ci en énergie potentielle, vitale et indispensable non seulement à notre corps physiologique mais aussi à notre esprit et à notre âme. Nous ne mangeons pas seulement des aliments, mais également de l'air, des sons (musique, bruit, cri, parole, vibration...), des souffles (respiration, pulsation, spasme...), des mouvements (corporels : marche, posture... et environnementaux), du climat, des relations humaines, etc. La pensée indienne a surtout insisté sur un point fondamental : notre état de bien-être comme de mal-être provient de la qualité de l'énergie que nous nous approprions. Si nous nous nourrissons sans prêter attention à ce que nous absorbons, si nous vivons et sommes nous-même dans la colère, l'agressivité, les idées sombres, l'envie, la jalousie, nos nourritures seront de même essence : amères, violentes, sordides, égoïstes, rendant nos pensées et notre ouverture à la vie terriblement étroites et limitées.

Les saveurs interagissent *avec* et *sur* les cinq éléments et leurs qualités (guna), les constitutions (dosha) et les tissus vitaux (dhâtu). Elles vitalisent le corps, stimulent les cinq sens et vivifient l'esprit. Leur action tonifie plus particulièrement les perceptions gustative et olfactive en les ouvrant et les aiguisant. Elles facilitent le travail thérapeutique de la plante, en opérant une véritable alchimie intérieure.

Les saveurs douces (sucrées), aigres (acides) et salées ont une action anabolique, c'est-à-dire qu'elles agissent lors de la première phase du métabolisme[57], de la transformation des aliments (matériaux nutritifs) en tissu vivant.

- Le *doux* accroît Kapha : il augmente les éléments Eau et Terre (liquides et solides : tout ce qui est tissu de soutien)

57. Le métabolisme est l'ensemble « des modifications chimiques qui ont lieu dans l'organisme, destinées à subvenir à ses besoins en énergie, à la formation, à l'entretien, à la réparation des tissus, à l'élaboration de certaines substances (hormones, enzymes, anticorps etc.). » (*Dictionnaire des termes de médecine,* Garnier Delamare, éditions Maloine).

ainsi que l'énergie, notamment au niveau des tissus musculaires. Il stimule les cinq sens en les vitalisant.

Il diminue Vâta et Pitta : il calme les éléments Espace et Air. Il abaisse le Feu digestif, en apaisant les sensations de brûlures.

- L'*aigre* et le *salé* réduisent Vâta, élèvent Pitta et Kapha. L'aigre consolide le corps, apporte une sensation de chaleur interne lorsqu'il est absorbé. Il développe la perception gustative et active le feu digestif. Le salé soutient la digestion en retenant l'eau (contenue dans les aliments), apportant ainsi de l'humidité à l'organisme. Il aide le corps à dissoudre les amas (mucosités, toxines), ouvre les canaux naturels en liquéfiant les stagnations liées au flegme.

Les saveurs piquantes (âcres), amères et astringentes ont une action catabolique, c'est-à-dire lors de la transformation en énergie des matériaux nutritifs ayant été assimilés par les tissus vitaux, qui est une autre phase du métabolisme.

- Le *piquant* atténue Kapha ; il amplifie Vâta et Pitta. Il lève les obstructions énergétiques dans les canaux, désengorge le corps, le rendant plus fluide et lui apportant de la chaleur. Il amplifie le goût, intensifie le feu digestif, active la digestion. Il purifie le corps, aide à l'élimination, stimule les émonctoires.

- L'*amer* et l'*astringent* abaissent Pitta et Kapha ; ils intensifient Vâta. L'amer anéantit les toxines, apporte du froid (ou du frais) au sein de l'organisme. Il agit sur l'intelligence qu'il accroît. Il active l'appétit, favorise la digestion et détoxifie l'organisme. *L'amer* sert les autres saveurs en leur permettant de développer leur action. *L'astringent* est sédatif, il apaise les fonctions organiques.

Les saveurs piquantes, aigres et astringentes augmentent plus particulièrement Pitta (Feu - Eau).

3. La phytothérapie indienne : Rasavidyâ ou la connaissance des plantes

L'Âyurveda a développé de façon importante l'usage des Simples. La plante est regardée comme l'âme de la Terre, elle en transmet la substance énergétique et la puissance vitale. Elle est un être vivant au même titre que l'être humain ou l'animal. Elle possède des capacités à agir et à toucher à la fois le corps, l'esprit et l'âme. Elle modifie le terrain constitutionnel de la personne, transforme la maladie et, en aidant le corps à se guérir, transcende les troubles venus perturber le psychisme, déséquilibrant ainsi la relation de l'être à Soi.

Dans le Rasavidyâ*, on considère que toute plante présente six modes d'action déterminants : nous avons *Dravya** définissant la substance élémentaire de la plante (ou de l'une de ses parties) ; *Guna*, sa qualité énergétique (comprenant ses principes actifs) ; *Rasa*, l'essence et la saveur propres à chaque plante ; *Vipâka**, ses effets post-digestifs (chaque plante modifiant ses propriétés après avoir été assimilée) provenant de sa saveur ; *Vîrya**, sa potentialité (action thérapeutique, nature thermique et énergie) ; *Prabhâva**, son action spécifique (lieu d'action) et ses propriétés cachées (occultes) ou spirituelles.

Les différents modes de préparation des plantes selon la tradition indienne

L'Âyurveda connaît différents modes de préparation des plantes, regroupés en quatre catégories : les extraits (Kasâya*) comprenant les jus frais, sucs, poudres, pâtes, décoction, macération, infusion ; les préparations à base d'huiles végétales ou de graisses animales ; les préparations fermentées tels les vins médicinaux et les fermentations de décoction (Arishta*) ; les différentes confections (Avaleha*) : gelée, confiture (confit), confiserie ainsi que les pilules, sirops…

Les *pilules* (gutikâ*) ainsi que les *comprimés* (vati) sont élaborés à partir de décoction.

Les *confections* telles que la confiture (confit), la gelée et les confiseries sont réalisées à partir de plantes fraîches (entière, ou une partie) ; elles auront un effet tonique et régénérant.

Le sirop à base d'épices sert de sucre ou de miel et est utilisé comme support à la poudre ou la pâte.

Le *vin médicinal* est une boisson fermentée, à base de levure et de jus frais de plante ou de décoction de plante fraîche (Âsava*). La fermentation peut durer jusqu'à plusieurs mois, selon la plante choisie.

L'*huile* et le *beurre médicinaux* sont confectionnés selon un procédé similaire. Trois composants sont utilisés : un élément liquide (décoction, extrait frais de plante, etc.), une poudre, une huile ou du beurre clarifié (ghrita*). Les proportions, en général, sont les suivantes : une part de poudre pour quatre parts d'huile ou de beurre et seize parts de liquide. La poudre est mélangée avec la décoction ou le jus, puis est ajouté l'huile ou le beurre. La préparation obtenue est ensuite chauffée en remuant jusqu'à évaporation du liquide (eau). Cela peut demander d'un à cinq jours selon les ingrédients et la quantité voulue.

Il existe cinq modes principaux à base de **plantes fraîches.**

- *Svarasa**, le jus frais (ou le suc) de la plante. La méthode traditionnelle est de broyer la plante au moyen d'un pilon puis de filtrer le jus à travers un tissu fin.
- *Kalka**, la pâte de la plante préparée à partir de la pulpe écrasée, mais elle peut être également réduite en poudre. Elle peut être, ensuite, mélangée avec du miel (liquide ou solide), du beurre clarifié ou de l'huile.
- *Kvâtha**, la décoction (chaleur de 100°, voire plus). La plante est mise à bouillir dans de l'eau déjà portée à ébullition. Elle est cuite à feu doux jusqu'à réduction aux 3/4 de sa quantité initiale en eau. La décoction s'applique principalement aux racines, rhizomes, tiges, écorces, baies et certains fruits.
- *Phânta**, l'infusion chaude, sans feu : l'eau chaude est versée sur la plante. Elle concerne plutôt les feuilles et les fleurs (entières), les pétales ou les sommités fleuries. La plante peut infuser environ 30 minutes, mais cela peut aller jusqu'à 12 heures, selon la prescription.
- *Hima**, l'infusion froide ou macération à froid. La plante est laissée à tremper dans de l'eau froide de une heure à une nuit en règle générale.

D'autres modes préparatoires concernent plus particulièrement les **plantes séchées.** Les principaux sont :

- *La décoction de lait.* La plante est mise à cuire directement dans du lait frais entier. Le lait[58] permet d'intensifier l'action tonique et nutritive des plantes. Il présente des propriétés adoucissantes, apaisantes, sédatives et rafraîchissantes. Il est l'antidote de certains toxiques lorsqu'il est employé avec des plantes de nature chaudes et/ou piquantes (gingembre par exemple).

- *La poudre* (*churna**), également appelée broyat (broyage à froid). Elle peut être mélangée avec du beurre clarifié, de l'huile, du miel, du sucre non raffiné, du lait ou de l'eau. La plante broyée agit très rapidement, elle sera plutôt utilisée dans les cas aigus ou les moments de crise car elle va agir sur la sphère gastro-intestinale et sur le plasma.

Comment choisir la plante appropriée : le choix d'une plante (pour le détail, vous reporter à chaque monographie de plante) à des fins thérapeutiques ne s'opère jamais au « feeling » ni à partir d'une impression intuitive. Les principes actifs qui composent la plante sont souvent toxiques (je rappelle que, paradoxalement, c'est justement la toxicité qui fait l'efficacité curative de la plante). La sélection d'une plante pour (se) soigner doit être adaptée aux symptômes et parfaitement appropriée au tempérament de la personne.

Pour éviter les erreurs comme les effets nocifs, il vaut mieux utiliser une seule plante à la fois. Cela permet de bien connaître les réactions de la plante sur le corps. Nous savons ainsi où nous allons, et quels sont véritablement les résultats produits sur l'organisme.

Les plantes présentées dans ce chapitre peuvent se trouver dans les épiceries indiennes (chinoises, réunionnaises ou

58. Le lait (vache, brebis, chèvre) est très prisé en Inde. Il est considéré comme la nourriture privilégiée de l'âme, avec le miel, les fruits et le pain. Il n'est pas considéré comme toxique ni poison, ni responsable de certaines maladies. Au même titre que la viande (recommandée pour soigner nombres de pathologies), il est extrêmement utilisé en thérapeutique.

antillaises) ou en herboristerie (plantes séchées). Mais si vous le pouvez, cueillez vous-même vos plantes, utilisez-les fraîches dans la mesure du possible : c'est ainsi que vous aurez le meilleur résultat. Et privilégiez les plantes sauvages à celles cultivées.

Les règles de posologie : contrairement à ce que certains prétendent, la posologie est essentielle. Elle est l'une des clés de la valeur et de l'action thérapeutique de la plante.

À faible dosage, une plante peut se révéler inefficace ou sans effet, à haute dose ou sur le long cours, certaines plantes peuvent se révéler très toxiques. Il y peu de différence entre le dosage exact, correct et efficace, et la toxicité.

Pensez également à l'interaction entre les médicaments chimiques et les plantes ; il y a parfois des problèmes de compatibilité.

Les quantités moyennes conseillées pour une grande tasse d'eau :

- 1 cuillère à café : 4 g.
- Décoction : dc 6 à 8 g.
- Infusion : de 3 à 4 g.
- Poudre : 1 g.

- *La décoction* : de préférence, les parties « dures » de la plante (racines, tiges, graines, écorce).

Mettre la partie de la plante choisie dans de l'eau portée à ébullition, réduire le feu et laisser réduire environ 1/3 du liquide. Boire chaud, à petites gorgées. Sans ajouter d'édulcorant, sauf cas spécifiques.

- *L'infusion* : sont concernées plus particulièrement les parties « tendres » de la plante (feuilles, fleurs, sommités fleuries).

Porter l'eau à ébullition, puis ajouter les parties choisies. Laisser infuser de 5 à 10 minutes (selon votre goût). Boire chaud, à petites gorgées. Sans ajouter d'édulcorant. Celui-ci dévie l'action thérapeutique de la plante.

L'infusion et la décoction peuvent être utilisées l'une après l'autre.

- *En poudre* (moudre de préférence au moment de l'utilisation) : selon la plante choisie, en général de 0,25 g à 5 g par jour.

Préparation particulière pour la poudre :

- En décoction : 1 g de poudre de l'épice ou de l'aromate choisi. Porter la valeur d'une grande tasse d'eau à ébullition. Verser la poudre, laisser bouillir de 1 à 3 minutes. Puis éteindre le feu, laisser reposer la poudre au fond de la tasse (1 à 2 minutes environ). Boire le matin à jeun, chaud et à petites gorgées. Conserver la poudre au fond de la tasse, pour le soir : recommencer la même opération. Boire avant de dormir, chaud et à petites gorgées. Le matin, cela aura un effet tonique et stimulant, le soir un effet adoucissant et astringent, en plus des propriétés thérapeutiques propres à la plante.

En Inde comme en Chine, les plantes utilisées une première fois sont conservées et employées une deuxième fois, voire trois ou quatre fois. Cela permet au végétal de développer l'intégralité de ses composants actifs et d'effectuer un travail complet dans l'organisme.

- En jus frais : en boisson (extrait de plante) : en général, 20 g par jour. De préférence à préparer au moment de la prise du jus.

De façon traditionnelle : pour l'ail, l'aneth des Indes, le basilic exotique, le céleri (branches), l'estragon, le gingembre, l'oignon, le persil simple.

Prendre la plante fraîche, la découper finement puis la presser dans un torchon blanc et fin. Au mixer pour l'ail, l'aneth des Indes, le basilic exotique, la carotte, le céleri, l'estragon, le gingembre, la livèche, l'oignon, le persil simple. Vous pouvez aussi les écraser au marteau de bois ou au presse-purée manuel.

- En pâte : idéale pour les cataplasmes, les compresses, les applications locales en enveloppement. La pâte se conserve très bien au frais, dans un bocal en verre.

Avec la plante fraîche : écraser au mortier les graines (semences) et bulbes (racines, rhizomes) jusqu'à l'obtention d'une pâte. Puis la rouler à l'état de pilule. Pour l'ail, l'anis vert, la cardamome, la coriandre, le cumin, le curcuma, le gingembre, la girofle, la nigelle, le poivre.

Avec la plante sèche : procéder de la même manière en ajoutant un peu d'eau de source frémissante. Même mode d'utilisation. Peut servir de base à l'infusion ou la décoction.

La phytothérapie entre pour une part importante dans la médecine indicnne. Les plantes sont certainement le meilleur moyen d'entretenir sa santé. Elles sont sans effets secondaires (si la posologie est respectée) et sans risque de déclencher une maladie iatrogène (engendrée par les médicaments de synthèse). Elles sont de grandes protectrices du corps. Régulatrices, équilibrantes, elles réharmonisent un organisme en désordre, adoucissent les chagrins, effacent les douleurs. Elles sont faites pour soigner le corps, l'esprit et l'âme. Vous devez prendre le temps de comprendre la cause de votre mal-être (pourquoi faites-vous cette maladie-ci et non une autre) et découvrir et prendre la plante qui vous est parfaitement semblable. Celle-ci sera tout à fait adéquate pour vous aider et résoudre la perturbation en douceur, sans à-coups, comme de rééquilibrer durablement votre harmonie intérieure.

Les principes actifs des plantes (vous reporter au guide thérapeutique pour le détail des principes actifs) : chaque plante est porteuse de plusieurs prédispositions thérapeutiques. Le choix de telle ou telle plante s'opère en fonction des capacités qui nous intéressent : énergie (nature thermique), saveur, principes actifs (potentialité), que la plante va développer en fonction de son mode de préparation. Il est donc essentiel de connaître en premier lieu les grandes familles de composants actifs. C'est grâce à eux que la plante va déployer telle aptitude curative plutôt que telle autre. Les qualités (substances) des plantes ne font rien à l'aveuglette, chacune d'elles a une direction médicinale particulière.

Les principes actifs des plantes indiquent qui elles sont, comment elles fonctionnent et peuvent travailler au sein de l'organisme. Ils sont une façon de décoder le langage chimique naturel de la plante.

4. Présentation des monographies

33 plantes choisies parmi les plantes (fruits, arbres, fleurs, épices) traditionnelles de la pharmacopée âyurvédique, toutes originaires d'Inde, vous sont proposées sous forme de fiches thérapeutiques.

Vous sont ainsi présentées l'Ache des marais, l'Acore, l'Ail, l'Aloès, le Basilic, la Berce, la Cannelle, la Cardamome, la Coriandre, le Cumin, le Curcuma, le Fenugrec, la Fève de Malac, la Garance, le Genévrier, le Gingembre, l'Hibiscus, le Jasmin blanc, le Lotus, la Mangue, le Margousier, la Moutarde noire, la Muscade, le Myrobolan, la Myrrhe, la Myrte, le Nard, la Nigelle, la Patience, le Poivre long, la Rose, le Safran, le Sésame.

La plupart d'entre elles sont implantées en Occident depuis plusieurs centaines d'années, certaines sont communes à nos deux cultures, d'autres méconnues ou moins habituelles. Toutefois, il est désormais aisé de se les procurer ici. Donc, il vous sera facile de les découvrir, de les goûter et de les apprécier. Vous pouvez même cultiver vous-même certaines d'entre elles, notamment les fleurs, certaines épices et les herbes aromatiques.

La présentation des monographies vous expose l'usage de la plante selon la phytothérapie de l'Inde. Les plantes sont présentées en fonction de leurs principes actifs, la partie utilisée, leur lieu d'action, leur énergie et saveur ainsi que les dosha concernés. Sont également indiqués mode d'utilisation et posologie, précautions d'emploi et contre-indications éventuelles. Ces indications sont à respecter, car elles relèvent d'une véritable expérience de terrain, une pratique réelle et parfaitement éprouvée.

Lieu d'action
Indique le nadî recevant l'action de la plante. Chaque nadî correspond à un mouvement d'énergie et un organe particulier. Activer les marma sur cette zone organique par des massages peut renforcer l'action de la plante.

Énergie
Désigne la nature de l'énergie : elle peut être chaude, froide, tiède, fraîche, échauffante, rafraîchissante.

Saveurs

Je vous renvoie au début du chapitre pour le détail des saveurs.

Dosha

En premier (1.) sont indiqués les dosha (Vâta, Pitta, Kapha) directement concernés par l'action de la plante. En second (2.), est précisée l'action énergétique touchant plus particulièrement un dosha (souvent composé de deux dosha) : soit l'action l'augmentera (+), soit elle l'apaisera, soit elle le diminuera (-).

Mode d'utilisation en phytothérapie

- En poudre : broyer les plantes est l'une des façons les plus aisées pour obtenir le poids voulu, la facilité d'utilisation de la plante. Elle se fait au moment d'employer la plante. La poudre est la préparation commune usitée en Asie. Je l'utilise moi-même lors de mes préparations.

- Jus frais : à presser au moment de la prise de la plante.

- Graines ou semences : fraîches (sauf indication contraire) ou en poudre

- Fleurs : en infusion

- Pétales : en infusion ou en extrait hydromellique

- En teinture mère[59] (T.M) : en synergie avec l'eau de la décoction tiède de la plante (avec de très bons résultats)

Dosage, posologie, durée de prise

Le dosage est donné selon la composition de la plante (principes actifs) et correspond à sa toxicité.

La posologie ainsi que la durée de la prise de la plante ont été établies selon les données usuelles de l'Âyurveda et d'après l'expérience acquise au fil des années.

59. Teinture-Mère : préparation homéopathique, connue en Inde et utilisée couramment. Toutefois, toutes les plantes n'existent pas en T.M.

En règle générale, en phytothérapie une plante n'est jamais à utiliser sur de longues durées. Il vaut mieux faire des cures brèves (de 10 à 20 jours), mettre le corps au repos, puis reprendre de nouveau.

Contre-indication et précaution d'emploi
Les contre-indications correspondent à une réalité thérapeutique et clinique.

Ache des marais

Apium graveolens

Nom indien : Ajowan
Nom sanscrit : Yavanî, Ajamôdâ
Nom commun : Amni des Indes, persil du marais, céleri à côtes
Famille : Apiacée (Ombellifère)
Origine : Sud de l'Iran
Principes actifs : *Racine* : très riche en *sels minéraux et oligo-éléments* : brome, fer, cuivre, zinc, phosphore, manganèse, calcium, et en *vitamines* : B, C (10 mg pour 100 g). Acide folique, glucides (8,5 %), cellulose (4,2 %), caroiténoïdes.
Partie utilisée : graines, racines
Lieu d'action : rein, foie, vessie
Énergie : fraîche, chaude
Saveur : piquante, amère, douce
Dosha : 1. Vâta, Kapha. 2. Kapha/Vâta -, Pitta +

Propriétés thérapeutiques

Stimulant d'Agni (les feux digestifs), diurétique, l'ache des marais aiguillonne le tonus intestinal et les fonctions rénales. Il est dit que « l'Ajowan seul aide à digérer cent sortes de nourriture. » Apéritif, carminatif et tonifiant digestif, il se trouve tout particulièrement conseillé dans l'insuffisance hépatique et les troubles digestifs accompagnés de ballonnements. Antiseptique urinaire, anti-inflammatoire, il est également utilisé dans les affections rénales telles que les cystites, les néphrites ou pour régulariser le taux d'albumine.

Bon expectorant aux qualités antiseptiques, il possède des propriétés respiratoires et agit très bien lors de toux, dans les états grippaux, la bronchite ou dans tous désordres respiratoires, notamment chez les sujets Vâta. Alcalinisant, il présente des propriétés antirhumatismales.

Modificateur de terrain, anti-oxydant, il élimine toutes les toxines (Âma) et revivifie la force vitale (Prâna). Reminéralisant, c'est un anti-asthénique. Il dymanise l'esprit, renforce les capacités cérébrales et notamment la concentration. Apaisant, relaxant, il favorise le repos et une bonne qualité de sommeil.

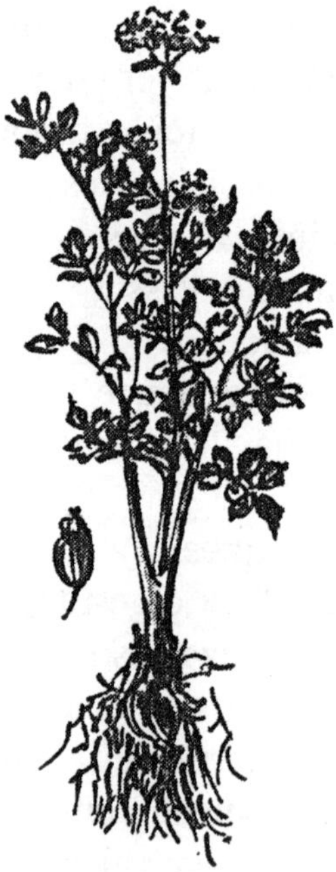

Mode d'utilisation et posologie

Poudre, graines

Décoction

Infusion

- En poudre, en décoction : 1 cuillère à café mélangée avec un jus de citron vert, une pointe de graines de fenouil et de gros sel marin, pour renforcer le tonus intestinal.
- Infusion : une cuillère à café de graines, 2 à 3 tasses par jour. Pour le sommeil : une tasse avant de se coucher.

En usage externe :
Feuilles ou poudre en application locale pour les œdèmes des chevilles, les migraines et les dermatoses.

Posologie : jusqu'à 20 g par jour (pour un litre d'eau)

Contre-indication ou précaution d'emploi
À éviter l'été, durant la grossesse ou en cas d'hyperacidité, lors de nausée, chez les enfants de moins de deux ans.

Acore

Acore calamus

Nom indien : Vekhanda, Gôrbâcc
Nom sanscrit : Vâcha (parole, Verbe), Ugragandhâ
Nom commun : Roseau odorant, canne aromatique, jonc odorant
Famille : Aracée
Origine : Himalaya
Principes actifs : Asarone (essence aromatique amère légèrement toxique), tanins, principes amers, mucilages.
Partie utilisée : Rhizome
Lieu d'action : foie, estomac, intestin grêle
Énergie : chaude

Saveur : amère, piquante
Dosha : 1. Vâta, Kapha. 2.Vâta/Kapha -, Pitta +

Propriétés thérapeutiques
Plante des marais ; antidote majeur de toutes les substances toxiques, l'acore est un excellent tonique amer, stimulant les glandes digestives, tonifiant la rate. Il nettoie profondément un organisme encrassé, engorgé ou aux fonctions digestives lentes, accompagné de sueur à odeur forte (ou aigre), d'œdème et d'une peau blafarde. L'acore ouvre les voies émonctorielles ainsi que les canaux subtils. Il permet que les liquides internes circulent correctement. Il encourage l'évacuation des déchets contenus dans les muqueuses et agit de manière remarquable dans les paresses endocriniennes.

Diurétique, il est souverain dans tous les troubles gastriques (ballonnements abdominaux, nausées, brûlures gastro-œsophagiennes) et agit de façon efficace dans l'atonie, l'ulcère de l'estomac, les nausées, l'arthrite, la goutte. Il travaille sur le terrain en le corrigeant. Tonifiant du tube digestif, échauffant, il dissipe les glaires retenues dans l'estomac et l'intestin. Il favorise la sécrétion de toutes les glandes endocrines, l'écoulement des règles (notamment dans les règles insuffisantes).

Reconstituant des personnes amaigries, il est utilisé dans le rachitisme, les problèmes de pauvreté osseuse, dans les contusions osseuses, la déminéralisation ou en cas de difficulté à fixer le calcium lors de la croissance (chez les enfants).

L'acore est reconnu, en Inde, pour les qualités suivantes : il augmente les capacités intellectuelles, apaise la nervosité, tranquillise l'esprit. Très prisé par les yogî, il amène la personne vers une quête intérieure, transmue l'énergie sexuelle en énergie spirituelle. Il régénère le cerveau et le système nerveux car il agit puissamment sur l'irrigation des canaux et vaisseaux. Il affine la vigilance, les perceptions sensibles et accroît la mémoire. C'est aussi un antifatigue. L'acore, de plus, est recommandé comme remontant lors de choc émotionnel violent, de contrariété soudaine ou de tendance dépressive. Il atténue les palpitations cardiaques, les spasmes émotifs ou la toux nerveuse.

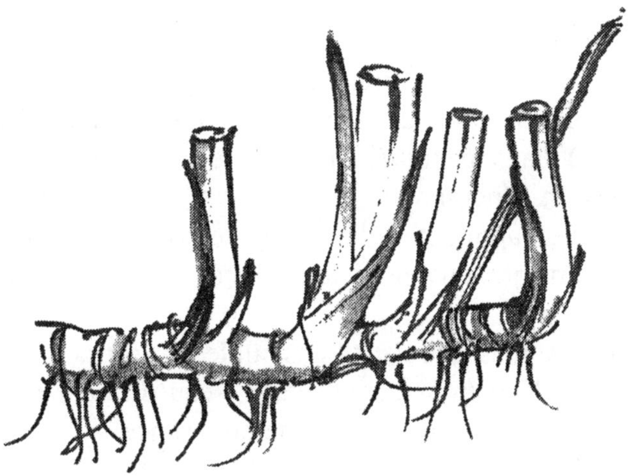

Mode d'utilisation et posologie

Infusion
Poudre, racine sèche
Décoction
Décoction de lait
Teinture mère (T.M)

- En infusion, la racine sèche : 5 g pour 1/2 litre d'eau, 3 tasses par jour ; ou 1 cuillère à café pour une grande tasse d'eau. Amener à ébullition puis laisser infuser 10 minutes, 2 à 4 tasses par jour. Pour atténuer les difficultés digestive : asssocié au gingembre frais (1/2 rondelle), 2 g d'acore pour une tasse d'eau bouillie et tiédie, avec un peu de miel.

- En teinture mère : 50 gouttes deux fois par jour, diluées dans un peu d'eau. Avant les repas, en cure brève de 10 jours (ou 2 fois 5 jours, avec une interruption de 5 jours entre les deux cures).

En usage externe :

- En compresse, application locale : 20 g pour un litre d'eau, en décoction (ajouter la pâte pour renforcer l'action de l'acore), dans les tuméfactions osseuses et les problèmes osseux en général.
- En pâte : en application locale sur les zones douloureuses dans l'arthrite, ou sur les tempes pour soulager le mal de tête.
- En huile de massage : sur l'ensemble du corps.
- En bain : décoction d'acore dans l'eau du bain pour les enfants ayant des problèmes de croissance.

Posologie : 0,25 à 5 g par jour

Contre-indication et précaution d'emploi

Pas à haute dose ni sur le long cours. L'acore est hallucinogène. Elle aggrave l'hypertension et les tendances à saigner chez Pitta (tempérament bilieux).

AIL
Allium sativum

Nom indien : Garlic
Nom sanscrit : Rashôna[60]
Nom commun : Rose puante
Famille : Liliacée
Origine : Asie centrale
Principes actifs : sélénium, vitamine B, principes antibiotiques (allicine, garlicine), glucoside sulfuré, huile volatile, silice, iode, soufre, flavonoïdes.
Partie utilisée : bulbe
Lieu d'action : rate, poumon, estomac
Énergie : chaude, tiède
Saveur : piquante (racine), amère (feuille), astringente (tige), salée (extrémité), douce-sucrée (graines)
Dosha : 1. Vâta, Kapha. 2. Vâta/Kapha -, Pitta +

Propriétés thérapeutiques

Antibiotique naturel exceptionnel et puissant antalgique, l'ail est un remarquable stimulant et tonifiant du système immunitaire. Il dégage le mental, libère l'esprit en lui apportant fluidité et lucidité, il chasse la mélancolie, assouplit la rigidité cérébrale. Apaisant, il diminue la pression sanguine, tend à lénifier la pensée. Tonique digestif majeur, il disperse les amas alimentaires, active la digestion notamment lors d'intoxication par les crustacés. Diurétique, apéritif, il est aussi vermifuge et bactéricide ; il est utilisé dans les dermatoses, en cas de vers parasitaires. C'est un très bon antiseptique au niveau des intestins (spasmes intestinaux) et des

60. Rashôna (sanscrit) : « manque une saveur » (en effet l'ail ne contient pas la saveur acide).

poumons. Rajeunissant essentiel des os et des tissus nerveux, c'est un important rééquilibrant du système glandulaire. Dans les traités médicaux traditionnels orientaux (Inde et Chine notamment) ainsi que dans l'*Histoire Naturelle* de Pline l'ancien (23 avant n.e-79), l'ail est préconisé lors de tumeurs « suspectes » et comme préventif dans le cancer. Stimulant opératoire et fortifiant des glandes surrénales, il ravive l'énergie vitale. Il est recommandé dans les problèmes cardio-vasculaires : hypotenseur (dans l'hypertension), vasodilatateur des artérioles et des capillaires, il abaisse le taux de cholestérol et active la circulation sanguine ; il chasse les impuretés du sang (*à prendre en décoction avec le curcuma, en cure de 10 jours, une fois par mois, sur le long cours*). Il ralentit le pouls, apaise les tensions internes suite à des excès (alimentaire, idéation, hyperactivité, alcool...). Il agit très bien lors de fatigue cardiaque (s'interroger sur la joie et le goût de vivre, la relation avec les nourritures).

L'ail possède un *champ d'action très large* : ses vertus thérapeutiques sont immenses, et il a été reconnu par l'ensemble des médecines traditionnelles comme l'une des plantes d'exception de la pharmacopée. Il est ainsi employé avec succès dans les maladies infectieuses (épidémie grippale, typhoïde, diphtérie) et les affections pulmonaires (bronchite chronique, tuberculose, grippe). Modificateur des sécrétions bronchiques (asthme), il agit de façon remarquable dans les déséquilibres glandulaires (action directe sur la congestion de la lymphe), les troubles circulatoires accompagnés de spasmes vasculaires, les atteintes rhumatismales (goutte, arthrite) avec névralgies, l'œdème des jambes avec ulcération, les abcès froids ou encore les kystes.

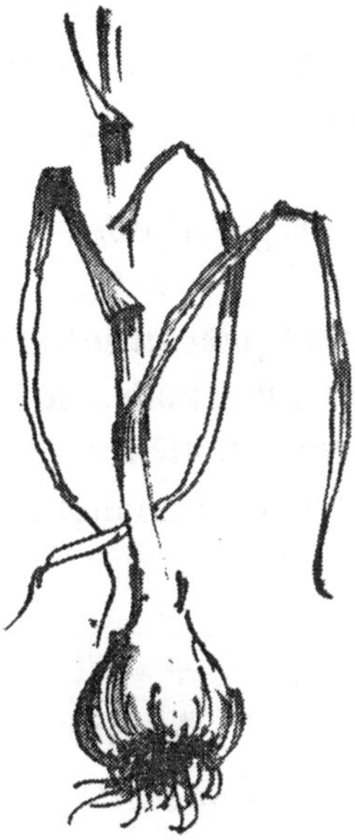

Mode d'utilisation et posologie

Teinture mère (T.M)
En poudre, en décoction
Infusion (ne pas faire bouillir)
Suc frais

- En teinture mère : abaisse la tension artérielle en cure d'un mois, à renouveler, à raison de 30 gouttes diluées dans un peu d'eau, 3 fois par jour.
- Suc frais mélangé dans du lait : comme vermifuge
- Une ou deux gousses d'ail cru par jour : pour l'état général de l'organisme

En usage externe :

Application locale : ail broyé ou suc frais lors d'œdèmes toxiques, de piqûres d'insectes (guêpe), morsures de scolopendre, d'otites, d'entorse, de cor, de verrue, de durillon ; l'ail broyé dans un peu d'huile d'olive peut être appliqué sur les brûlures légères.

Posologie : de 5 à 10 g par jour

Contre-indication et précaution d'emploi
En cas d'irritation intestinale, de toux sanguinolente, de toux sèche et violente, de fièvre.
Contre-indiquée pendant l'allaitement.

Aloès

Aloe barbadensis ou aloe vera

Nom indien : Kumarî (jeune fille)
Nom sanscrit : Kumarî, Ghritakumarî
Nom commun : aloès vera
Famille : Liliacéc (aloeacée) (15 espèces d'aloès présentent des vertus médicinales)
Origine : Égypte, Asie du sud, Moyen-Orient
Principes actifs : enzymes, acides gras essentiels, aloisides A et B, alotéine B, acides aminés (isoleucine, leucine, lysine, méthionine, phénylalanine, théonine, valine), polysaccharides, lignine, saponines, anthraquinones, tanins. *Vitamines* : A, B1, B2, B3, B6, B9, acide folique, B12, C, E, choline, inositol, niacine. *Oligo-éléments et minéraux* : calcium, phosphore, potassium, fer, sodium, chlore, manganèse, magnésium, cuivre, chrome, zinc, sélénium.
Partie utilisée : suc (gel), latex (extrait des feuilles)
Lieu d'action : vésicule biliaire, rate (pancréas), foie, cœur

Énergie : fraîche, froide
Saveur : amère, astringente
Dosha : 1. Vâta, Pitta, Kapha. 2. Pitta/Kapha -, Vâta [+]

Propriétés thérapeutiques
Tonique amèr et nutritif, l'aloès présente de nombreuses applications thérapeutiques. Vulnéraire, purgatif, régénérant, il agit de façon exceptionnelle sur les systèmes digestif, circulatoire, utéro-génital et urinaire. Il revitalise l'ensemble des tissus (externes et internes). Il renforce le système immunitaire en aidant l'organisme à fabriquer des anticorps. Stimulant de l'utérus et du vagin, l'aloès agit sur le métabolisme, les glandes endocrines et le système hormonal. Il possède des propriétés antivieillissantes puissantes et peut donc être pris en prévention comme harmonisateur du terrain et des tissus internes. Il stimule la sphère hépatique souvent engorgée chez les sujets ***Pitta***, portés à l'irritation et à la colère, ainsi que sur les yeux notamment lors de conjonctivite (indicatrice d'un feu du foie mal dirigé).

Il est indiqué dans les états fébriles, les difficultés d'élimination (constipation), lors de règles difficiles ou douloureuses. Il peut déclencher les règles, aussi il n'est pas conseillé durant la grossesse.

Cicatrisante, hémostatique, il est fortement utilisé dans les problèmes cutanés tels que brûlures, inflammation, coups de soleil ou piqûres d'insectes. Il est préconisé en prévention de dermite se produisant après un traitement par radiations, ainsi que pour soulager et fermer les plaies de lit (escarres, par exemple) ou encore les plaies chirurgicales.

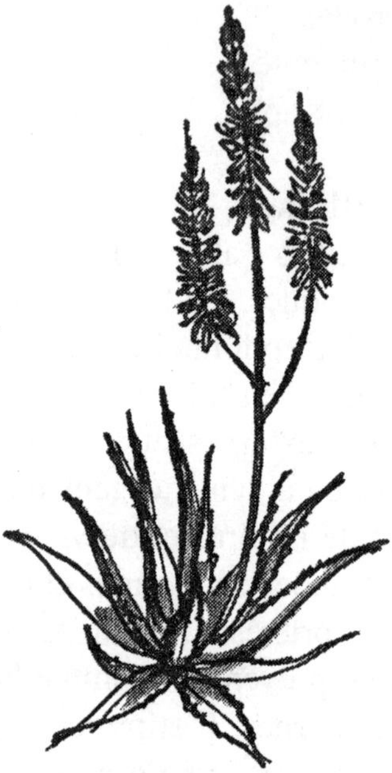

Mode d'utilisation et posologie

Poudre, décoction

Latex

Gel (extrait liquide)

- Gel : 1 cuillère à soupe, deux fois par jour, avant les repas : dans le diabète (effet hypoglycémiant), en complément de traitements spécifiques. Le gel permet de baisser le taux de glucose sanguin. En cure de 8 jours, à renouveler si nécessaire.

Pour stimuler les défenses naturelles : 2 cuillères à café avec une autre plante (curcuma, gingembre, cannelle, feuilles de bambou vert par exemple) dans une tasse d'eau menée à ébullition, 3 fois par jour.

- Poudre (décoction) ou en gel : associé avec la garance, en cure brève (de 5 jours, à renouveler selon besoin) : dans la ménopause et les troubles menstruels
- Latex : 5 à 20 g, dans la constipation, le soir au coucher. Sur 3 jours.

En usage externe :

- Gel : en soin capillaire : en cas de pellicules, ou lors de perte de cheveux (propriété stimulante du cuir chevelu).

En douche vaginale : un peu de gel dans de l'eau bouillie et tiède associé au curcuma (purificateur, anti-inflammatoire, antitumoral, désinfectant), sur 4 jours, 2 fois par jour.

Gel pur : en application locale, en cas de blessures cutanées (légères), brûlures, engelures ; lors d'inflammations ou d'infections cutanées. 3 fois par jour selon besoin.

Posologie : Poudre : 10 à 50 g

Contre-indication et précaution d'emploi

A ne pas utiliser seul mais toujours en synergie avec une autre plante (curcuma, gingembre, rose, garance) : le latex de l'aloès entraîne des coliques, de la diarrhée et des douleurs abdominales.

Pas à forte dose : peut déclencher des inflammations au niveau de l'utérus.

Interdit durant la grossesse et l'allaitement.

BASILIC
Ocimum basilicum variété basilicum

Nom indien : Tulsî
Nom sanscrit : Tulasî
Nom commun : oranger des savetiers, herbe royale, « donneuse de vie » (dans le Veda)
Famille : Lamiacée (labiée) (plus de 150 espèces de basilic)
Origine : Égypte, Inde
Principes actifs : huile essentielle, calcium, phosphore, vitamines A et C.
Partie utilisée : plante entière, feuilles, graines, fleurs
Lieu d'action : reins, poumon, rate, gros intestin, estomac
Énergie : sèche, chauffante, tiède
Saveur : piquante, douce
Dosha : 1. Vâta, Kapha. 2. Vâta/Kapha -, Pitta +.

Propriétés thérapeutiques
Calmant et relaxant, le basilic apaise les angoisses. Tonique nerveux, il ouvre le cœur et l'esprit, apporte de la clarté au mental, redynamise l'activité cérébrale, améliore la concentration et stimule la mémoire. Il favorise la circulation d'énergie tout en vivifiant le sang. C'est aussi un excellent stimulant cortico-surrénal car il nettoie les reins et les muqueuses intestinales. Il élimine les amas lors de refroidissement provenant d'une dissonance des éléments terre et eau. C'est un exceptionnel antiseptique, il neutralise tous les toxiques (comme le gingembre) et renforce le système immunitaire.

Défatiguant, décontractant, le basilic possède une très bonne action dans les états dépressifs, l'anxiété, l'épuisement intellectuel accompagnés de sensation de froid interne (tremblements, frissons, sueur froide).

Il est utilisé dans les cas de jaunisse, d'hydropisie, de parasites intestinaux avec embarras gastriques, dans les fièvres liées au choléra et à la malaria (en raison de ses propriétés antibactériennes et antiseptiques), dans les maladies de peau ou encore en cas de règles irrégulières accompagnées de toux, et lors de morsures de serpents ou d'insectes (feuille fraîche froissée : frottez l'endroit de la morsure ou de la piqûre).

Il présente une action particulière sur la sphère respiratoire notamment lors de la perte de l'odorat ainsi que dans les cas de tuberculose.

Antispasmodique, il agit particulièrement bien sur les spasmes gastriques par nervosité (« mauvaise » digestion avec sensation de lourdeur, lenteur et envie de dormir), les gastro-entérites ou les douleurs abdominales, dans les douleurs musculaires, lors de maux de tête (qui peuvent être suite de traumatismes). Dans le prurit et l'urticaire, il chasse ce qui parasite l'organisme que ce soit sur un plan physiologique comme sur un plan « subtil ».

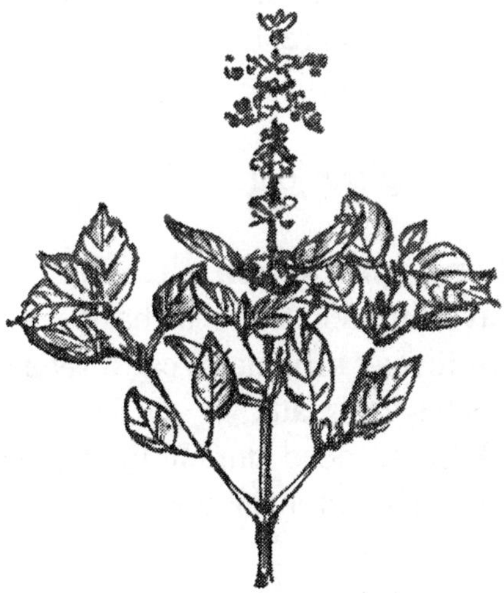

Mode d'utilisation et posologie

Poudre, décoction

Jus frais

Infusion (feuilles et graines)

- En décoction : pour une tasse d'eau, 3 g de poivre noir et une pointe de gingembre, comme tonique du système nerveux.
- En infusion : pour deux tasses d'eau, quelques graines de basilic, 1 pincée de feuilles de basilic frais et 1 cuillère à café de miel (liquide) pour clarifier l'esprit (conseillé lors d'efforts intellectuels importants).

Pour déclencher l'accouchement à terme : faire une infusion concentrée de la plante entière dans un litre d'eau, boire chaud et régulièrement.

En usage externe :
- L'eau de la décoction, en lavage local lors de plaies
- En jus frais, en application sur les seins, le basilic arrête l'allaitement, lorsque la montée de lait est excessive. Comme protecteur contre les moustiques : à appliquer directement sur la peau.

Posologie : de 7 à 10 g par jour

Contre-indication et précaution d'emploi

À consommer avec modération : le basilic peut entraîner une stagnation au niveau articulaire car il ralentit la circulation du sang dans les vaisseaux.

Déconseillé à haute dose durant la grossesse : il peut déclencher l'accouchement avant terme.

Berce

Heracleum spondylium - Boerhaavia diffusa

Nom indien : Sânt, Gadahpurnâ
Nom sanscrit : Punarnavâ, Shôphaghnî
Nom commun : berce commune, panais de vache, patte d'ours
Famille : Ombellifère (Apiacée)
Origine : Asie, Caucase
Principes actifs : furocoumarine et funarocoumarine (*molécules aromatiques photosensibilisantes*), huile essentielle.
Partie utilisée : plante entière, racine, feuilles ou graines
Lieu d'action : rate (pancréas), estomac, gros intestin, foie
Énergie : chaude, fraîche
Saveur : amère, astringente
Dosha : 1. Pitta. 2. Pitta/Kapha -, Vâta +

Propriétés thérapeutiques

Tonique et stimulante, réjuvénante, la berce mobilise les défenses naturelles, augmentant le taux d'hémoglobine dans le sang, renforçant le système immunitaire, prévenant du vieillissement. Anti-inflammatoire, elle possède une action intéressante sur les inflammations en général. Elle agit sur les troubles rénaux dus à un fonctionnement déficient. Diurétique, elle permet d'éliminer les toxines accumulées dans les reins et les voies urinaires ; elle est préconisée dans les néphrites, la rétention d'eau et les troubles intestinaux (mauvaise élimination naturelle). Laxative, elle aide l'organisme à chasser les stagnations, notamment chez les personnes sujettes à la constipation. Fortifiante, elle tonifie l'énergie rénale ainsi que les tissus rénaux. Elle dissipe les œdèmes, atténue les états fiévreux. Expectorante, elle apaise les quintes de toux et la bronchite. Elle est capable de réduire les tumeurs (internes et externes) situées au niveau du foie, de la sphère intestinale et de l'utérus. Tonifiante majeure, elle est conseillée dans l'asthénie, les états de faiblesse (d'origine cardiaque principalement), les fatigues chroniques. Emménagogue, digestive, elle est utilisée dans l'hypertension (elle est hypotensive), lors de jaunisse, dans les désordres digestifs ou en cas de règles insuffisantes. C'est un régulateur hormonal, très employé dans la frigidité et l'impuissance.

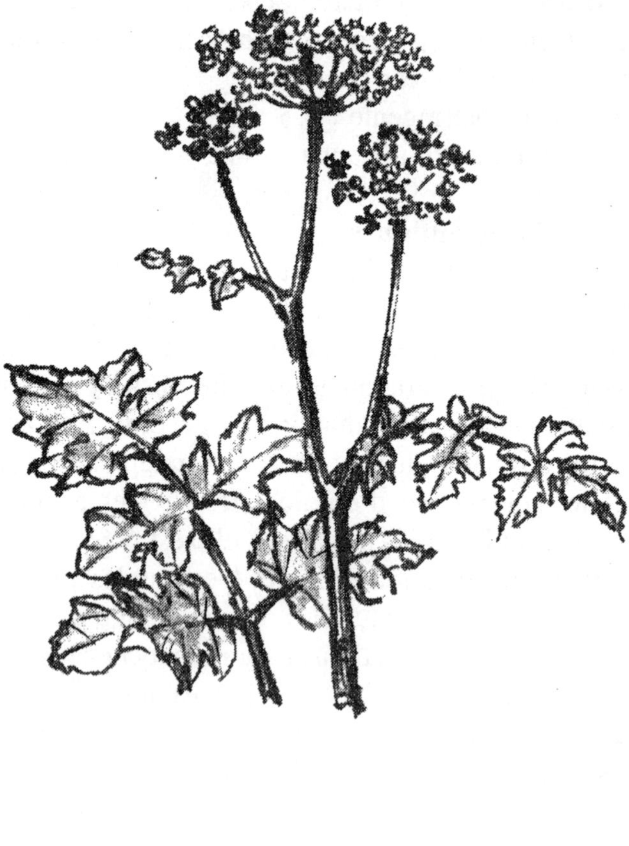

Mode d'utilisation et posologie

Infusion (feuilles et graines)
Poudre en décoction
Jeunes pousses
Jus de feuilles

- En infusion : une cuillère à soupe pour 1/4 de litre d'eau ; 3 à 6 tasses par jour, comme tonifiante générale.
- En poudre, en décoction : de 5 à 10 g, en cure sur 8 jours, à renouveler selon besoin, comme régulateur hormonal.
- Les jeunes pousses en salade ou cuites (en légumes)
- Le jus de feuilles : comme anti-inflammatoire (cure de 8 jours), et pour renforcer le système immunitaire.
- Les fruits en dessert ou en condiment

En usage externe :
L'eau de la décoction en application locale sur les endroits douloureux.

Posologie : de 5 à 10 g par jour

Contre-indication et précaution d'emploi

Au contact cutané, la berce peut provoquer une inflammation de l'épiderme.

Cannelle

Cinnamomum verum ou zeylanicum

Nom indien : Dalchînî, dârucîni
Nom sanscrit : Dârusitâ, côcam, twak
Nom commun : laurier des Indes
Famille : Lauracée (250 espèces de canneliers)
Origine : Ceylan
Principes actifs : tanins, huile volatile très odorante, huile essentielle, terpènes, mucilage
Partie utilisée : écorce
Lieu d'action : cœur, rate, foie, rein
Énergie : chaude, tiède
Saveur : piquante, douce, astringente
Dosha : 1. Vâta, Kapha. 2. Vâta/Kapha -, Pitta +

Propriétés thérapeutiques

Tonique, stimulante et réchauffante, la cannelle est un antispasmodique d'exception. Puissante antiseptique, elle présente des propriétés astringentes, digestives et apaisantes. Elle fortifie le cerveau, le cœur, l'estomac et le foie, favorise la communication, évite que l'être s'isole en lui-même et combat les venins, qu'ils viennent des pensées, des paroles ou des animaux. Elle rétablit et préserve une circulation de l'énergie de qualité. Elle vivifie le feu digestif (Agni) et régularise le souffle vital (Vâyu). Elle soutient les constitutions affaiblies ou fragiles.

Elle possède une action importante au niveau de la sphère rénale et du ventre. Elle est utilisée en cas de stérilité féminine et d'impuissance (due à une faiblesse énergétique), dans les aménorrhées et les douleurs menstruelles. Lorsqu'il y a affaiblissement de l'énergie avec sensation de froid dans les membres, la cannelle permet de débloquer l'énergie entravée, tout en tonifiant les reins et réchauffant la rate s'il y a une stagnation de froid dans l'organisme.

Elle est tonifiante et chauffe la région abdominale, disperse le froid interne et calme les douleurs (cardiaque et abdominale). Elle est conseillée dans la convalescence, lors d'abcès froids ou dans les algies rhumatismales. Elle permet de réduire également les hématomes traumatiques.

La cannelle agit particulièrement bien sur les sphères urogénitale, rénale et digestive dans les cas suivants :

Sphère urogénitale et rénale : en cas d'insuffisance des reins accompagnée de froid, de faiblesse des lombes et des genoux ; en cas de miction fréquente, dans l'incontinence urinaire avec douleur épigastrique, abdominale et lombaire.

Sphère digestive : en cas de mauvaise digestion accompagnée de diarrhée, dans les diarrhées se produisant avant l'aube (peuvent indiquer un chagrin profond, une peine silencieuse), et les coliques (toujours avec sensation de froid interne) ; en cas d'éructation avec vomissement.

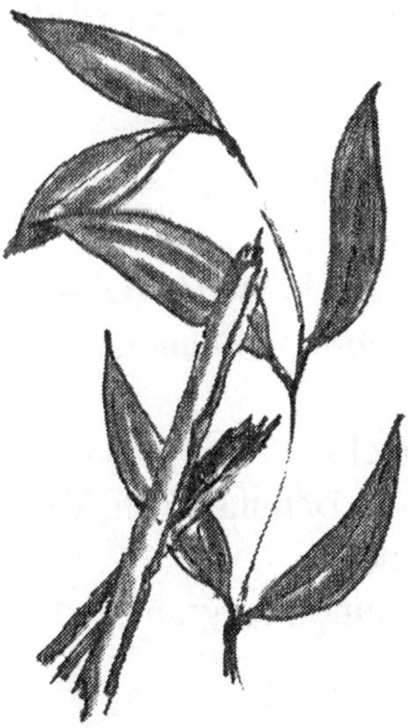

Mode d'utilisation et posologie
Poudre ou écorce en décoction
Infusion
Inhalation

- En poudre ou écorce en décoction : la saveur est plus puissante ; ou en infusion (de saveur plus douce), selon le goût de chacun.
- En inhalation : comme anti-spasmodique et en cas de névralgies situées dans la zone crânienne.

En usage externe :
Huile de massage sur les zones sensibles.

Posologie : 2 à 5 g par jour

Contre-indication et précaution d'emploi
À ne pas utiliser en cas d'hémorragies ou de saignements, lors de la grossesse, dans les irritations cutanées.

Déconseillée à fortes doses car elle peut engendrer un état de transe.

CARDAMOME

Elettaria cardamomum (cardamome verte)

Nom indien : Êlaichî
Nom sanscrit : Êlâ, Bâhula, Truti, Vayastha, Chandraravâlâ (« figure de lune »)
Nom commun : amome, graines de paradis, maniguette (graines)

Famille : Zingibéracée (même famille que le curcuma et le gingembre)
Origine : Asie (Inde du Sud : monts des Cardamomes)
Principes actifs : huile essentielle (8 %), monoterpènes, oxydes, monoterpénols, esters
Partie utilisée : gousse (noix séchée au soleil), graines, racines
Lieu d'action : rate, estomac, rein, gros intestin
Énergie : chauffante, tiède
Saveur : piquante, douce
Dosha : 1. Vâta, Kapha. 2. Vâta/Kapha -, Pitta +

Propriétés thérapeutiques

Tonique, la cardamome vivifie la rate, stimule le cœur et l'esprit. Elle réchauffe le ventre, calme les nausées, élimine l'humidité et réchauffe tout en la stimulant la région médiane du corps (zone hépatique et intestinale). Elle est antiseptique, antispasmodique et digestive. Elle facilite la digestion gastrique, apaise les douleurs rénales. Tonifiante, elle ravive la force vitale, l'intensifie tout en régulant les souffles vitaux. Elle réveille la sphère cérébrale et relance l'énergie de tous les organes. Elle ouvre le cœur, apporte de la clarté, éveille la joie, le sentiment d'amour tout en le renforçant. Elle est stimulante et est un très bon remède anti-fermentation.

Elle est conseillée contre l'anorexie, les nausées, la régurgitation. De plus, elle présente une action intéressante pour atténuer les vomissements du nourrisson dus à un froid interne situé au niveau de l'estomac.

Elle est tout particulièrement indiquée dans la fatigue accompagnée d'épuisement mental, dans le cas d'un état de faiblesse générale avec nausées et vomissements. Elle est utilisée dans les troubles digestifs avec ballonnement ou coliques abdominales et en cas de perte de goût. Dans les maux de tête, elle réveille l'esprit. Elle est recommandée lorsqu'il y a un excès d'eau et de terre dans les sphères stomacales et pulmonaires (avec des amas : lourdeur et glaires).

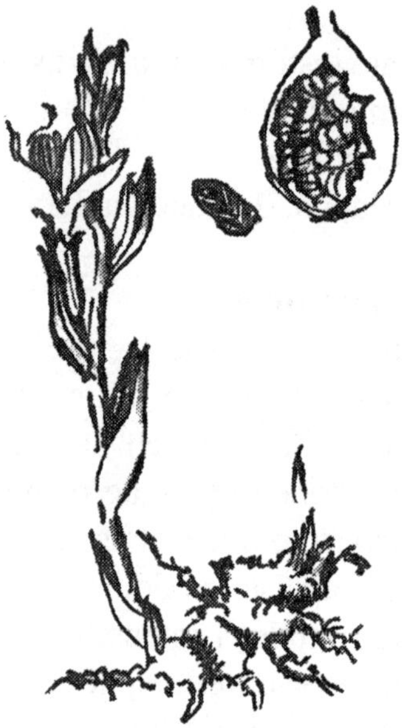

Mode d'utilisation et posologie

Poudre (graines), décoction

Infusion (fruit entier, cosses de graines)

Décoction de lait

Inhalation

- En poudre (graines), en décoction ou en infusion : en règle générale
- En décoction de lait : pour relancer l'énergie

• En inhalation dans les maux de tête par exemple

En usage externe :
En huile de massage sur les zones sensibles

Posologie : 3 g maximum par jour (fruit entier)

Contre-indication et précaution d'emploi
Ne pas dépasser 3 g par jour. Avec prudence lors d'ulcères.

Les graines (sans l'écorce)
Saveur : piquante
Énergie : tiède, sans toxique
Lieu d'action : poumon, rate

Propriétés thérapeutiques
Les graines font circuler l'énergie, elles la réaniment lorsqu'il y a stagnation, avec sensation d'épuisement et sentiment de découragement. Elles réchauffent l'estomac, facilitent la digestion. Elles sont tout indiquées en cas de stagnation due à l'alimentation avec éructation, nausées, régurgitation et ballonnement abdominal. Elles sont de plus conseillées contre le paludisme.

Mode d'utilisation et posologie
Poudre en décoction légère
ou les graines en décoction de lait

• En poudre (graines), en décoction légère ou les graines en décoction de lait : en règle générale.

Posologie : de 1 à 7 g par jour (graines)

CORIANDRE
Coriandrum sativum

Nom indien : Dhanyâ
Nom sanscrit : Dhânyaka, Dhânakâ
Nom commun : persil indien ou arabe, cerfeuil chinois
Famille : Apiacée
Origine : Asie
Principes actifs : flavonoïdes, huile essentielle majeure (*Graines* : terpènes : myrcène, camphène, limonène, cymène - *Feuilles* : aldéhydes), fer, riche en vitamines A, B et C.
Partie utilisée : plante entière, feuilles, graines
Lieu d'action : foie, rate (pancréas)
Énergie : fraîche, froide
Saveur : amère, piquante, douce
Dosha : 1. Vâta, Pitta, Kapha. 2. Harmonisante des trois Dosha, Pitta +.

Propriétés thérapeutiques

La coriandre est un excellent harmonisant des trois dosha. Antalgique puissante, elle calme le système nerveux. Elle gouverne le mental vers plus de réalisme, elle aiguise l'intelligence et rétablit le feu de la tête (yeux, système nerveux). Toutefois, à forte dose, elle peut déclencher des hallucinations. C'est un très bon stimulant de la dépression. Elle agit sur l'équilibre nerveux et sexuel. Possédant des vertus aphrodisiaques, selon les textes indiens, elle embrase les passions amoureuses et incite à la volupté.

Elle régule les troubles urinaires, notamment les infections, la cystite, les irritations, les inflammations situées dans la zone utéro-vaginale. Elle apaise les démangeaisons cutanées et les allergies apparaissant au niveau de l'épiderme.

Ses propriétés sudorifiques facilitent l'éclosion des éruptions dans les maladies éruptives. Elle est donc conseillée notamment en cas de retard d'éruption dans la rougeole.

Elle dissipe les glaires dans la bronchite, soulage les maux de gorge, les rhumatismes, ainsi que les douleurs articulaires.

Ses feuilles fraîches et son suc sont utilisés en cas de morsure de serpent (en application directe sur la morsure).

De plus, elle présente une action très importante sur la sphère digestive : diurétique, elle est recommandée lors d'appétit insuffisant, dans l'indigestion, en cas d'accumulation intestinale. Elle redonne de l'appétit tout en ravivant le goût, facilite la digestion, elle étanche la soif excessive. Stomachique et antispasmodique, elle est utile pour dissiper les crampes d'estomac.

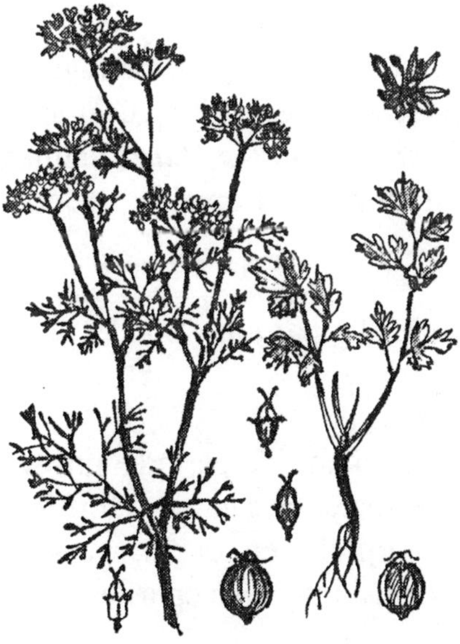

Mode d'utilisation et posologie
Infusion (feuilles)
Poudre ou graines en décoction
Jus frais

- En infusion (chaude ou froide) : les feuilles fraîches, 3 tasses par jour, en dehors des repas : en règle générale.
- Cure végétale : réduire en poudre et en faire une décoction : boisson antibactérienne : pour une tasse d'eau, 1 cuillère à café d'un mélange de graines de coriandre, de cumin, de fenouil, de gingembre et une pointe de curcuma pour protéger et renouveler la flore intestinale. Est utilisé avec le cumin et le poivre : en synergie thérapeutique
- En jus frais : de 35 à 75 g par jour

En usage externe :

En application locale (coriandre frais ou macéré dans une huile végétale neutre) ; en compresses ; en huile de massage.

Humeur Pitta : avec fenouil, racine de réglisse, gingembre, radis, marmelade de rose, pour apaiser le feu intérieur.

Régularise les humeurs Vâta et Pitta ; calmant, diurétique, carminatif ; donne de l'appétit et étanche la soif maladive.

Posologie : de 10 à 20 g par jour (poudre)

Contre-indication :

À ne pas utiliser dans la période post-éruptive de la rougeole. Ne pas associer coriandre et fortifiants.

Précaution d'emploi : en excès, peut engendrer des troubles oculaires ainsi que des néphrites.

CUMIN
Cuminum cyminum

Nom indien : Jîrâ, Saphedjîrâ
Nom sanscrit : Jîrakâ, Gaurajîrakâ
Nom commun : faux anis
Deux variétés de cumin : le cumin blanc (jeera safed), le cumin noir (hjeera kala) : souvent confondu avec la nigelle.
Famille : Apiacée
Origine : Égypte, Orient
Principes actifs : résine, tanins, sucre, essences (riches en principes actifs)
Partie utilisée : graines
Lieu d'action : reins, estomac
Énergie : fraîche
Saveur : amère, piquante, astringente
Dosha : 1. Vâta, Pitta, Kapha. 2. Apaisant des trois dosha, Kapha/Pitta -, Vâta [+].

Propriétés thérapeutiques
Le cumin renforce le système immunitaire. Légèrement échauffant, il facilite l'élimination des stagnations (physiologiques et énergétiques) et harmonise les trois dosha. Antispasmodique des nerfs (gaine, influx nerveux), il excite la volonté, agissant sur l'équilibre psychique en créant un courant de bonnes pensées. Il combat le découragement et dissipe la fatigue (en association avec d'autres plantes).

Carminatif, stimulant, apéritif, il possède une action primordiale sur la sphère digestive. Tonique de l'estomac, il donne de l'appétit tout en permettant une meilleure assimilation des nutriments. Très bon dépuratif, diurétique, il est recommandé dans l'atonie digestive ou en cas de coliques sévères, lors d'appétit insuffisant, dans l'indigestion, les douleurs d'estomac et dans tous les troubles digestifs, en cas de coliques et de ballonnements ainsi que dans l'anémie. Il apaise les maux de tête dus à une assimilation difficile ou entravée.

Oestrogen-like, galactogogue, il augmente la quantité de lait maternel lors de lactation difficile, et est également employé dans les cas de règles foncées.

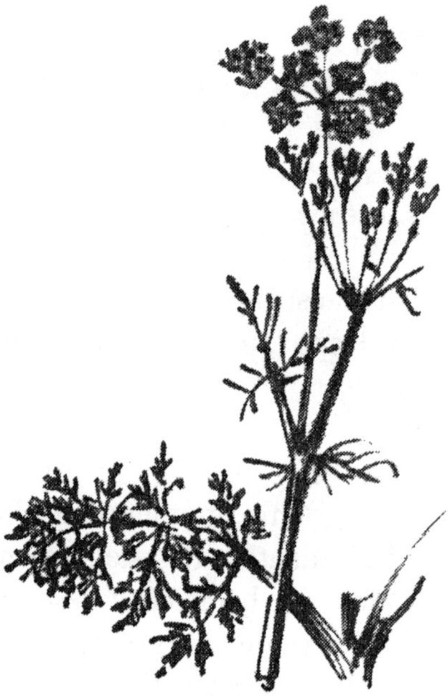

Mode d'utilisation et posologie

Poudre ou graines en décoction

Infusion (graines ou feuilles fraîches)

- En infusion : graines, 1 cuillère à café pour 2 tasses d'eau ; laisser infuser 15 minutes (maintenir au chaud)

Boisson rafraîchissante et digestive : pour 50 cl d'eau, mélanger 1 cuillère à moka de chacun de ces ingrédients : cumin, menthe poivrée, gingembre ; ajouter le jus d'un citron vert et d'un tamarin, une pointe de sel et de sirop de canne. À boire chaud ou froid selon les goûts.

En usage externe :
- En cataplasme : dans les douleurs abdominales (foie, estomac)
- L'eau de la décoction (chaude) en application locale.
- En compresses : en cas d'engorgement des seins
- En massage circulaire : masser le plexus solaire avec la pâte de cumin (mouiller la poudre de cumin jusqu'à obtenir une pâte légèrement solide).

Humeur Kapha : avec cannelle, noix de muscade, fenouil, anis, basilic, poivre noir

Posologie : de 25 à 50 g (poudre) par jour

Contre-indication et précaution d'emploi
Provoque des nausées à forte dose.

Curcuma

Curcuma longa ou xantorrhiza

Nom indien : Haldî, Haldâ
Nom sanscrit : Haridrâ, Varavarninî
Nom commun : safran indien ou faux safran
Famille : Zingibéracée
Origine : Sud-Est asiatique, Inde

Principes actifs : acides phénols (curcumine), sels minéraux +++, essence (huile essentielle : turmérone), amidon, résine.
Partie utilisée : rhizome
Lieu d'action : rate (pancréas), cœur, poumon
Énergie : fraîche, réchauffante, chaude et tiède
Saveur : astringente, piquante, amère, salée
Dosha : 1. Kapha, Pitta. 2. Pitta/Kapha -, Vâta +.

Propriétés thérapeutiques
Antibiotique naturel essentiel, le curcuma est un excellent purifiant et tonifiant de l'organisme. Il régularise parfaitement le métabolisme, provoque le renouvellement de la flore intestinale tout en l'assainissant. Il nettoie l'organisme, épure et fluidifie le sang, purifie le foie tout comme les canaux subtils du corps (nâdî et çakra).

Stomachique, diurétique, hépato-protecteur, c'est un fortifiant digestif majeur qui présente une action non négligeable dans le diabète. Il stimule la fonction biliaire tout en la fortifiant. Il est utilisé notamment dans les parasites intestinaux ainsi que dans l'indigestion accompagnée de brûlures d'estomac. Il agit admirablement bien dans les coups de froid brutaux, suite de fatigue avec mal de gorge (voire aphonie), dans les toux persistantes. Il dissipe les mucosités en les fluidifiant.

Il est recommandé dans toutes les intoxications : alimentaire, médicamenteuse, séances de radiothérapie ou de chimiothérapie, suite de traitements lourds ou de pollution ; en cas d'infections urinaires ou pour stimuler les règles. Il apporte de la souplesse dans l'arthrite, délie les articulations et les ligaments noués par l'inactivité ou la rigidité intérieure.

Excellent antalgique, c'est aussi un très puissant cicatrisant pour tous les problèmes de peau (plaies extérieures et intérieures, suite d'opérations, de traumatisme cutané).

Le curcuma régénère les cellules cancéreuses (cancer hépatique, cancer de l'utérus), et est très utilisé en Asie pour relancer le processus sanguin dans les tumeurs malignes.

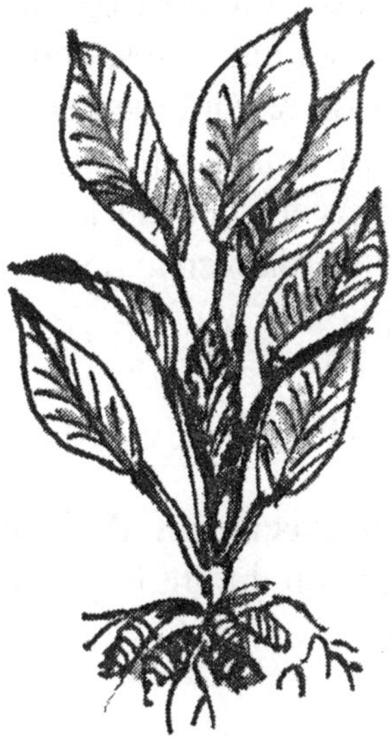

Mode d'utilisation et posologie

Poudre ou morceaux du rhizome en décoction
Extrait du jus
Inhalation
Gargarisme

- En décoction avec du lait : soigne la peau et l'inflammation de l'arthrite.
- En cure d'entretien : cuire dans du lait 1/2 cuillère à café de poudre moulue, 1 à 2 fois par jour, en cure.

- Extrait du jus ou en décoction, ou en poudre dans les aliments : pour purifier le sang et relancer l'énergie générale.

En usage externe :

- En application locale (le rhizome broyé) : dans les cas d'œdèmes, de douleur à l'épaule, de ballonnement abdominal (notamment dans le post-partum).

Sur la peau avec du miel : entorses, contusions.

- En inhalation : lors de refroidissement, toux, mucus (fluidifie les mucosités), dans les rhinites, coryzas…
- En gargarisme : dans un peu de lait ou du miel liquide (avec un filet de citron vert), pour les maux de gorge tenaces, dans l'aphonie…

Posologie : de 3 à 9 g par jour

Contre-indication et précaution d'emploi
À utiliser avec précaution durant la grossesse.

FENUGREC

Trigonella foecum graecum

Nom indien : Mêtî, Mutti
Nom sanscrit : Mêthî, Mêthikâ, Kâlânusârî
Nom commun : trigonelle, sénégré, foin grec
Famille : Fabacée (légumineuse. 80 espèces de Trigonella)
Origine : Asie mineure, Moyen-Orient, Transcaucasie, Europe du sud-est
Principes actifs : tanins, nucléoprotéides riches en phosphore, calcium, fer organique. Vitamines A, B1, C.

Protides, glucides. *Graines* : phytine, lécithine, nucléo-albumines.
Partie utilisée : feuilles, graines (séchées au soleil)
Lieu d'action : rate (pancréas), rein, foie
Énergie : chaude
Saveur : amère, piquante, douce
Dosha : 1. Vâta, Kapha. 2. Pitta + (avec mesure), Vâta/Kapha -.

Propriétés thérapeutiques

Tonique et antispasmodique, mobilisateur du pancréas, de la rate, du foie, le fenugrec régularise le désordre du métabolisme ainsi que la digestion tout en la favorisant. Il résout beaucoup de problèmes digestifs. Apaisant, il calme les gastrites et les ulcères gastriques. Diurétique, astringent, il facilite le transit gastro-intestinal car il ralentit l'absorption par l'organisme du glucose. C'est un important tonifiant et un stimulant général essentiel. C'est pourquoi il est souvent recommandé lors de convalescence, en tant que stimulant de la fonction hépatique, et dans l'asthénie ou l'anémie. Ses qualités apportent une action dynamique et vivifiante sur l'organisme. Il harmonise le système neuromusculaire et est recommandé dans la neurasthénie. Calmant, il adoucit le caractère, apaise les souffrances intérieures. Tonique nerveux, il relance l'envie d'être, de faire des projets ou de repartir sur une nouvelle route.

Toutefois, consommé en excès, le fenugrec donne de l'embonpoint. Très nourrissant, dans les troubles de la nutrition et de perte d'appétit (dans l'anorexie, la maigreur nerveuse ou métaboliquc), il aide à la prise de poids.

Il réchauffe les reins notamment dans le cas de faiblesse du rein avec douleur lombaire. C'est un excellent diurétique lors de « pierres aux reins » et agit dans la déshydratation ;

il a la propriété d'abaisser le taux de cholestérol et de triglycérides, de baisser la tension artérielle ainsi que de diminuer la glycémie dans les cas de diabète car il stimule la production d'insuline.

Il est conseillé dans les douleurs de l'aine et de l'abdomen (hernie), le gonflement costal, l'infection gastro-intestinale, la tuberculose, la toux chronique, la bronchite.

Il traite les ulcères de la bouche, les douleurs et enflures des pieds (en cas d'œdème dû à l'humidité et au froid), les douleurs des genoux avec faiblesse des jambes, les abcès, le psoriasis, les furoncles et les lèvres gercées.

Lors de refroidissement de l'abdomen, il disperse le froid, réduit la fièvre (il agit de la même façon que la quinine), aide à l'élimination (constipation) et présente une action efficace dans l'arthérosclérose. Expectorant, émollient, il atténue les troubles respiratoires tels que la toux, l'asthme ou encore la bronchite.

Il favorise la montée de lait, accélère le travail de l'accouchement, et redonne de la force après l'accouchement. Il est utilisé pour déclencher les accouchements tardifs.

Mode d'utilisation et posologie

Poudre ou graines en décoction

Décoction de lait

Pâte

Inhalation

En règle générale, consommer les graines grillées simplement ou avec du sel ou en infusion : dans la valeur de deux tasses d'eau, faire bouillir une cuillère à soupe de graines de fenugrec et réduire de moitié. Boire le matin à jeun sur une durée de 7 jours.

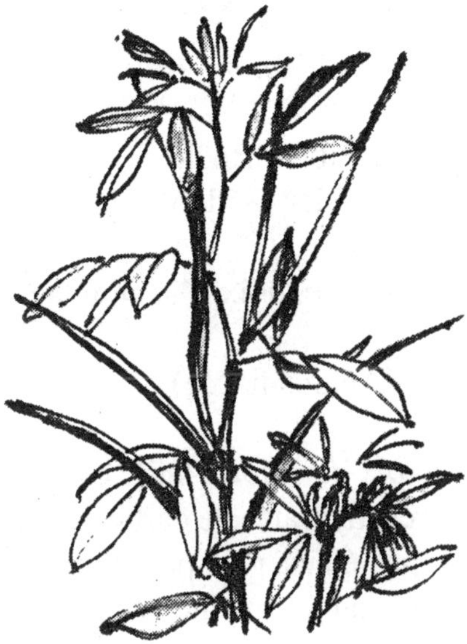

En usage externe :

- En huile de massage sur les zones sensibles
- En inhalation : comme expectorant
- En lavement : dans les irritations vaginales
- En compresses (en poudre) ou en en cataplasme dans les inflammations locales telles que les douleurs musculaires, l'adénite (inflammation d'un ganglion lymphatique), la goutte, l'eczéma, les blessures et les ulcères aux jambes.

Posologie : de 3 à 7 g par jour (10 g par jour avant les repas comme fortifiant)

Contre-indication et précaution d'emploi

Jamais pendant la grossesse, ni durant l'allaitement.

À forte dose : il provoque diarrhées et flatulences.

Fève de Malac

Semecarpus anarcardium ou Anacardium orientale

Nom indien : Bhilvâ, Bibba, Bhêlâ
Nom sanscrit : Bhallâtaka (« dont l'action est pénétrante comme une lance »)
Nom commun : Anacarde, noix d'acajou, acajou à pomme, noix de cajou
Famille : Malvacée (Anarcadiacée)
Origine : Asie
Principes actifs : *Noix de cajou* : huile essentielle, phénols, flavonoïdes, fibres, hydrates de carbone, matières grasses (jusqu'à 76 %), protéines, phosphore, magnésium, potassium, niacine, fer, calcium, zinc, vitamines E, thiamine, riboflavine.
Feuilles : calcium, vitamine C.
Fruit (appelé faux fruit : pomme) : mucilages, protéines, sels minéraux, calcium, fer.
Partie utilisée : noix, feuilles, écorce, gomme, racine
Lieu d'action : rate (pancréas), poumon
Énergie : fraîche, échaufante
Saveur : douce
Dosha : 1. Vâta, Pitta, Kapha. 2. Kapha/Vâta -, Pitta + (peut augmenter Âma)

Propriétés thérapeutiques

Antibactérienne, fongicide, vermifuge, la noix de cajou est utilisée depuis de nombreux siècles pour traiter les fièvres, les troubles de l'estomac. Diurétique, elle disperse les amas provenant d'une mauvaise assimilation. Elle vivifie le foie et le cœur, agissant sur la faiblesse cardiaque, la fatigue générale liée à une déficience de la sphère hépatique.

Antidiarrhéique, elle est efficace pour soulager les coliques intempestives, la dysenterie, et pour dissiper la constipation chronique. De par ses composés actifs et en complément d'autres plantes, elle peut protéger le pancréas et améliorer les états diabétiques. Tonique, stimulante, elle soutient l'organisme dans ses fonctions digestives et permet au corps de retenir les électrolytes ainsi que les minéraux. Très échauffante, elle tonifie l'ensemble des organes, ravivant la chaleur interne énergétique. En raison de sa puissance, elle doit être utilisée avec attention afin d'éviter les effets contraires.

Expectorante, elle est conseillée lors de toux récidivantes, pour traiter les fièvres, notamment celles en relation avec l'influenza (grippe), ou les problèmes respiratoires et tout refroidissement. Elle calme les gingivites tout en tonifiant les gencives. Cicatrisante, elle est reconnue pour ses capacités à régénérer la peau, lui apportant plus de tonicité et d'éclat, retardant le vieillissement cutané (ridules, rides). Elle tend à faire disparaître les cors ou les verrues. C'est également un très bon tonique des cellules cérébrales, elle stimule les capacités de l'esprit (réflexion, attention, mémoire). Elle apaise le mental tout en l'aidant à soutenir des efforts prolongés, elle est préconisée dans l'anxiété, les pensées obsessionnelles, l'épuisement nerveux ou l'irritabilité.

Les racines sont purgatives. Les feuilles réduisent les coliques intestinales. L'écorce est expectorante. Le faux fruit (ou pomme) a une action antivieillissement.

Mode d'utilisation et posologie

Infusion (feuilles ou poudre)
Poudre ou écorce en décoction
Décoction de lait
Pâte, en cataplasme

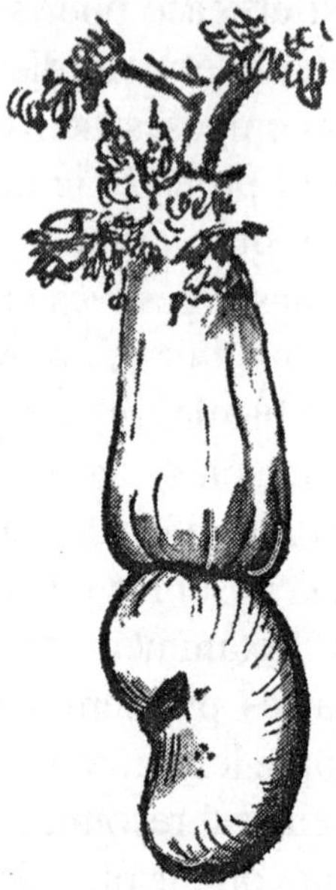

- L'écorce, en infusion : action antibactérienne et fongicide en général ; action expectorante (toux récidivante).

Dans les refroidissements, avec toux : l'écorce, en association avec le curcuma, infusée dans une tasse de lait chaud, avant de se coucher.

- En poudre, en décoction, ou en décoction de lait : comme apaisant de la zone hépatique et stomacale, comme diurétique.
- Le fruit séché
- La pomme : en alimentaire, crue, cuite, confite
- Jus extrait de la noix de cajou fraîche, puis mis à fermenter

En usage externe :

- En pâte, en cataplasme : en application locale.

Posologie : de 0,25 g à 1 g, en cure brève.

Contre-indication et précaution d'emploi
À ne pas utiliser lors de fortes chaleurs. Pas chez les jeunes enfants, ni chez les personnes âgées.

Contre-indiquée pendant la grossesse, et chez les personnes sujettes aux saignements.

GARANCE
Rubia cordifolia (espèce indienne)

Nom indien : Mamjîth, Majîth
Nom sanscrit : Manjisththâ, Yojanavallî
Nom commun : graine d'écarlate
Famille : Rubiacée (famille des gaillets, 60 espèces de garance)
Origine : Asie mineure
Principes actifs : dérivés anthraquinones, glucosides et principes colorants (alizarine, purpurine, galliorine).
Partie utilisée : racines
Lieu d'action : foie, rate (pancréas), vésicule biliaire, vessie
Énergie : fraîche
Saveur : amère, douce, piquante
Dosha : 1. Pitta, Kapha. 2. Pitta/Kapha -, Vâta +.

Propriétés thérapeutiques
La garance développe une forte activité antilithiasique urinaire. Elle dissout les calculs et agit de deux façons : comme spasmolytique, lorsque le PH urinaire se situe en dessous de la normale ; comme « dissolvant », lorsque le PH urinaire est acide, elle dissout les calculs grâce aux quino-

nes qu'elle contient, qui s'associent aux sels minéraux et les détruisent.

Elle purifie le sang, disperse les toxines qu'il peut contenir et apaise le cœur lorsqu'il est en proie à des palpitations émotives. Le corps se défend par des spasmes lorsqu'il y a des déchets en excès dans une partie de l'organisme ; le spasme est un mécanisme de défense, parce qu'il y a irritation liée à un déséquilibre dans le processus éliminatoire ou lors de trouble en relation avec un choc intérieur affectif. Elle peut remédier à la faiblesse cardiaque.

Cholagogue, elle stimule le flux biliaire. Emménagogue, astringente, la garance est conseillée dans l'insuffisance biliaire. C'est une plante laxative, apéritive et diurétique. Elle lève les stagnations toxémiques et énergétiques et possède une action puissante sur les reins et le foie. Toutefois, il faut être attentif au fait qu'un excès de toxines indique que les reins ne peuvent plus prendre en charge les cristaux ; ils signalent leur « fatigue », aussi, vous ne devez pas absorber (ou donner) de plante diurétique, mais utiliser une méthode de dérivation. Ainsi, si vous optez pour une dérivation sudoripare (par la peau), vous arrêterez la surcharge de travail des reins ; en les mettant momentanément au repos, le corps va s'autoréparer. Ce n'est qu'après cette période de « calme » que vous pourrez envisager de drainer les reins avec des plantes douces comme le petit chiendent, par exemple.

La garance est employée dans le traitement de tumeurs (bénignes ou malignes : en complément d'autres plantes ; notamment le curcuma) ou lors de traumatismes.

Les propriétés de la garance, connues depuis l'Antiquité, lui attribuent une action calmante dans les abcès, les morsures de serpent, les inflammations ; elle est employée pour arrêter les hémorragies. Les décoctions de racine sont utilisées en application locale pour apaiser les contusions, les chutes et les fractures.

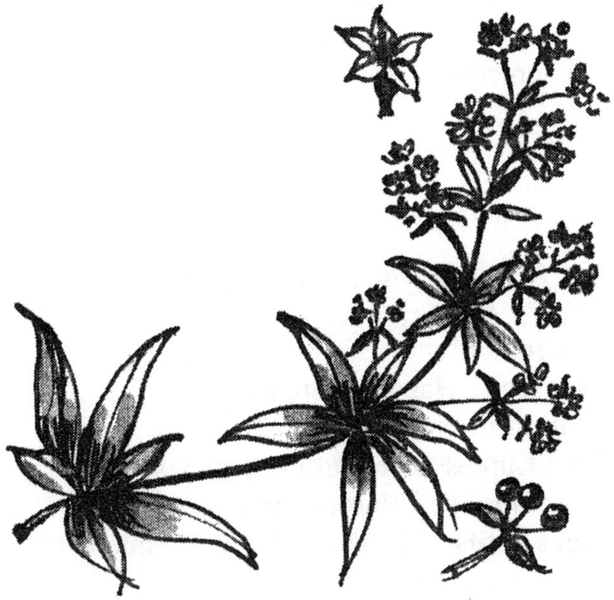

Mode d'utilisation et posologie

Décoction, poudre
Infusion
Teinture mère (T.M)

- En décoction ou en infusion de 10 minutes : une cuillère à café (racine écrasée) pour une tasse d'eau ; 2 tasses par jour, à prendre entre les repas (attention : goût âpre !).
- En teinture-mère : comme anti-tumoral, 30 à 50 gouttes ; 2 à 3 fois par jour, en cure de 3 mois, renouvelable.

En usage externe :

- En pâte : mélangée à du miel, en application locale sur la peau.

Contre-indication et précaution d'emploi
Chez les personnes sujettes à l'albuminurie ou lors de refroidissements.

Genévrier

Juniperus communis

Nom indien : Mundî
Nom sanscrit : Hapusha, Shrâvanî
Nom commun : non connu
Famille : Cupressacée (famille des cyprès)
Origine : Nord de l'Europe, Asie
Principes actifs : junipérine, huile essentielle (1 %), flavonoïdes, 3 % de sucre inverti
Partie utilisée : baies, tiges et feuilles
Lieu d'action : estomac, rein, gros intestin, foie
Énergie : chaude
Saveur : douce, piquante, amère
Dosha : 1. Vâta, Pitta. 2. Vâta/Kapha -, Pitta +.

Propriétés thérapeutiques
Les vertus désintoxicantes et diurétiques du genévrier ne sont plus à prouver. Anti-infectieux majeur, c'est un excellent antiseptique des voies respiratoires et urinaires : il est ainsi recommandé dans l'inflammation urinaire, les calculs (voie urinaire ou vessie), en cas de cystites, dans l'inflam-

mation vésicale, la prostatite ou la goutte. Il est utilisé dans le traitement de la rétention d'eau (œdème) et dans la congestion de la lymphe.

Diurétique puissant, dépuratif, digestif, il diminue les effets des excès alimentaires ou des mauvaises associations diététiques, c'est pourquoi il est recommandé dans les digestions difficiles, les douleurs ressenties au niveau de l'estomac, de la poitrine et lors de point de côté.

Échauffant, il dissipe le froid interne et apaise lors d'éruptions (maladies éruptives, ou avec forte fièvre). Il peut aider à la résorption des tumeurs et à la purification du corps énergétique. Analgésique, il agit sur les convulsions, les coliques et est préconisé lors de douleurs de la matrice, de crise sciatique ou de déchirures. Abortif, il est à utiliser avec prudence chez les femmes.

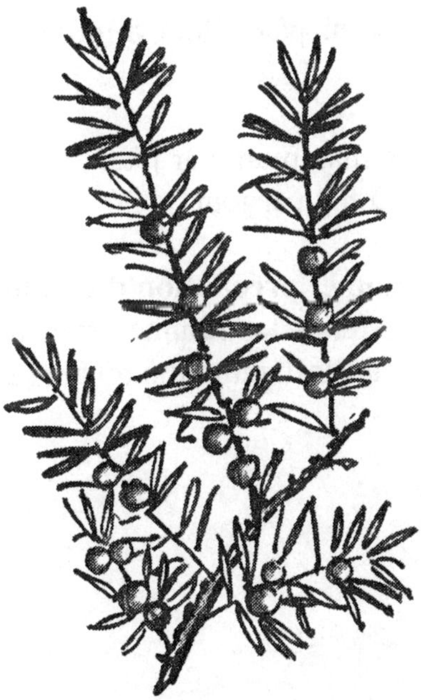

Mode d'utilisation et posologie

Poudre (feuille et tiges), en décoction
Infusion (baies)
Fumigation
Pâte

- En infusion : une dizaine de baies pour une tasse d'eau ; laisser infuser 10 minutes ; boire trois tasses par jour, par cure de 5 jours maximum.
- En poudre (feuille et tiges) en règle générale

En usage externe :

- En fumigation : vapeurs d'une décoction de baies (environ 10 g), en fin d'ébullition (dans les rhumes de cerveau).
- En macérât huileux : en application locale dans le psoriasis et les dermatoses squameuses.
- En compresse, en pâte : lors d'inflammation dans l'arthrite.

Posologie : 10 g maximum par jour, et en cure de 5 jours. En poudre : 2,5 à 5 g par jour.

Contre-indication et précaution d'emploi

À ne pas utiliser chez les femmes enceintes ou en cas de maladie rénale et d'inflammation rénale (néphrite).

GINGEMBRE
Zingiber officinalis

Nom indien : Adarak
Nom sanscrit : Shunthi, Ârdraka, Shringâvera (nom ancien du gingembre : « Passion »)
Nom commun : non connu
Famille : Zingibéracée (comprenant 1400 espèces)
Origine : Inde. Le meilleur gingembre est celui produit à Cochin (Kerala : sud-ouest de l'Inde).
Principes actifs : *racine de gingembre frais* : huile essentielle, phénols, oléo-résines (gingino, zingerone, zingiberone). Eau (85 %), glucides, amidon, protides, lipides, fibres (cellulose, hémicellulose). Vitamines B1, B2, B3, C. Minéraux et oligoéléments : calcium, magnésium, sodium, fer, cuivre, potassium.
Partie utilisée : rhizome (le nettoyer à l'eau puis le couper), peau, feuilles
Lieu d'action : poumon, rate (pancréas), foie, estomac, cœur, rein
Énergie : chaude, légèrement tiède
Saveur : amère, piquante, astringente, douce
Dosha : 1. Vâta, Kapha. 2. Rééquilibrant des trois dosha, Vâta/Kapha -, Pitta +

Propriétés thérapeutiques

Le gingembre possède un grand champ d'action. C'est un excellent rééquilibrant. Stimulant cérébral et nerveux, il éclaircit les idées, apaise les tensions intérieures. Stimulant, il démêle les pensées confuses apparues à la suite d'un traumatisme ; il est utilisé avec succès dans les chocs émotionnels, ou suite de trauma, d'opération ou d'accident, dans le décalage horaire, ou après de mauvaises nuits (réveil nocturne, nuit blanche, sommeil troublé). C'est un tonique puissant qui agit avec une très grande efficacité au niveau des nerfs, sur les sphères hépatique et respiratoire. Tonifiant majeur, revitalisant d'exception, le gingembre relance l'énergie vitale et disperse vers l'extérieur les sensations de froid. Il réchauffe la région médiane du corps, notamment le ventre et la peau. Il est recommandé dans les ulcères dus au stress (rhizome frais, par cure de 2 jours). Il fait transpirer (chasse les odeurs fortes), arrête les vomissements. Expectorant puissant (jus frais), il fait monter les glaires, calme la toux tout en réchauffant le poumon. En cas de refroidissements accompagnés de toux spasmodiques, il dissipe le froid ; dans les « petits » rhumes, il apaise les nausées et chasse les vomissements.

Hémostatique, antiémétique, il favorise la réduction des hématomes. Antispasmodique, digestif, il est utilisé lors de douleurs abdominales dans le post-partum (en cas de rétention des lochies).

Apaisant, il calme les douleurs : il est conseillé dans les diarrhées (sensation de froid abdominal), les vomissements, la froideur des membres.

C'est un très ancien antidote, qui possède la particularité de réduire la toxicité des autres plantes. Reconstituant, il accroît les défenses naturelles du corps, vivifie le système immunitaire et libère les « déchets ».

Mode d'utilisation et posologie

Poudre ou rhizome en décoction
Jus frais
Compresses

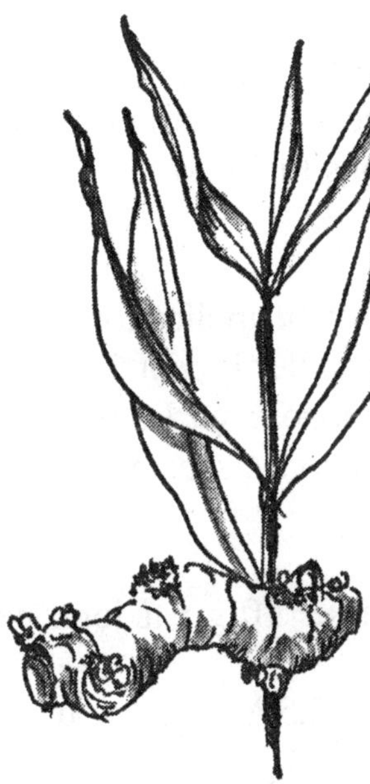

Gingembre chaud : en cas de vomissements dus au froid de l'estomac, avec douleurs abdominales et diarrhée ; le gingembre cuit est un harmonisant ; le gingembre grillé disperse le froid interne (estomac), élimine les diarrhées et les régurgitations (acidité).

Gingembre en poudre dans une bouillie de riz : dans la dysenteric sanglante.

Gingembre frais (découpé en tranches) : en cas d'intoxication « alimentaires » (plantes, poissons et crustacés) ; le gingembre frais tonifie l'estomac et favorise la digestion ainsi que l'élimination des toxiques.

Jus de gingembre cru (sucré éventuellement avec du miel) : en cas de vomissements, lors de syncopes ; neutralise les toxiques des médicaments ; ouvre l'appétit, chasse le froid interne ; action dispersante.

Après un accouchement : prendre 90 g de gingembre frais ; laver le rhizome, mettre à bouillir (sans ôter la peau) ; boire la décoction (cela favorise l'élimination de tout ce qui peut être resté dans l'utérus).

En usage externe :

- En cataplasme, en pâte et en application locale : gingembre broyé, réchauffé à la poêle. Il peut être mélangé avec un peu de curcuma puis apposé sur les parties souffrantes.
- En compresse : sur les zones sensibles ou en en huile de massage

Posologie : ne pas dépasser 10 g par jour, par cure de 2 à 3 jours.

Dosage moyen (poudre) : 2,5 à 5 g par jour.

Contre-indication et précaution d'emploi

En cas de fièvre élevée. Dans les inflammations cutanées. Durant la grossesse. En cas d'ulcères. À éviter en cas de trop grande chaleur interne.

Écorce de gingembre

Saveur : piquante

Énergie : froide

L'écorce de gingembre est utilisée dans les maladies dues au froid. La peau du rhizome est diurétique et a une très bonne action sur les œdèmes.

L'écorce de gingembre élimine les « eaux » (rétention de liquides) lors d'œdèmes ; elle réduit les gonflements en cas de difficultés de miction.

Mode d'utilisation

En poudre, en décoction, en règle générale. 3 tasses par jour, après les repas.

Posologie : 3 à 10 g par jour

Hibiscus

Hibiscus rosa-sinensis

Nom indien : Jasûm, Javâ
Nom sanscrit : Japâ (« répétition d'un mantra »)
Nom commun : Rose de Chine
Famille : Malvacée
Origine : Inde, Chine
Principes actifs : mucilages, anthocyanes, polysaccharides
Partie utilisée : racine, pétales
Lieu d'action : poumon, gros intestin, foie
Énergie : fraîche
Saveur : astringente, douce, piquante
Dosha : 1. Pitta, Kapha. 2. Pitta/Kapha -, Vâta +.

Propriétés thérapeutiques

Les propriétés émollientes et adoucissantes font de l'hibiscus une plante apaisante. Elle est réputée pour purifier le cœur, le sang et l'énergie subtile. Reliée aux 1er et 2e çakra, elle permet à l'énergie sexuelle de se transmuer en énergie créatrice. Elle possède ainsi une action importante sur la sphère urinaire et le système de reproduction. Elle est à la fois antifertilisante et abortive. Elle réduit le désir et régularise les problèmes rénaux, les inflammations urinaires ou utérines.

Elle prévient des congestions et des contractions internes. Elle est utilisée dans les états inflammatoires internes et externes tels qu'abcès, angine, stomatite, troubles digestifs et hémorroïdaires. Elle déloge les toxines dans le sang, soulage les effets des cystites, diminue le saignement abondant des règles. Elle peut résorber les maladies vénériennes.

Anti-inflammatoire, l'hibiscus calme les muqueuses inflammées ; il est fort utile lors de bronchites, pour apaiser les toux irritatives et atténuer les troubles dysentériques comme les colites spasmodiques et les irritations gastro-intestinales.

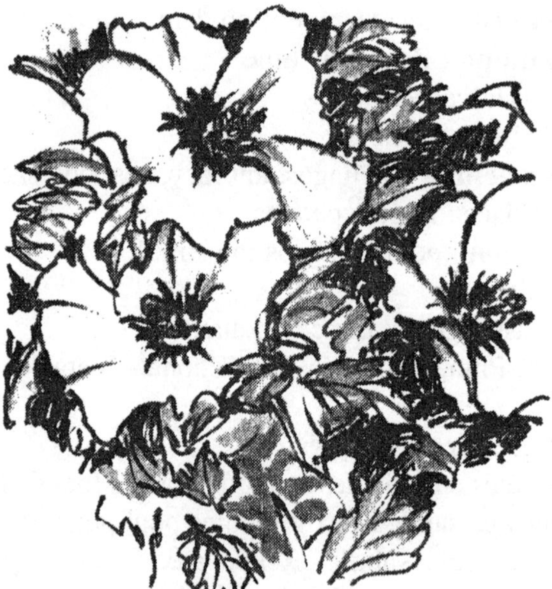

Mode d'utilisation et posologie
Poudre ou racine en décoction
Infusion (pétales)
Cataplasme
Gargarisme
Bain de siège

- La racine, réduite en poudre, en décoction en règle générale.
- En infusion (feu doux) : les pétales séchés : en infusion chaude, action digestive ; en infusion froide : action rafraîchissante pour réduire les états fiévreux.
- En décoction, ou à mastiquer : racine séchée (action laxative légère)
- En confiserie

En usage externe :
- En cataplasme : pétales fraîs ou légèrement cuits dans un peu d'eau en application locale dans les problèmes dermatologiques, crevasses, piqûres d'insectes.
- En bain de siège
- En gargarisme : angine, stomatite

Posologie :
Pétales séchés, réduits en poudre : de 6 à 14 g par jour.
Fleurs fraîches : de 35 à 70 g, en décoction ; pétales : 1 cuillère à soupe pour une tasse d'eau, infusion de 10 minutes, 3 tasses par jour.
Racine, en poudre : de 0,50 à 1 g par jour

Contre-indication et précaution d'emploi
Avec prudence dans les refroidissements. Pas dans les trois premiers mois de la grossesse.

JASMIN

Jasminum grandiflora

Nom indien : Chamêlî, Jatî
Nom sanscrit : Jâtî, Mâlatî
Nom commun : Jasmin blanc, des parfumeurs ou d'Espagne
Famille : Oléacée (450 espèces de jasmin)
Origine : Inde
Principes actifs : essence aromatique.
Partie utilisée : pétales, fleur entière
Lieu d'action : rein, rate (pancréas), gros intestin, intestin grêle
Énergie : fraîche
Saveur : piquante, amère, astringente
Dosha : 1. Kapha, Pitta. 2. Kapha/Pitta -, Vâta [+]

Propriétés thérapeutiques

Rafraîchissantes, calmantes, relaxantes, les fleurs de jasmin blanc sont antidépressives. Elles soutiennent le corps dans l'épuisement nerveux, aident l'esprit à remettre les émotions à leur juste place et ouvrent l'être à la spiritualité, le rendant plus réceptif à l'autre et affinant ses perceptions sensibles. Elles permettent de lutter contre toute forme de déprime et sont conseillées dans l'insomnie liée au stress, les maux de tête d'origine nerveuse. Antibactériennes, elles possèdent des propriétés antivirales importantes, agissant sur les états infectieux (d'origine virale ou provenant de bactéries). Antitumorales, elles sont recommandées comme adjuvant dans le traitement de certains cancers (notamment celui de la lymphe ou touchant les os). Elles présentent une action bien spécifique sur les douleurs provenant de la maladie de Hodgkin (affection cancéreuse touchant les ganglions lymphatiques ainsi que la rate et le foie.).

Apaisantes, elles ravivent la circulation sanguine en douceur. Tonifiantes, elles revivifient le système lymphatique et les muscles utérins ou encore les articulations douloureuses. Elles sont utilisées dans la ménopause et les suites d'accouchement, ayant à la fois un effet tonique sur l'utérus et sur le système nerveux, atténuant les dépressions postnatales.

Antiseptiques et expectorantes, elles sont préconisées en cas d'infections de la gorge, d'atteinte infectieuse des voies respiratoires, dans la toux persistante ainsi que dans les états fiévreux.

Toniques, elles régénèrent les peaux sèches, fatiguées ou se ridant facilement. Elles donnent de l'éclat au visage et à l'âme.

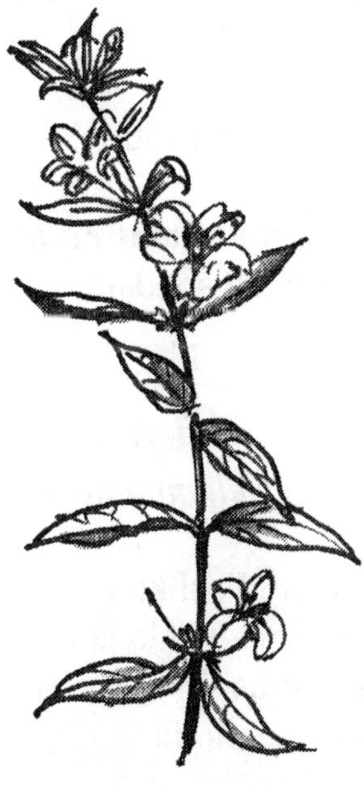

Mode d'utilisation et posologie
Poudre ou fleur entière, en décoction
Infusion (pétales)
Teinture mère (T.M)

- En infusion : dans l'insomnie : infusion de fleurs, 6 g pour une grande tasse d'eau ; laisser infuser 10 minutes, 1 tasse au coucher. Dans la toux : infusion de fleurs, 10 g pour 1/2 litre d'eau bouillante, laisser infuser 10 minutes ; 3 tasses par jour, en dehors des repas.
- Teinture mère (T.M) : comme antiviral et antitumoral, 50 gouttes diluées dans un peu d'eau, 2 fois par jour, sur 20 jours, à renouveler si nécessaire.

En usage externe :
- En huile de massage : sur le corps ou en application locale
- En bain vaginal : eau de la décoction.

Posologie :
Poudre : dc 0,25 à 1 g par jour

Contre-indication et précaution d'emploi
Lors de refroidissement soudain.

Lotus

Nelumbo nucifera

Nom indien : Kamal, Pushkâra
Nom sanscrit : Padma, Pankaja
Nom commun : lotus indien, lis ou rose du Nil, fève d'Égypte, lotus magnolia

Le lotus est la fleur sacrée de l'Inde.
Famille : Nymphéacée (Nélumbonacée)
Origine : Inde, Égypte
Principes actifs : *Fleur* : huile essentielle (absolue)
Partie utilisée : racine, graines, fleurs, plante entière
Lieu d'action : cœur, rate (pancréas), estomac, reins (graines)
Énergie : fraîche, froide (racine)
Saveur : astringente, douce (sauf graines)
Dosha : 1. Pitta, Vâta. 2. Pitta/Vâta - Kapha +.

Propriétés thérapeutiques
Tonique, nutritif, régénérant, le lotus est l'une des grandes plantes rééquilibrantes du système nerveux (vago-sympathique). Il nourrit le cœur, tonifie la sphère cardiaque, les reins et la rate ; il agit sur l'éréthisme nerveux chez les personnes surmenées. Sédatif, il tempère les spasmes, est très efficace lors de palpitations et régularise le sommeil tout en diminuant les insomnies. Il soutient le cœur, intensifie la concentration de l'esprit, facilite l'expression verbale. Il agit très bien sur le bégaiement.

Les graines de lotus vivifient l'esprit, donnent de la force (intérieure et physique), purifient l'énergie du cœur et dispersent les énergies déviantes ou à contre-courant (par blocage interne). Elles dissipent les sensations de nausées. Elles sont préconisées lors de pollution nocturne (perte séminale), de rêves agités perturbant le sommeil, d'urines troubles, de fragilité et déficience de l'estomac suite de maladie ou lors d'hémorragies. Elles atténuent les diarrhées nerveuses chez les personnes sujettes à l'angoisse et à l'anxiété.

Astringentes, hémostatiques, tonifiantes, ses racines sont conseillées lors de désordre en relation avec la sphère intestinale et urogénitale, dans les diarrhées (d'origine nerveuse), les hémorroïdes, les pertes blanches. Elles dispersent les stagnations du sang et chassent la chaleur (racines crues), elles stimulent la rate (racines cuites) et l'estomac, stoppent les diarrhées. Elles apportent de l'humidité au niveau des intestins et des poumons, favorisant ainsi la production spontanée des liquides organiques nécessaires au fonctionnement des sphères intestinale et respiratoire.

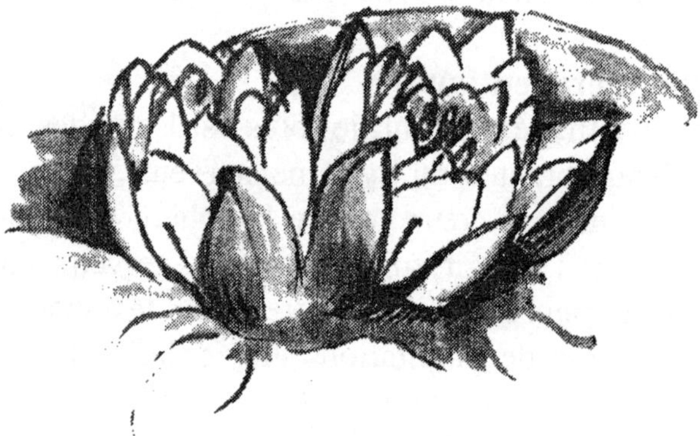

Mode d'utilisation et posologie

Poudre en décoction
Infusion (fleurs)
Décoction de lait (graines)
Pâte en cataplasme

- En alimentaire : racines, graines.
- En poudre, avec du riz (graines), en boulette : pour tonifier le cœur et les organes reproducteurs.

En usage externe :
- En pâte, en cataplasme : en application locale.

Posologie :
Poudre : de 0,25 à 1 g par prise, 3 fois par jour
Graines : 5 g, 3 fois par jour, en association avec des épices (curcuma, gingembre, nigelle, cumin) et du miel.
Racines et graines, en alimentaire : de 7 à 15 g par jour.

Contre-indication et précaution d'emploi
Avec prudence lors d'indigestion, de constipation ou d'accumulation alimentaire.

MANGUE

Mangifera indica

Nom indien : Âmb, Âm
Nom sanscrit : Âmra
Nom commun : Pêche ou pomme des Tropiques
Famille : Anacardiacée (plus de 1000 espèces de mangues)
Origine : Inde, Birmanie
Principes actifs : fibres, hydrates de carbone, protéines, sucres, lycopène (caroténoïde puissant). Vitamines : A (300 mg pour 100 g), B1, B2, B3, B4, B6 et C (70 mg pour 100 g). Minéraux et oligoéléments : calcium (12 mg pour 100 g), fer (1,2 mg pour 100 g), phosphore.
Partie utilisée : fruit (frais ou séché) : pulpe, peau ; écorce, résine (gomme)
Lieu d'action : vessie, rein, rate (pancréas)
Énergie : fraîche, chaude
Saveur : douce, astringente
Dosha : 1. Vâta, Kapha. 2. Vâta/Pitta -, Kapha +.

Propriétés thérapeutiques

Diurétique, laxative, la mangue est un fruit doux, rafraîchissant et très énergétique. Tonique cardiaque, elle tonifie le corps dans son ensemble mais surtout le système nerveux et la sphère intestinale. Elle est utilisée en cas de cardiopathie ou toute souffrance au niveau du cœur ainsi que dans l'anémie : perte du goût de la vie avec tendance à l'anorexie et déficience de la sphère cardiaque (insuffisance cardiaque), s'accompagnant parfois de constipation.

Elle aide l'organisme à évacuer naturellement les toxines provenant d'une élimination difficile ou aléatoire. Réjuvénante, elle soutient les reins en les aidant à expulser correctement les déchets. La mangue fortifie le sang et les cellules. Elle protège les yeux en agissant sur le foie qu'elle assainit. Pectorale, elle adoucit la sphère pulmonaire et dissipe l'accumulation de mucus. Elle agit de façon extrêmement efficace dans les états fiévreux (elle abaisse la fièvre), le scorbut, lors de rhumes, dans les maux de bouche tels que douleurs au niveau des gencives lors de gerçures des lèvres, en cas d'hémorragies utérines (en complément, décoction de l'écorce de manguier), lors de douleurs stomacales avec problème digestif ou encore dans la perte de mémoire.

La mangue stimule la croissance du corps et renforce la résistance de notre organisme aux maladies infectieuses. Elle est « le » fruit favorisant le formation des globules blancs (en raison de sa contenance importante en vitamine B4) et sa résine possède des propriétés anticancéreuses.

Mode d'utilisation et posologie

Fruit frais, séché et réduit en poudre

Jus frais

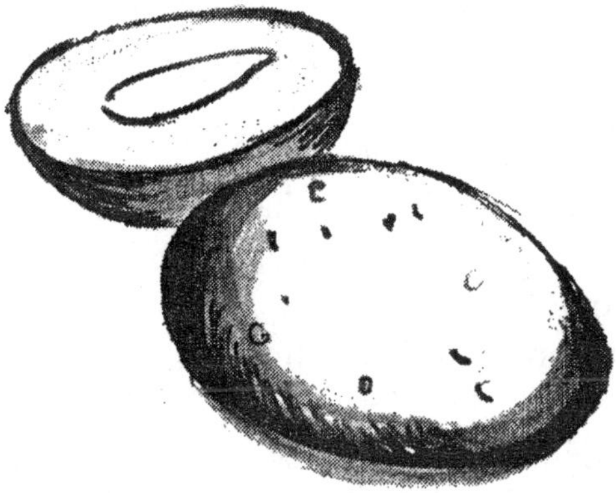

- Jus de mangue ou fruit frais et lait : en cure et diète
- En décoction : écorce entière ou réduite en poudre comme tonique et fortifiant.
- La résine : dans les maladies infectieuses
- En confiture, gelée, sirop

En usage externe :
- La pulpe ou le jus : en application locale, notamment dans les douleurs de croissance.

Posologie : 1/2 mangue par jour pour couvrir notre besoin en provitamine A.

Contre-indication et précaution d'emploi
Sans

Margousier (Neem)

Azadirachta indica ou Cyperus rotundus

Nom indien : Nîm, Nimb

Nom sanscrit : Nîmba, Prabhadra (arbre à fruits amers. Il est aussi appelé sarva roga nirvarini : celui qui peut guérir toutes les affections)

Nom commun : Lilas des Indes, laurier grec, jasmin de Perse, arbre à chapelets

Famille : Méliacée (Cypéracée, famille des acajous)

Origine : Inde et sud de l'Himalaya

Principes actifs : alcaloïdes : paraisine et azaridine dans les feuilles, margosine dans les tiges et l'écorce. Huile essentielle graines), diterpernoïdes, triterpénoïdes, nimbidine, tanins.

Huile : Acide oléique (47 %), acide stéarique (12 %), acide palmitique (11 % min.), acide linoléique (5 %), acide myristique (1 %).

Partie utilisée : feuilles, fleurs, graines, noyau (huile margosa), écorce, gomme

Lieu d'action : rate (pancréas), poumon

Énergie : fraîche

Saveur : amère, piquante

Dosha : 1. Pitta, Kapha. 2. Pitta/Kapha -, Vâta +.

Propriétés thérapeutiques

Désintoxiquant majeur, tonique amer, le margousier purifie le sang tout en éliminant les toxines accumulées dans les muqueuses, et possède des qualités thérapeutiques d'exception. Immunostimulant, il est extrêmement efficace en prévention de toute infection.

Antiseptique et antiviral puissant, le margousier est capable de cerner les virus et de les empêcher de provoquer une infection. De plus, il possède une activité antioxydante importante lorsqu'il est utilisé en prévention.

Digestif, il atténue les nausées, les vomissements et la soif intense. Il est utilisé dans le diabète ainsi que dans l'obésité.

Anti-inflammatoire, astringent, il fait baisser très rapidement les états fiévreux et diminue le mal de tête (sensation de feu au niveau du crâne) ainsi que les tensions qu'elles soient énergétiques, physiques ou nerveuses. Il est également efficace pour soulager les rhumatismes et l'arthrite, comme pour traiter toutes maladies inflammatoires.

Antimycosique, antibactérien, vermifuge, antifongique, il est très efficace dans les maladies de peau et pour chasser les parasites (internes et externes), comme pour dissiper les effets relatifs à des infections dues à des champignons[61] parasites internes (Candida, Microsporum, Epidermophyton, Geotrichum, Trichophyton, Trichosporon...)

Son écorce est employée pour soigner la malaria, la tuberculose, les tumeurs, les inflammations rhumatismales (arthrite, tout problème rhumatismal s'accompagnant de sensation de brûlure).

Extraite des graines, l'huile de margousier est un contraceptif traditionnel en Inde. Elle possède des propriétés

61. Champignons parasite : Candida, que l'on trouve dans la flore mucosique normale, pouvant être source de lésions dans la bouche, le vagin, sur la peau, sur les mains et les poumons. Trichophyton ou « pied d'athlète » (infection des cheveux et des ongles). Epidermophyton responsable d'un herpès cutané et des ongles des pieds. Microsporum, herpès se trouvant dans les cheveux, la peau et parfois les ongles. Trichosporon envahissant le système gastro-intestinal. Geotrichum, responsable d'infections de la sphère pulmonaire (bronches, poumons, membranes mucosiques).

hydratantes, régénère et restructure les peaux maltraitées, fatiguées et est efficace pour soulager tous les problèmes de peau comme les infections cutanées. Elle est utilisée en cas de rougeurs, d'acné, de gerçures et de blessures, lors d'ulcères indolents ou encore d'herpès et pour apaiser les démangeaisons.

Insectifuge, anti-acarienne, antiparasitaire, elle agit également sur les troubles digestifs, tout en agissant sur les parasites. Elle est reconnue pour apaiser les inflammations oculaires et auriculaires et est préconisée lors d'affections des voies respiratoires (notamment dans la bronchite).

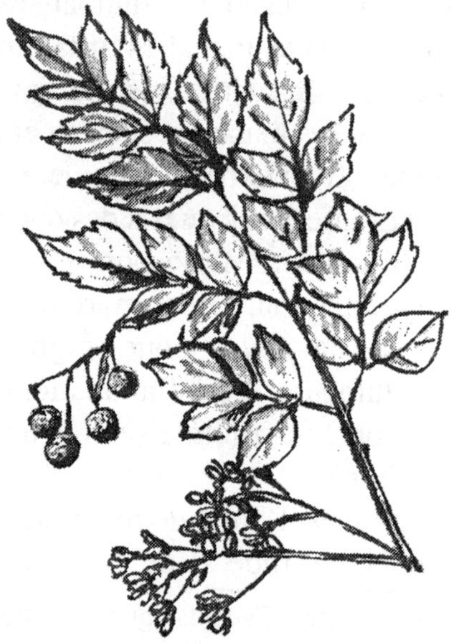

Mode d'utilisation et posologie

Infusion

Décoction : écorce, résine (gomme)

Poudre et feuilles en décoction

Pâte (graines broyées ou feuilles)

- En poudre ou en pâte : 8 feuilles mélangées avec 5 grains de poivre noir dans une cuillère à soupe de miel ; effet préventif envers toutes les infections et états grippaux. Cure de 8 jours.
- Feuilles en décoction de 30 minutes, 15 g pour 1/2 litre d'eau. Boire 1/2 litre par jour sur 4 jours : dans les fièvres et le paludisme.

En usage externe :
- Jus de feuilles : dans l'eczéma et l'herpès
- En pâte : en cas d'hémorroïdes
- En cataplasme : feuilles broyées ou en pâte lors de plaies, de brûlures infectées.
- En huile, en application locale : dans les irritations de l'épiderme ; en application cutanée sur les irritations ou pour calmer les piqûres d'insectes.
- En douche vaginale : col de l'utérus (infection ou inflammation), en cas de mycoses.

Posologie : de 2,5 à 5 g par jour (poudre)

Contre-indication et précaution d'emploi
Avec parcimonie lors de refroidissement.
À ne pas utiliser chez les bébés et les personnes âgées ou affaiblies.

MOUTARDE NOIRE
Brassica nigra

Nom indien : Rayî, Lal sarsu
Nom sanscrit : Râjikâ, Sarshapa, Saravasa

Nom commun : Sénévé
Famille : Brassicacée (famille des crucifères)
Origine : Inde, Moyen-Orient, Chine
Principes actifs : 30 % huile : glycérides de l'acide linoléique, linolénique et érucique, 1 % sinigrin (allyl isothiocyanate, et glucose), ferments lactiques, vitamine C.
Partie utilisée : graines, feuilles
Lieu d'action : poumon
Énergie : tiède, chaude
Saveur : piquante, amère
Dosha : 1. Vâta, Pitta, Kapha. 2. Pitta/Kapha -, Vâta +.

Propriétés thérapeutiques

Réchauffante, la moutarde stimule l'énergie des reins et disperse le froid interne. Elle est recommandée lorsque la sphère urogénitale est atteinte : lors de dermite infectieuse située au niveau de la région génitale ou en cas de congestion utérine comme de crampes menstruelles.

Révulsive, elle produit un afflux dc sang à l'endroit où elle est appliquée, elle relance les amas énergétiques bloqués sur une partie du corps.

Elle présente une action tonifiante et dispersive essentielle sur la sphère ostéo-articulaire : elle est appliquée dans toutes les douleurs musculaires, les lésions traumatiques, en cas de douleurs rhumatismales. Elle dissipe les œdèmes.

Diurétique, laxatique, antiscorbutique, vomitive et digestive majeure, elle agit parfaitement sur le foie et l'estomac, tonifiant la sphère digestive : elle est utilisée lors de douleurs thoraciques et abdominales, d'affections hépatiques et stomacales, en cas de dyspepsie, dans l'atonie stomacale et intestinale ou en cas de gaz avec constipation.

Anti-asthmatique, elle élimine les glaires et dégage la sphère respiratoire lorsque celle-ci est encombrée ; elle est conseillée lors de toux avec douleur de la gorge, de bronchite, de rhume avec fort écoulement nasal ainsi que dans les états fébriles accompagnés de dépression et de troubles nerveux.

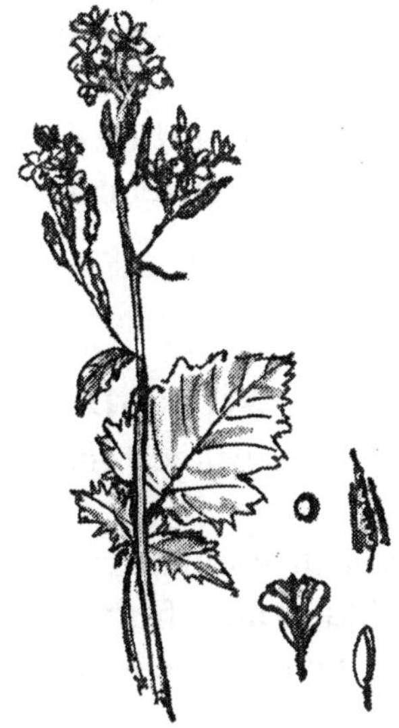

Mode d'utilisation et posologie

Poudre ou graines, en décoction

Infusion

Cataplasme

- Les feuilles à mâcher (vitamine C) comme dépuratif.

En usage externe :

- En huile de massage
- En compresse, graines ou poudre, en application locale.

- Les graines en cataplasme : dans les refroidissements, les troubles nerveux, l'épuisement. Dans les raideurs de la nuque et des épaules, suite de fatigue, de position assise prolongée (travail sur l'ordinateur).

Posologie : de 3 à 10 g par jour
Pour atténuer l'amertume des graines de moutarde, les faire d'abord chauffer avant de les réduire en poudre.

Contre-indication et précaution d'emploi
A haute dose, les graines deviennent irritantes.

MUSCADE
Myristica fragrans

Nom indien : Jâyphâl, Javanthi
Nom sanscrit : Jâtî-phâla (fruit de naissance), Jaï-phâla (fruit glorieux), Javîtrî (macis)
Nom commun : non connu.
Famille : Myristicacée
Origine : Indonésie (Île de Banda), Inde
Principes actifs : matière grasse : beurre de muscade - lipides : 25 % (myristine, aleine, palmitide), huile volatile
Partie utilisée : noix (râpée), macis (enveloppe de la noix)
Lieu d'action : rate, estomac, gros intestin
Énergie : chaude
Saveur : piquante, amère, douce
Dosha : 1. Vâta, Kapha. 2. Vâta/Kapha -, Pitta +

Propriétés thérapeutiques

Stimulante, tonique, la noix de muscade possède d'excellentes vertus antiseptique, antalgique et analgésique. Elle agit directement sur le çakra du cœur et ses canaux subtils, qu'elle apaise et ouvre en douceur. Elle est recommandée suite à des chocs affectifs profonds et répétés accompagnés d'un sentiment de dévalorisation personnelle ou de « cœur sec ».

Digestive, elle régularise la circulation énergétique et soulage les douleurs rhumatismales.

Elle présente deux champs d'action bien spécifiques, ainsi sur la sphère nerveuse et cérébrale : elle dulcifie l'esprit ; renforce les capacités intellectuelles lors de fatigue excessive ; elle est utilisée en cas de dépression avec troubles nerveux et insomnie, dans l'épuisement ou l'asthénie. C'est une excellente stimulante générale. Et sur la sphère digestive : elle agit de façon importante sur les intestins : elle les consolide. Elle est donc recommandée dans tous les troubles digestifs avec vomissements ou d'indigestion surtout chez les sujets introvertis, nerveux et qui se contiennent (ou se referment sur eux-mêmes). Elle est préconisée dans la digestion difficile avec nausées et diarrhée, lorsque l'on digère mal ses expériences, sa vie, etc., dans les ballonnements épigastriques car elle élimine le trop-plein d'air dans le côlon (souvent accompagné de douleur avec diarrhée). Elle stimule la sécrétion des sucs gastriques lors d'une mauvaise assimilation.

Mode d'utilisation et posologie

Poudre, en décoction

Infusion

Décoction de lait

Inhalation

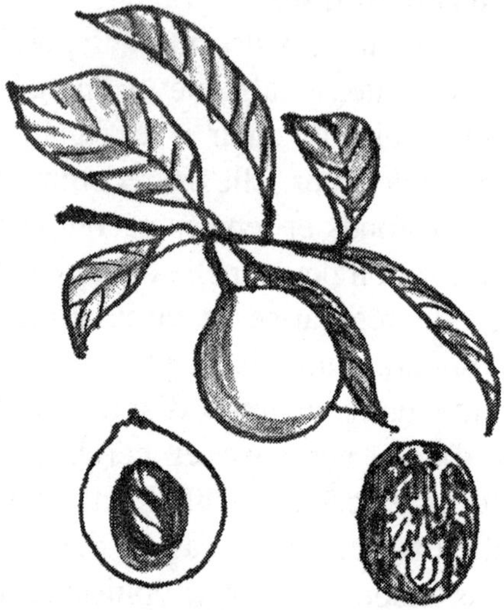

- En poudre : 0,40 g de noix de muscade râpée dans une tasse de lait chaud (en cure brève : sur 3/4 jours maximum) dans l'insomnie d'origine nerveuse.
- En décoction de lait ou d'eau chaude, associée au gingembre et à la cardamome, pour stimuler l'assimilation.

En usage externe :
- En huile de massage
- En inhalation : action sur la sphère neuro-cérébrale.

Posologie : de 1 à 7 g par jour

Contre-indication et précaution d'emploi
Elle n'est pas conseillée durant la grossesse.
Sans contre-indication si prise à petite dose. En excès, obscurcit la circulation énergétique.
À forte dose : narcotique, provoque des hallucinations ; peut être mortelle (absorption de 2 noix)

MYROBOLAN

Emblica officinalis, Phyllanthus emblica

Nom indien : Âmla, Amlikâ, Âmalak, Âmvalâ
Nom sanscrit : Âmlakî, Dhâtrî (nourrice)
Nom commun : Groseille d'Inde
Famille : Euphorbiacée
Origine : Centre de l'Asie
Principes actifs : vitamine C +++ (3 g par fruit. Équivalence : 12 oranges), acides organiques, anthocyane, tanins
Partie utilisée : fruit, écorce, racine, feuilles
Lieu d'action : poumon, gros intestin, foie
Énergie : fraîche
Saveur : douce, acide, astringente, piquante, amère
Dosha : 1. Pitta, Kapha. 2. Pitta/Kapha -, Vâta +.

Propriétés thérapeutiques

Astringent et grand régulateur du corps, le myrobolan est un fruit tonique qui fortifie le poumon par son action expectorante et réconforte lors d'asthénie. Il est utilisé en cas de mal de gorge, dans la laryngite, l'enrouement avec sécheresse, la toux catarrhale ou lors de difficultés à avaler. Il avive la voix et éclaircit la vue. Réjuvénant et rajeunissant, il est fortement conseillé dans toutes les maladies en association avec d'autres fruits ou plantes. Considéré comme tonique de la longévité, il nourrit le corps et notamment les os. Ses puissantes propriétés thérapeutiques lui permettent d'agir instantanément sur le système immunitaire qu'il va renforcer et stimuler ; il est ainsi préconisé lors de déficience des défenses naturelles ou dans les vaccinations et leurs effets secondaires. Il solidifie les os en les consolidant ; il augmente le taux de globules rouges, reconstruisant les tissus et les cellules, et est donc vivement préconisé dans les états anémiques ainsi que dans l'ostéoporose. De plus, il équilibre le taux de sucre dans le sang. Il agit de façon exceptionnelle sur les systèmes circulatoire et digestif ainsi que sur les fonctions du foie et de la rate, améliorant la vision et l'appétit. Il est conseillé dans l'embarras gastrique, les gastrites, les coliques, en cas de problèmes hépatiques avec faiblesse de la rate. Hémostatique, c'est également un très bon antiseptique. Vermifuge, laxatif, il chasse les amas parasitaires et débarrasse l'organisme de ses déchets toxémiques. Son emploi est recommandé dans toutes les maladies, dans l'anémie accompagnée de vertiges et de palpitations, dans l'asthénie lorsque la personne se laisse aller, chez un sujet Kapha.

Le fruit vert sera plus efficace lors de parasites intestinaux ; quant au *fruit mûr*, il agira merveilleusement bien lors d'indigestion avec diarrhée.

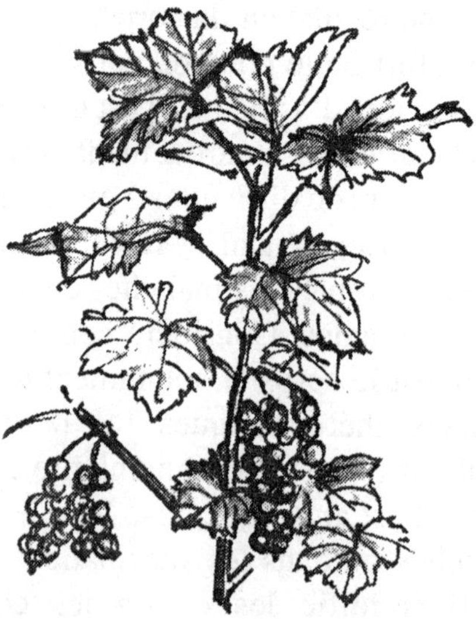

Mode d'utilisation et posologie
Fruit frais
Poudre (fruit séché), en décoction
Compresses

• En poudre : 5 g par jour, en décoction, dans une tasse d'eau chaude. 2 fois par jour, en cure : comme tonique.
• En confiture, en marmelade, en gelée
• En jus frais

En usage externe :
• La pulpe : en compresse sur le front et les tempes : dans les troubles d'origine nerveuse.

Contre-indication et précaution d'emploi
Durant la grossesse, dans l'épuisement ou l'excès de chaleur interne. Avec précaution lors de diarrhée aiguë ou de dysenterie.

MYRRHE
Commiphora myrrha

Nom indien : Bôl, Hîrâbôl
Nom sanscrit : Bôla, Rasagandha
Nom commun : Balsamier
Famille : Burséracée
Origine : Moyen-Orient, Inde
Principes actifs : huile essentielle, hydrocarbures, sesquiterpènes, cétones, aldéhydes
Partie utilisée : résine (gomme), sève

Lieu d'action : cœur, foie, rate (pancréas)
Énergie : fraîche, chaude
Saveur : amère, astringente, douce (sucrée)
Dosha : 1. Vâta, Kapha. 2. Vâta/Kapha -, Pitta +

Propriétés thérapeutiques

Diurétique, astringente, dépurative, la myrrhe purifie le corps, prévient le vieillissement, rajeunit l'esprit. Elle permet de retrouver la tranquillité de l'esprit, redonne de la motivation, combat les sentiments de faiblesse et l'apathie. Elle aide à guérir des traumatismes comme des chocs profonds, elle dissout les émotions fixées dans la mémoire des tissus organiques, elle libère les conflits mal vécus ou non résolus, les pensées en dualité. Elle est fort utile chez les personnes tiraillées entre deux possibles (choix, décision...). Puissant réjuvénant, elle ouvre les canaux subtils en régularisant la circulation énergétique et vivifiant le système nerveux. Tonique du système nerveux, elle donne de l'allant tout en calmant la force émotionnelle.

Elle a une action profonde sur les reins qu'elle purifie et nettoie profondément. Anti-inflammatoire, stimulante, elle dégage les obstructions (circulatoire, respiratoire, énergétique) et atténue le feu interne qu'elle pacifie. Elle agit sur les organes reproducteurs féminins car elle épure le sang. Par son action douce et chaude, elle tonifie et désintoxique. Elle possède une action sur le développement de la polarité féminine de l'être, en accentuant la sensibilité.

Elle soulage les dosha Kapha et Vâta : elle secoue l'âme, leur permet de se dépasser.

Balsamique, expectorante, elle vivifie les poumons, dégage les voies respiratoires. Elle est particulièrement active lors de maux de tête chronique, d'apathie physique et mentale ou encore en cas de coup de froid : son énergie réchauffe l'organisme.

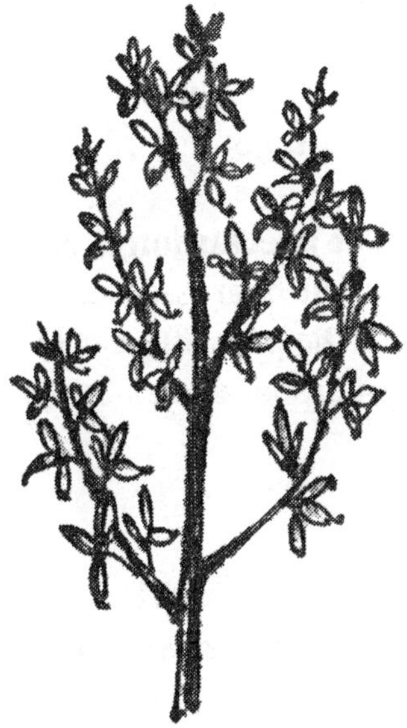

Mode d'utilisation et posologie
Infusion (gomme-résine)
Poudre, décoction
Pâte

- En infusion : en règle générale. 3/4 tasses par jour, à boire très chaud à petites gorgées.
- Poudre, en décoction : comme anti-inflammatoire et stimulant nerveux

En usage externe :
- En huile de massage : sur les zones endolories

- L'eau de la décoction, en lotion
- En inhalation dans les névralgies chroniques
- En fumigation pour apaiser le système nerveux
- Pâte sur les zones douloureuses (compresse, cataplasme)

Posologie : pas plus de 4 g par jour.
1 g par prise (poudre ou gomme-résine).

Contre-indication et précaution d'emploi
À ne pas utiliser durant la grossesse.
A haute dose, la myrrhe peut affecter le rythme cardiaque et entraîner des irritations rénales ou de la diarrhée.

MYRTE

Myrtus communis

Nom indien : Vilayatimehndi
Nom sanscrit : Katphâla (fruit auspicieux)
Nom commun : Nerta ou Nerto, herbe du lapin
Famille : Myrtacée (4000 espèces de myrtacées dont l'eucalyptus, l'épilobe, le grenadier, le palétuvier…)
Origine : Inde, Iran
Principes actifs :
Feuilles : tanins (14 %), flavonoides (myricetol), myrtucommulones (antibiotiques) A et B, vitamine C, huile essentielle (myrtol). *Fruits* : Acides citrique et malique. *Minéraux et oligo-éléments* : calcium (81 mg pour 100 g), phosphore (27 mg pour 100 g), fer. *Vitamine* C (36 mg pour 100 g). Huile essentielle (1.8 cinéole : 45 %).

Partie utilisée : fruit, écorce
Lieu d'action : rein, foie, vésicule biliaire, intestin grêle
Énergie : chaude et fraîche
Saveur : douce (sucrée), amère, piquante, astringente
Dosha : 1. Vâta, Kapha. 2. Kapha/Vâta -, Pitta +

Propriétés thérapeutiques

Antiseptique, antispasmodique, astringent, le myrte écarte les stagnations internes, disperse les obstacles énergétiques. Il est utilisé pour marquer les nouveaux-nés pour leur donner la joie de vivre. Il ouvre l'esprit et les sens, éveille l'âme. Lié à la fécondité, à la féminité, il symbolise la passion, l'amour profane et spirituel.

Il permet à l'organisme de résister aux infections car il renforce la force vitale, activant les défenses naturelles. Il décongestionne la tête, améliore la vue, dégage le foie, soulage le corps des crispations nerveuses.

Sédatif et stimulant, il est tonique et rafraîchit l'esprit et le corps. Il agit sur l'épuisement, la fatigue excessive ; dans la dépression, il détend, dénoue les tensions, apporte joie et paix. Il atténue le déséquilibre nerveux, apaisant le cérébral, déliant les nouures du mental.

Le myrte soulage les dosha Vâta dont il apaise l'irritabilité naturelle, et Kapha dont il dissipe les mauvaises humeurs.

Mode d'utilisation et posologie

Infusion (fruit)
Décoction, poudre (écorce)
Pâte ou jus (sève fraîche)
Inhalation
Gargarisme

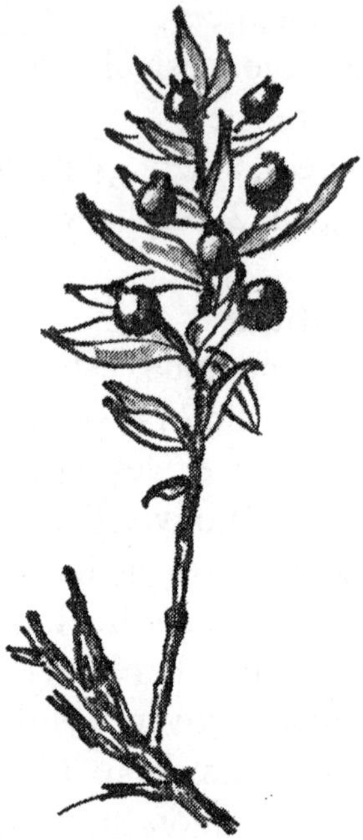

- En décoction, en poudre : pour renforcer les défenses naturelles, et comme antiseptique
- En infusion : dans la fatigue ou lors d'états dépressifs
- Le jus (sève) : pour décongestionner la zone hépatique

En usage externe :

- En inhalation : lors de tensions nerveuses (zone cérébrale)
- En gargarismes : mal de gorge, gingivite.
- En pâte, en cataplasme : en application locale sur les plaies (pouvoir cicatrisant)

Posologie : 1 g par prise, poudre.

Contre-indication et précaution d'emploi
À ne pas utiliser dans l'hypertension, en cas d'hyperacidité.

Nard

Nardostachys jatamansi

Nom indien : Jâtâmâmsî, Jatâlasî
Nom sanscrit : Tapasvinî (la femme ascète), Mâmsi
Nom commun : non connu
Famille : Valérianacée (de la famille de la valériane)
Origine : Inde, Himalaya
Principes actifs : huile essentielle, acides, valérénal, nardol, nardostachone, coumarine
Partie utilisée : Rhizome (racine)
Lieu d'action : cœur (péricarde), rein, rate (pancréas)
Énergie : fraîche
Saveur : amère, astringente
Dosha : 1. Vâta, Pitta, Kapha. 2.Vâta/Kapha -, Pitta +

Propriétés thérapeutiques

Sédatif, antidépresseur, le nard éloigne les angoisses, calme les maladies cardiaques (tonifiant du cœur) et les troubles nerveux (souvent signalés par une toux spasmodique, piquante ou nerveuse). Il détend la région du plexus solaire ainsi que celui de la sphère cardiaque et est utilisé dans la tachycardie. Il atténue les palpitations nerveuses accompagnées d'agitation mentale et d'insomnie. C'est également un bon stimulant ovarien, présentant une action thérapeutique importante dans l'insuffisance ovarienne. Il présente des vertus anti-inflammatoires, bactéricides et fongicides.

Son énergie solaire apporte l'harmonie, régularise la circulation sanguine et énergétique au sein du corps et des canaux vitaux ou subtils. Il aide à éloigner la mélancolie, tranquillise l'esprit. Stimulant, il défatigue l'organisme, dénoue les crispations internes, apaise le stress, détend les nouures, permet de relâcher les tensions musculaires ou énergétiques. Il fait sortir les peurs inavouées et dissipe les doutes. Il possède une action très intéressante sur les personnes sujettes aux maux digestifs et nerveux, aux pensées sombres, qui ont tendance à tout voir en noir (imaginant toujours le pire du pire). Il redonne confiance, ouvre le mental, soutient le cérébral lors d'un effort soutenu (préparation à des examens, travail intellectuel intense...).

Il est donné aux enfants (et aux animaux) pour leur éviter les angoisses dues au sevrage. Il est également employé dans la désintoxication tabagique. En Inde, il est parfois utilisé (selon la croyance traditionnelle) lorsque l'on souhaite qu'une personne s'éloigne de la maison ou pour qu'elle soit empêchée de venir chez vous.

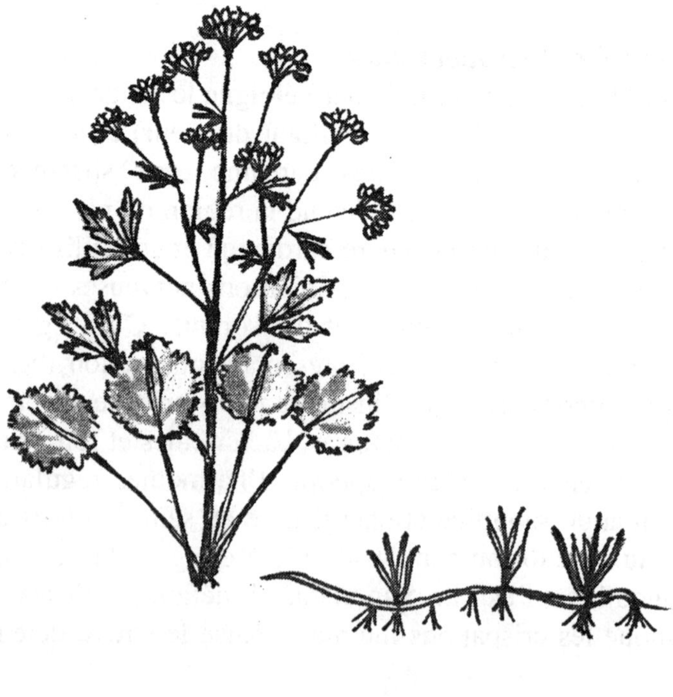

Mode d'utilisation et posologie
Poudre, en décoction
Inhalation

• En poudre, en décoction (ne pas faire bouillir) : en règle générale, comme harmonisant et régulateur circulatoire, 1 tasse matin à jeun et soir au coucher, en cure de 5 jours, à renouveler pendant 6 mois.

En usage externe :
En inhalation : au coucher. Action sur la sphère nerveuse et cérébrale, pour atténuer les palpitations.

Posologie :
Poudre, de 0,20 à 0,50 g en une prise, sur 3 jours (cure à renouveler si nécessaire), ou 1/4 de cuillère à café.

Contre-indication et précaution d'emploi
Avec modération, en cure brève.

NIGELLE
Nigella damescena

Nom indien : Kalounji, Munga reala, Kâlâjîrâ
Nom sanscrit : Krishna-jîrakâ, Kâravî
Nom commun : Poivrette, graines d'oignon
Famille : Renonculacée (ombellifère)
Origine : Asie, Moyen-Orient
Principes actifs : principe amer (nigelline), acides gras polyinsaturés (acide linoléique, acide oléique), vitami-

nes, enzymes, saponines, huile essentielle (nigelline, nigellone).
Partie utilisée : graines
Lieu d'action : foie, cœur, rate
Énergie : chaude
Saveur : piquante, douce
Dosha : 1. Kapha, Pitta. 2. Pitta/Kapha -, Vâta +

Propriétés thérapeutiques
Régulatrice du système immunitaire exceptionnelle, la nigelle stimule et renforce les défenses naturelles. Elle soutient la flore intestinale, protège des infections grippales. Hypoglycémiante essentielle, antidiabétique, elle possède une action protectrice dans le diabète et également dans le cancer. Tonique et narcotique, elle permet d'améliorer le sommeil, et est utilisée dans les insomnies d'origine nerveuse. Diurétique, elle est conseillée pour tonifier et purifier la sphère digestive, dans les troubles digestifs avec flatulences et comme stimulante en cas d'indigestion.

Anti-hyptertensive, elle décrispe le corps, dénoue les tensions logées autour de la sphère cardiaque. Elle possède des vertus thérapeutiques de qualité dans les allergies (poussière, pollen…), les maladies de peau (en cataplasme), dans l'asthme, en cas de mycoses, dans les inflammations et les états grippaux, en cas de douleurs de règles accompagnées de retard et dans la frigidité.

Mode d'utilisation et posologie

Poudre en décoction ou décoction de lait
Infusion (graines)
Huile de massage
Cataplasme

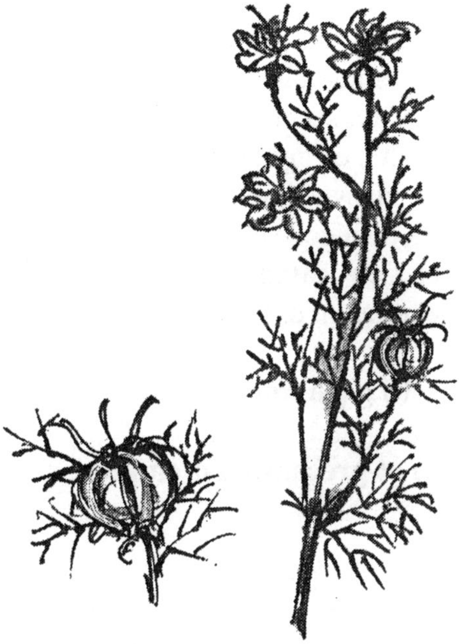

- En poudre, en décoction : action hypoglycémiante (1 tasse avant chaque repas, sur 3 mois). Comme anti-hypertensive, 1 tasse en fin de matinée (vers 11h), sur 6 mois.
- En infusion dans les états grippaux, 4 à 6 tasses par jour, en dehors des repas. Comme diurétique, 1 grande tasse à jeun le matin. Pour renforcer le système immunitaire : une cure de 10 jours, à chaque changement de saison.
- En décoction de lait : le soir, au coucher, dans les problèmes de sommeil.
- Les graines : dans l'alimentation (comme condiment), 1 pincée.

La nigelle est très bien tolérée par les enfants : en complément alimentaire (système de défense renforcé)

En usage externe :

- En huile de massage : en application locale (zones sensibles) ou sur l'ensemble du corps (effet relaxant). Dans le traitement des peaux sèches, sensibles, qui s'irritent facilement, dans l'acné : en application locale de l'huile végétale de Nigelle, dans laquelle vous aurez fait macérer quelques graines de nigelle et 3 gouttes d'huile essentielle.
- En compresses, en cataplasme (graines) : dans les maladies de peau ou en cas de crise d'asthme.

Posologie : de 5 à 10 g par jour.

Contre-indication et précaution d'emploi
Sans

PATIENCE

Rumex crispus

Nom indien : Taralî, Amantamûl
Nom sanscrit : Âmla vêtasa
Nom commun : Patience crépue, oseille à feuilles crispées, parelle
Famille : Polygonacée (Curcubitacée. De la même famille que la rhubarbe. Apparentée à la grande oseille sauvage)
Origine : Asie occidentale
Principes actifs : acide oxalique, vitamine C, haute teneur en fer.
Partie utilisée : racine
Lieu d'action : cœur, foie, gros intestin, rein
Énergie : fraîche

Saveur : amère, astringente, piquante
Dosha : 1. Pitta, Kapha. 2. Pitta/Kapha -, Vâta +

Propriétés thérapeutiques
Laxative, stimulante de la vésicule biliaire (sécrétions), la patience sauvage tonifie le foie et le rein en dissipant les toxines. Elle abaisse le feu interne, permet d'atténuer la chaleur en excès (terrain infectieux). Elle tue les parasites et traite les constipations chroniques par mauvaise assimilation. Elle est conseillée dans l'hépatite aiguë, les aigreurs stomacales et la diarrhée (dysenterie). Dépurative, elle épure le sang vicié, le rafraîchit et l'aide à se renouveler tout en le tonifiant, elle régularise la circulation sanguine et est préconisée en cas d'anémie comme dans l'hématurie. Elle améliore l'irrigation du cerveau. Purgative douce, elle peut être utilisée sans problème durant la grossesse (en cure brève). Astringente, elle purifie le système lymphatique et agit efficacement en cas de ganglions gonflés ou de tumeur glandulaire. Elle atténue les états fiévreux, dissipe les glaires et arrête la toux dans les troubles pulmonaires, notamment lors de bronchite chronique.

Elle agit aussi de façon efficace dans les affections cutanées chroniques d'ordre émotionnel, dans les dermatoses, les furoncles ou l'eczéma nerveux.

Mode d'utilisation et posologie
Poudre, en décoction
Infusion
Eau de décoction

- En poudre, en décoction en règle générale, en cure ponctuelle.

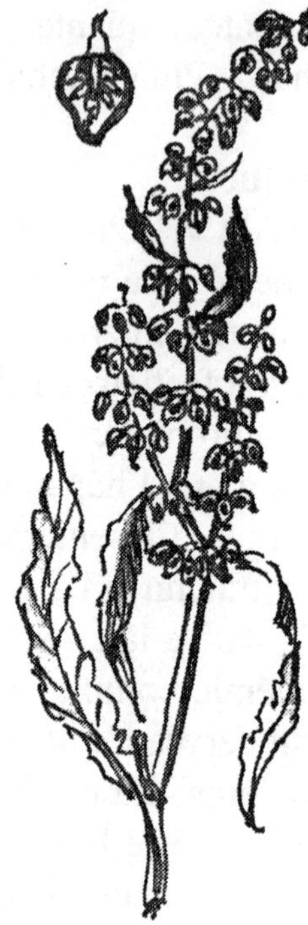

• En infusion : action laxative et purgative, 1/2 litre à boire dans la matinée.

En usage externe :

• L'eau de la décoction, en application locale sur les plaies.

Posologie : en cure ponctuelle.
De 0,25 à 0,50 g par prise.
En poudre, en décoction : de 17 à 35 g par jour

Contre-indication et précaution d'emploi

Avec prudence lors de vide de rate (absence ou faiblesse d'énergie dans la rate). À ne pas utiliser en cure prolongée.

POIVRE LONG
Piper longum

Nom indien : Pîpal, Pîplî
Nom sanscrit : Pippalî, Mâgadhî, Chanchala
Nom commun : Mignonette, piment long
Famille : Pipéracée
Origine : Île de Java, Inde
Principes actifs : pipérine (6 %), sylvatine, sitostérol, piperlongumine et piperlonguminine, huile essentielle (1 %) : limonène, phellandrène.
Partie utilisée : fruit (séché au soleil)
Lieu d'action : estomac, gros intestin, rate (pancréas), poumon, vessie
Énergie : chaude
Saveur : piquante
Dosha : 1. Vâta, Kapha. 2. Vâta/Kapha -, Pitta +

Propriétés thérapeutiques
Digestif, le poivre long dissipe le froid interne, calme les douleurs internes et abaisse l'énergie. Il remet de l'ordre dans le feu interne (énergétique et physiologique), c'est un très grand rééquilibrant. Il stimule de façon puissante les sphères respiratoire et digestive. Il est utilisé dans les maladies touchant les voies urinaires et la rate. Il a une action importante dans les douleurs épigastriques (dues au froid) accompagnées d'éructation (signalant souvent une rate défaillante), de régurgitation acide, diarrhée glaireuse (avec borborygmes intestinaux), ballonnement intestinal, froid interne avec nausée et hoquet. Il est très efficace dans les états grippaux, les bronchites, les toux récidivantes, les laryngites, l'asthme. Il dissipe aisément les toxines dues à

des stagnations soit énergétiques soit alimentaires. Il vivifie l'organisme lorsqu'il est affaibli suite à des infections. Il tonifie les reins dont il disperse les lourdeurs et la toxémie. Il est conseillé par ailleurs dans les rhumatismes, les lombalgies et la sciatique (en cataplasme, en huile de massage), dans les céphalées (dues au stress), l'odontalgie, lors de polype nasal et d'hernie.

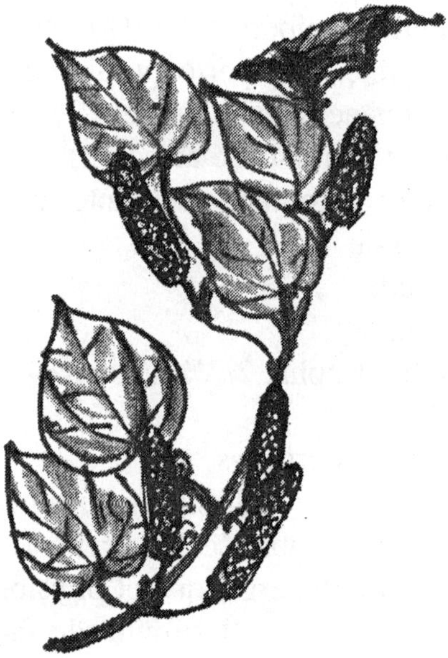

Mode d'utilisation et posologie

Poudre, en décoction
Décoction de lait
Huile alimentaire
Inhalation
Huile de massage
Cataplasme

- Épi : râpé ou entier. 1 épi dans un peu d'eau chaude avec du miel : en cas d'accumulation de mucus. 1/2 épi râpé dans un peu d'eau chaude bouillie : à jeun, pour régénérer l'organisme, en cas de fatigue chronique ou ancienne.
- Décoction de lait : dans les états grippaux, les bronchites, les toux chroniques, les laryngites.

En usage externe :

- Poudre : en inhalation lors de céphalées, ou dans les polypes (nez)
- En huile de massage dans la sciatique, les lombalgies, les crises de rhumatismes, en application locale et en cataplasme.

Posologie : 1 à 4 g par jour

Contre-indication et précaution d'emploi

En excès : il peut provoquer des troubles de la vue, des vertiges, une faiblesse intestinale chez les sujets sensibles.

À ne pas utiliser chez les jeunes enfants.

Rose

Rosa centifolia - Rosa damascena

Nom indien : Gulâb
Nom sanscrit : Shatapatrî (Six pétales)
Nom commun : Rose de Damas
Famille : Rosacée
Origine : Inde, Proche Orient
Principes actifs : *Huile essentielle* : oxyde de rose, composé azoté (damascénone), esters, alcool aromatique

(alcool phényléthylique : 1 %), monoterpénols (géraniol, cotrinnellol, nérol, linalol), eungéol (1 %), farnésol.

Partie utilisée : pétales, boutons floraux, feuilles, racines

Lieu d'action : *fleur* : foie, rate (pancréas), rein, vessie, intestin grêle ; *racine* : rate, estomac

Énergie : fraîche, chaude légèrement (selon l'espèce)

Saveur : douce (sucrée), salée, amère, [astringente], [piquante]

Dosha : 1. Vâta, Pitta, Kapha. 2. Harmonisant des trois dosha, Kapha + (peut augmenter Âma).

Propriétés thérapeutiques

Anti-inflammatoire, antiseptique, la rose soulage les inflammations des sphères respiratoire, circulatoire et nerveuse. C'est un calmant pour les nerfs. Ses pétales préparés en confiture sont toniques et calment les maux de gorge. Astringente et sédative, elle apaise les chagrins, les douleurs anciennes. Antispasmodique, rafraîchissante, adoucissante, elle agit sur la tension nerveuse. Elle chasse les sentiments pesants comme la jalousie, le ressentiment, la colère, la revanche. Dépurative, digestive, décongestionnante du foie, stimulante de la production de bile, son action est essentielle lors d'un choc violent, difficile à accepter (tel le deuil). Elle met du baume au cœur. Lors de problèmes relationnels, elle aide la personne à garder ou retrouver son identité (dans le cas de relation « fusionnelle » avec transfert morbide). Apaisante, tonicardiaque, elle ouvre le cœur et l'esprit, évite l'enfermement sur soi. Elle harmonise et favorise la réflexion, la méditation, la contemplation. Elle combat la mélancolie maladive. Elle est particulièrement conseillée lors de migraines avec insomnie, dans la dépression avec troubles nerveux, constipation et maux de tête, en cas d'humeur colérique et d'amertume, lors d'état d'abattement et de douleurs ou encore dans la névrose anxieuse.

Elle soulage les trois dosha Vâta, Pitta, Kapha qu'elle harmonise et a une excellente action sur Pitta qu'elle équilibre et dont elle calme le système nerveux.

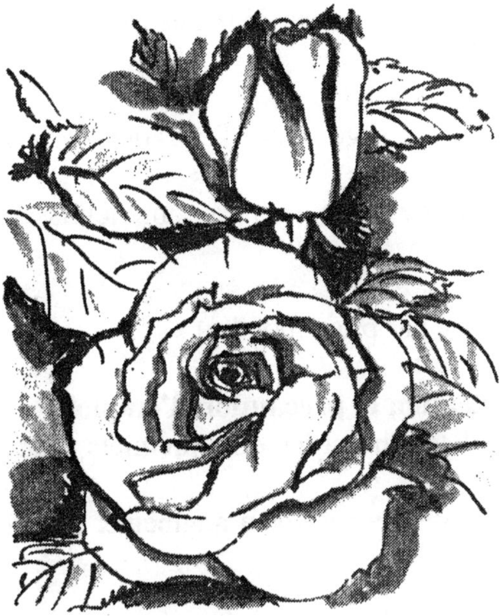

Mode d'utilisation et posologie

Infusion (pétales)
Décoction (boutons floraux, feuilles, racines)
Poudre en décoction
Décoction de lait
Miellat (fleurs)
Sirop (boutons, fleurs)
Huile de massage
Eau de rose

- Sirop : effet tonique
- Miellat : pétales macérés dans du miel liquide (24 heures) pour le mal de gorge, à faire tiédir.
- Dans du lait chaud : comme laxatif léger.
- Associée à la cardamome, en décoction (boutons, feuilles) : comme tonique, et à l'hibiscus, en infusion (fleurs, pétales) : en cas de règles irrégulières.

En usage externe :
- En huile de massage : pour l'entretien de la peau et son élasticité
- En eau (eau de rose) : comme antivieillissant cutané et cicatrisant

Posologie : 1 g par prise (poudre).

Contre-indication et précaution d'emploi

À ne pas utiliser durant les trois premiers mois de la grossesse.

Pas à haute dose : la rose peut augmenter trop fortement le feu intérieur.

SAFRAN

Crocus sativus

Nom indien : Kêsar, Sâphran
Nom sanscrit : Nâgakeshara (crinière de serpent (nâga)), Kêsara, Kunkuma, Kashmiirajan, Kashmiiran
Nom commun : non connu
Famille : Iridacée (80 variétés de safran)

Origine : Orient, Asie Mineure, Iran, Cachemire

Principes actifs : huile essentielle, safranal, principe amer (picrocrocine), safranal (50 %), terpènes (pinène, cinééol, isophorone). *Pigments* : crocine, crocétine, caroténoïdes (alpha et béta-varotène, zéaxanthine), glucose.

Partie utilisée : stigmates (de la fleur) séchés au soleil

Lieu d'action : cœur, foie

Énergie : fraîche, refroidissante

Saveur : douce, amère, piquante

Dosha : 1. Vâta, Pitta, Kapha. 2. Harmonisant des trois dosha.

Propriétés thérapeutiques

En Asie, et plus particulièrement en Inde, le safran est considéré comme la plante-reine. Ses qualités culinaires et sa faculté de teindre les étoffes ont fait de cette poudre issue du crocus, un condiment précieux et l'un des cadeaux les plus luxueux. Il est de coutume d'offrir un sac de safran pour rendre hommage à son maître, ce qui est un véritable présent royal.

Le safran sert à teindre les vêtements sacerdotaux car il possède de très hautes vibrations solaires. Il est dit que de cette manière la présence divine sera retenue dans les fibres du tissu. Il est également utilisé comme encre : dilué dans de l'eau ou dans de l'huile, il permet de réaliser des talismans.

Le safran possède une qualité tonifiante fondamentale. Il équilibre et harmonise les trois dosha : il augmente Vâta et Kapha, soulage le feu intérieur de Pitta, apporte douceur et tempérance. Il soigne toutes les maladies « chaudes », issues d'un feu interne[62] mal dirigé ou qui se retourne contre l'organisme. Il agit de façon spectaculaire sur le foie et les perturbations de la vésicule biliaire. Sédatif, antispasmo-

62. Toutes les maladies finissant en « ite » sont des maladies provenant du feu interne (bronchite, laryngite, colite, hépatite, arthrite, etc.).

dique, il prévient des ballonnements, des spasmes nerveux, apaise les troubles menstruels et les problèmes urinaires.

Il soulage les hémorroïdes et diminue les vomissements. Il stimule la digestion et donne de l'appétit. Il serait aphrodisiaque. Il éclaircit les règles (en cas de règles foncées) et aide à combattre l'hydropisie. Toutefois, il doit être utilisé avec précaution (à faible dose) car il est abortif.

L'Huile de safran possède une énergie réchauffante, une saveur douce et piquante. Son action énergétique est légère, aiguë et grasse. Elle peut devenir irritante en cas d'excès. Elle augmente Vâta et Pitta, atténue Kapha.

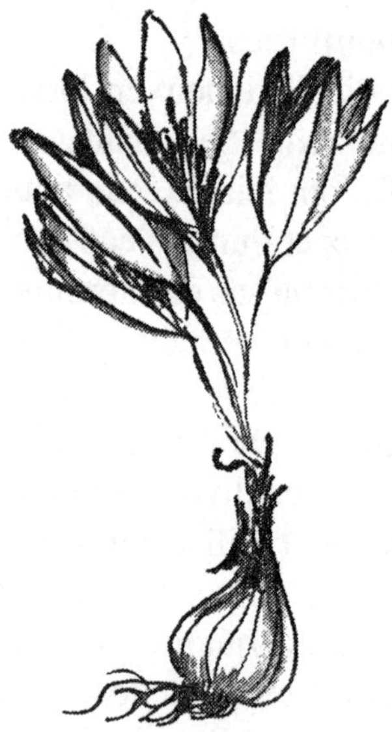

Mode d'utilisation et posologie

Infusion
Décoction de lait
Poudre en décoction
Huile de massage

- En infusion (tiède) en règle générale.
- En décoction de lait (à feu très doux) comme sédatif
- En poudre, en décoction (sans faire bouillir, laisser macérer dans une eau bouillie tiède) comme antispasmodique

Thé au safran **:** mettre 2,5 g de thé vert indien dans 1/2 litre d'eau de source préalablement chauffée. Laisser infuser 3 minutes puis ajouter 1/4 g de safran. Laisser macérer 10 minutes, ajouter un peu de miel selon votre goût.

En usage externe :
- En huile de massage : en application locale sur la zone souhaitée.

Posologie : de 0,1 à 0,25 g par prise, par jour ; toujours à utiliser à faible dose

Contre-indication et précaution d'emploi
A haute dose, le safran devient narcotique (drogue hilarante) ; à 12 g, il devient mortel (symptômes : accélération cardiaque, vertiges, hallucinations, puis paralysie du système nerveux central pouvant entraîner la mort).
Pas durant la grossesse (est abortif).

SÉSAME
Sesamum indicum

Nom indien : Til, Gingli
Nom sanscrit : Tila
Nom commun : Teel, Till
Famille : Pédaliacée

Origine : Inde, Chine

Principes actifs : lipides (jusqu'à 60 %), acides gras insaturés (dont 40 % oléique, 45 % linoléique et 10 % divers), lignanes (sésamine, sésamoline), anti-oxydant (sésamol, sésaminol), protéines, vitamine T, calcium, fer, phosphore, huile essentielle (formée en majorité durant la torréfaction (guajacol, furaneol, furanone, vinylguacol).

Partie utilisée : graines, racines, feuilles

Lieu d'action : poumon, foie, gros intestin

Énergie : chaude

Saveur : douce

Dosha : 1. Vâta. 2. Vâta -, Pitta/Kapha +

Propriétés thérapeutiques

Tonique, nutritif, le sésame vivifie toutes les fonctions du corps et tonifie les échanges énergétiques entre l'extérieur et l'intérieur de l'organisme. Apaisant, il possède une action importante sur le système nerveux ainsi que sur les tissus vitaux et les canaux subtils. Il stimule l'intellect, l'intelligence du cœur, affine la lucidité et les perceptions sensibles. Il soulage les maux de tête d'origine psychique, purifie l'esprit tout en améliorant l'état de vigilance, la conscience d'éveil.

Laxatif léger, émollient, il nettoie la sphère intestinale, chasse la constipation, améliore l'assimilation et soutient le métabolisme.

Le sésame possède une action coagulante grâce à la vitamine T contenue dans ses graines. Il favorise également la circulation sanguine en la rendant fluide car il lève les obstructions énergétiques ou provenant d'une toxémie interne.

Il agit de façon efficace sur la sphère pulmonaire, notamment lors de toux sèche récidivante accompagnée de fatigue générale. Il soulage les névralgies, quelle que soit la zone, la sciatique et l'arthrite.

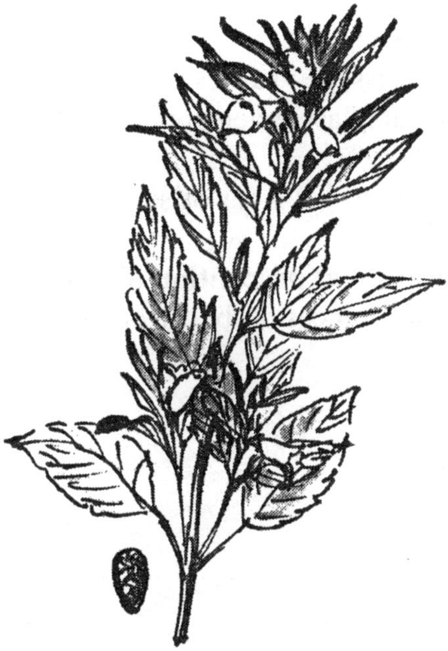

Mode d'utilisation et posologie

Poudre, en décoction
Décoction de lait
Huile alimentaire
Graines (légèrement grillées)
Cataplasme
Pâte

- En poudre, en décoction en règle générale.
- En décoction de lait dans les affections pulmonaires, la toux sèche et comme laxatif.

- Tisane tonique cérébrale : pour une tasse de lait chaud, 1 cuillère à soupe de graines de sésame, 1 rondelle de gingembre frais, 1 cuillère à café de miel liquide.

En usage externe :
- En huile de massage : sur les zones douloureuses
- En pâte, en cataplasme : en application chaude et locale

Posologie : de 0,50 à 2 g par prise

Contre-indication et précaution d'emploi
Avec parcimonie en cas d'obésité ou de diarrhée.

VI

LE CORPUS DE L'ÂYURVEDA
PERSPECTIVES POUR L'OCCIDENT

« L'Âyurveda est la science de ce qui convient
et de ce qui ne convient pas à l'être humain,
la connaissance des conditions de vie propres
à rendre l'homme heureux ou maussade
et de celles qui ont une influence défavorable sur sa longévité ;
elle est aussi la mesure de la vie elle-même. »
Charaka Samhitâ (1,41)

Médecine d'observation et d'écoute, l'Âyurveda repose sur l'expérimentation et la déduction intuitive. Elle s'est particulièrement développée de 350 avant notre ère jusqu'au Ier siècle de notre ère. C'est durant cette époque que les premiers témoignages sur la médecine indienne apparaissent en Occident grâce aux Grecs, grands rédacteurs et historiens devant l'Éternel...

Thérapie de l'Intérieur, elle s'interroge sur la pérennité de l'être sans support divin. À cela, elle a répondu avec force que le divin est dans l'Homme, qu'il est dans sa nature fondamentale et qu'il ne peut être ignoré.

Elle est un mode de pensée autre que celui de la médecine occidentale et présente de nombreuses originalités :

- déjà de par sa langue, le sanscrit, qui ouvre des portes de compréhension phénoménale : un mot définit immédiatement le sens de l'idée énoncée. Pour les autres langues, cela demande une phrase, sinon plusieurs.

- de par sa conception du Monde et sa perception de la Nature, sa philosophie naturaliste et spirituelle.

- de par sa manière d'aborder la formation et la composition interne du corps humain, sagesse et science à la fois.

- de par sa naissance, Louis Frédéric[63] l'ayant ainsi défini : « Âyurveda, veda de longue vie. Médecine traditionnelle indienne attribuée au médecin des dieux Dhanvantari, et codifiée dans l'Atharva-Veda, où elle est divisée en huit parties comprenant une démonologie et un chapitre sur les aphrodisiaques, traités qui appartiennent aussi à l'Upaveda. »

- de par son évolution et son implantation hors de ses frontières.

- de par son corpus d'origine reposant sur une base philosophique et conceptuelle de la médecine et des traités thérapeutiques sans cesse actualisés, commentés, analysés.

- de par ses applications, ses expériences et ses vérifications, son élan de recherche.

- de par des matières médicales (mises à jour et complétées), des règles de pratiques médicales précises et cela sans jamais perdre vue l'être humain.

L'Âyurveda est bien une médecine unique.

63. Louis Frédéric (†), orientaliste d'exception, a écrit un excellent dictionnaire de la civilisation indienne (éditions Laffont, collection Bouquins, 1987) et fait toujours référence aujourd'hui.

1. Les huit branches de l'Âyurveda

La tradition reconnaît huit voies ou branches spécifiques partageant l'Âyurveda.

KayaCikitsâ*, médecine interne
KayaCikitsâ, thérapie interne, est la médecine du corps. Elle analyse les relations entre le corps et l'esprit et décrit les différentes méthodes de soins et de prévention (utilisation des plantes, rôle de l'alimentation, techniques de massages, etc.). Elle s'intéresse au diagnostic et aux traitements des maux courants tels que les états fiévreux, les dérangements intestinaux, les troubles du sommeil, etc. Elle repose sur la CharakaSamhitâ.

BalaCikitsâ* ou Kaumarbhritya Tantra*, pédiatrie
BalaCikistâ, médecine de l'énergie, s'intéresse plus particulièrement aux enfants. Elle décrit les traitements des maladies infantiles, comment les soigner. Elle s'occupe également de la mère. Si une maladie infantile a pour cause un problème de lait maternel, il convient que la mère soit traitée pour le bien de son enfant. Elle repose sur un texte fondamental, la KasyapaSamhitâ, qui expose les soins à apporter aux enfants et la façon de les éduquer.

GrahaCikitsâ* ou Bhûtavidyâ*, psychiatrie et psychologie
Cette branche particulière aborde la démonologie. Elle énonce les différentes façons de soigner les maladies causées par un sort maléfique. Elle présente les incantations, les modes d'exorcisme des mauvais esprits, également les offrandes à faire aux Dieux comme aux démons. Elle explique également comment aborder une personne dont

l'esprit est dérangé, décrit les maladies mentales et comment les soigner notamment avec l'hypnose. C'est une médecine plutôt « secrète », qui est appliquée plus particulièrement par des yogi ou des prêtres guérisseurs.

ÛrdhvangaCikitsâ* ou Çalâkâ* Tantra, oto-rhino-laryngologie et ophtalmologie
Elle se préoccupe des désordres des yeux, de la gorge et des oreilles, prenant en charge toutes les maladies concernant la sphère ORL : tête, gorge, oreilles, yeux, etc. et propose les traitements à appliquer.

Çalya* Tantra, chirurgie et obstétrique
Çalya Tanta désigne la chirurgie. Elle explique comment opérer toute matière étrangère logée dans le corps humain et causant une douleur. Cette branche aborde également l'obstétrique.

DamshtrâCikitsâ* ou Agada* Tantra, médecine des remèdes ou toxicologic
Elle s'intéresse à tout ce qui est toxique pour et dans le corps et étudie les substances toxiques des plantes, des minéraux, des animaux. Elle traite des poisons et des venins (morsures de serpent, piqûres d'insectes, etc.), des génies épidémiques tels que la peste ou la rage.

JarâCikitsâ* ou Rasâyana* Tantra, médecine de longue vie
Medecine tonifiante, cette branche se penche sur les thérapies de rajeunissement. Elle s'occupe de la préservation de la jeunesse, des forces, de la mémoire ainsi que la longévité. Elle comprend également la gériatrie.

VrushaCikitsâ* ou Vajikarana Tantra, médecine des aphrodisiaques
Elle s'intéresse aux problèmes touchant la sexualité, les maladies affectant le système de reproduction. Ses traitements concernent la conservation, le renforcement et le rétablissement du pouvoir reproductif. Elle applique les traitements aphrodisiaques. Par ailleurs, elle se penche sur la transmutation des énergies sexuelles pour les ascètes ou les renonçants.

2. Les huit points du diagnostic âyurvédique

Le diagnostic âyurvédique a été précisé au XVIe siècle par Todaramalla[64] dans une encyclopédie, l'*Âyurveda Saukhyam,* au sein de laquelle il a rassemblé les données usitées depuis l'origine de la médecine indienne. Il clarifie certains points tout en apportant quelques précisions sur la pratique âyurvédique, faisant référence à des textes plus anciens (perdus depuis). Il décrit et explicite la manière d'examiner un patient reprenant les huit points particuliers définis au XIe siècle, et en incluant l'astrologie, la divination ou encore l'alchimie thérapeutique (issue de la médecine des Siddha*).

Dès son origine, la médecine indienne préconise quatre phases importantes pour l'examen général de la personne malade, celles-ci préparant au diagnostic et donc au traitement. Tout d'abord, il y avait l'auscultation. Les thérapeutes

64. Todaramalla (Todar Mal) : ministre hindou des finances sous Akbhar (XVIe siècle), physicien, professeur, homme d'état. Partisan et défenseur de l'Âyurveda, il est l'auteur de 23 séries de textes édités sous forme encyclopédique, *Âyurveda Saukhyam.* Il est plus connu sous le nom de Todarânanda.

âyurvédiques ont utilisé très tôt des instruments de recherche, notamment une forme ancienne de stéthoscope. Puis venaient l'inspection physique (teint, proportions du corps, etc.), la palpation et l'examen des odeurs corporelles. Il était fortement conseillé d'examiner de manière complète la personne avant de se prononcer. Cet examen à la fois externe (physique) et interne (Srotas*) demandait du temps, souvent plus d'une heure. Ces différentes étapes sont toujours de règle aujourd'hui, bien que plus concises.

Nâdî pariksha, examen du pouls

L'examen du pouls est apparu au VIIIe siècle de notre ère, car il n'est pas mentionné dans les Samhitâ de Charaka, Sushruta ou de Vâgbhata. En fait, la méthode est véritablement décrite dans la ShârngadharaSamhitâ, c'est-à-dire aux alentours des XIIIe ou XIVe siècles. La prise de pouls de l'Âyurveda ne ressemble pas à la méthode chinoise et il semble improbable qu'elle ait fait l'objet d'un emprunt quelconque : la technique indienne s'intéresse à aux pouls des Dosha et non à ceux des organes. Toutefois, l'examen demande une pratique quotidienne et une grande attention.

Trois doigts sont utilisés pour prendre le pouls : l'index (correspondant à l'élément Air), le majeur (correspondant à l'élément Feu) et l'annulaire (correspondant à l'élément Eau). Celui-ci s'opère sur l'artère radiale : « *L'artère à la base du poignet est le témoin de vie. Par le mouvement de cette artère, le sage examine les qualités et les tares du corps.* » L'index est placé en travers du poignet, juste au-dessous de la racine du pouce, « *le thérapeute examine le pouls en laissant un espace d'un demi-pouce (environ 5 cm) à partir de la base du pouce* », le majeur et l'annulaire aux côtés de l'index.

Vâta est perçu par l'index, Pitta par le majeur et Kapha par l'annulaire. Il est répété trois fois. « *Cet examen doit être conduit avec une grande attention, tout comme on manipule un joyau de valeur. L'efficacité de cet examen est obtenue par une pratique constante.* »

Le pouls idéal est ferme, lent et régulier, pulsant trente fois. Si les trois dosha sont atteints (aggravation ou augmentation excessive), « *le pouls se meut comme un pic-vert qui fait des pauses fréquentes.* » (Citations extraites de l'*Âyurveda Saukhyam*).

Le pouls de Vâta est mobile comme un serpent ou une sangsue. Il est glissant, versatile, apparaissant ou disparaissant rapidement. Lorsque Vâta est en phase d'aggravation, son pouls sera rapide, irrégulier, dur, tendu, vigoureux, fin ou épais, pouvant disparaître lorsque l'on accentue la pression, nerveux ou délicat.

Le pouls de Pitta est sautant comme un corbeau, un moineau ou une grenouille. Il est vif, rapide, inconstant. Il sautille et tressaute aisément. Lorsque Pïtta est en phase d'aggravation, son pouls sera hâtif, leste, très tendu, puissant, très fin ou au contraire consistant et rude.

Le pouls de Kapha se déplace comme un cygne ou un pigeon. Il est coulant, tout en rondeur, profond, passager, parfois difficile à percevoir surtout chez Kapha rétracté. Lorsque Kapha est en phase d'aggravation, son pouls sera lent, discontinu ou saccadé, faible et mou, voire sans tonus, ample, étendu et glissant.

La prise de pouls s'effectue du côté droit et du côté gauche, en pratiquant deux types de pressions, l'une prononcée, l'autre légère.

Du côté droit, la pression légère permet de vérifier : sous l'index l'état du gros intestin, sous le majeur celui de la vésicule biliaire, sous l'annulaire celui du péricarde. La pression prononcée permet de vérifier : sous l'index l'état des poumons, sous le majeur celui du foie, sous l'annulaire celui des trois Dosha.

Du côté gauche, la pression légère permet de vérifier : sous l'index l'état de l'intestin grêle, sous le majeur celui de la rate, sous l'annulaire celui de la vessie. La pression prononcée permet de vérifier : sous l'index l'état du cœur, sous le majeur celui de l'estomac, sous l'annulaire celui des reins.

Toutefois, l'Âyurveda préconise de ne pas effectuer de prise de pouls dans les cas de figure suivants : après le bain ou un bain de soleil, après être resté assis près d'une source de chaleur (feu, etc.), après une relation intime, l'absorption d'alcool, lorsqu'on a faim ou après avoir mangé, après avoir fourni un effort physique intense. Ceci peut modifier l'état des pouls, apportant déséquilibre ou troubles internes. Les indications livrées par cet examen s'en trouveront faussées.

Six autres pouls peuvent être examinés : le pouls de la cheville situé derrière l'articulation de la cheville (artère tibiale postérieure) ou dans le ceux de la cheville, sous la malléole ; celui de la carotide, situé sur les deux côtés du cou, au niveau de la clavicule : il permet d'apprécier l'état de tension mentale ; le pouls situé au niveau des tempes, localisé sur l'artère temporale (sur les deux côtés de la tête) ; celui du creux du coude, situé au niveau de l'artère brachiale, à l'intérieur de chaque bras ; le pouls situé à l'intérieur de la jambe, au niveau de l'artère fémorale, sur le pli de l'aine ; celui situé sur le dessus du pied, au niveau de l'artère dorsale de chaque pied.

Examen du physique

Cet examen comporte l'observation des proportions corporelles et de l'attitude comportementale de la personne : sa façon de se déplacer, de s'asseoir, de se tenir debout, sa gestuelle, sa façon de parler (le son de la voix) et ses expressions verbales permettant d'apprécier les facultés mentales.

Le visage est le reflet de notre esprit. Il se révèle par les traces témoignant des brisures intérieures et des réflexions. Lignes, sillons, ridules dévoilent les désarrois sensibles et les troubles internes imprégnant nos organes. Aussi, les rides du visage ne sont pas à négliger car elles ont aussi quelque chose à raconter. Elles peuvent en dire long sur nos blessures intérieures, nos objectifs mentaux, nos traces émotionnelles. Les rides dévoilent ce que l'être a vécu, et la manière dont cela a été vécu. Les rides horizontales du front révèlent la tension mentale, de l'anxiété cachée, une problématique profondément ancrée, quelqu'un de très cérébral et qui ne vit que dans sa tête. Les rides verticales installées entre les deux sourcils sont indicatrices de colère, de pouvoir et de vouloir à tout prix obtenir ce qui est désiré ou envié. Situées à droite, elles signalent des troubles majeurs liés au foie, une émotivité enfouie voire refoulée et une distorsion entre le corps et l'esprit ; celles, à gauche, disent une affectivité retenue par l'énergie du cérébral et de la pensée, affectant de cette façon la rate. Les rides soulignant le dessous des yeux et surtout celles descendant à la verticale indiquent des pensées conservatrices, rigides ou destructrices, et une atteinte à la rate. Un gonflement au niveau des yeux avec des pattes d'oie très marquées peuvent annoncer une déficience ou des troubles au niveau des reins ; la personne peut se sentir assaillie par les responsabilités ou s'essouffle sous les contraintes.

Lorsque les joues sont très pâles ou comme décolorées, cela marque un feu digestif fragile ou affaibli.

Les lèvres ont elles aussi quelque chose à exprimer, notamment lorsque leur coloration est altérée sur une partie. Ainsi, une décoloration partielle au niveau de la lèvre supérieure, située sur le bord droit indique une faiblesse du poumon droit, à gauche celle du poumon gauche ; au centre, se trouvent réunis le foie (à droite), la rate (à gauche), la thyroïde (en haut, au centre), le cœur (au centre du centre), l'estomac (en bas du centre) ; aux angles gauche et droit une déficience des reins ; sur la lèvre inférieure, une teinte pâle dénote une faiblesse des intestins.

Un tremblement des lèvres marque une peur, une angoisse ou un chagrin profond. Des lèvres pâles sont révélatrices d'une anémie par épuisement. Des tâches brunes signalent une digestion difficile, des tendances à l'indigestion ou la présence de vers intestinaux dans le côlon.

Les lèvres de Vâta sont plutôt fines et sèches. Elles se fissurent aisément et tendent à se dessécher dès la moindre variation émotionnelle ou climatique.

Les lèvres de Pitta sont colorées et bien rouge. Elles s'ulcèrent facilement et s'enflamment, surtout lorsque Pitta ne parvient pas à exprimer une pensée ou qu'il ne parvient pas à être entendu.

Les lèvres de Kapha sont épaisses, grasses, humides.

La voix est aussi un élément important car elle diffuse les vibrations de l'être intérieur. La voix idéale résonne, elle est profonde, ni trop basse, ni trop haute, harmonieuse et continue.

La voix de Vâta est rugueuse, dure, sèche, brisée. Elle peut être voilée.

La voix de Pitta est claire, haute, distincte, tranchante. Elle peut s'éteindre par suite de choc affectif violent ou de très grande fatigue.

La voix de Kapha est basse, lourde, prenante.

Examen des ongles

Dans l'Âyurveda, les ongles sont mis en relation avec les os : ils en sont les résidus et indiquent une morbidité éventuelle touchant les dhatu (tissus vitaux).

Les ongles de Vâta sont secs, rugueux, se cassent ou se dédoublent volontiers. Ils sont courbés, leur surface peut comporter des stries longitudinales indiquant une absorption nutritive déficiente. Se ronger les ongles est signe d'un Vâta perturbé par une grande nervosité. Une teinte bleutée informe sur une aggravation de Vâta.

Les ongles de Pitta sont mous, souples, se plient facilement. Ils sont souvent roses et brillants. Une teinte jaune ou rouge accentuée informe sur une aggravation de Pitta.

Les ongles de Kapha sont épais, forts, luisants. Ils ont un contour bien marqué. Une teinte extrêmement pâle informe sur une aggravation de Kapha, notamment une anémie ou une asthénie profonde.

Chaque doigt est relié à un élément et un organe précis : le pouce est associé avec l'élément Espace et le cerveau, l'index avec l'élément Air et les poumons ; ils sont en relation avec Vâta. Le majeur est associé avec l'élément Feu et l'intestin grêle, l'annulaire avec l'élément Eau et les reins. Ils sont en relation avec Pitta. L'auriculaire est associé à l'élément Terre et le cœur ; ce dernier et l'annulaire sont en relation avec Kapha. Toute difformité ou tout défaut apparaissant sur un doigt manifestent une faiblesse dans le Dosha concerné.

Examen des yeux

Les yeux sont le miroir de notre foie et notre âme : la foi que nous avons en la vie se reflète dans l'éclat et l'intensité lumineuse de nos prunelles.

Vâta a les yeux petits, mouvants, vifs, bougeant sans cesse. Les paupières supérieures sont tombantes, traduisant de l'appréhension ou de la détresse. Vâta cligne souvent des yeux, exprimant une nervosité profonde, de l'inquiétude ou un sentiment d'insécurité. Le blanc de l'œil est souvent trouble, parfois strié de minuscules filets rouges. L'iris est profond, souvent de deux couleurs : une claire, une sombre. Lorsque Vâta est aggravé, une sensation de brûlure dans les yeux ou d'avoir du sable sera ressentie ; il peut y avoir sécheresse, irritation des paupières, des orgelets sur le bord des paupières. « *Si les yeux sont secs, de couleur grise ou perçants, si la prunelle est mobile et s'il existe une sensation de brûlure à l'intérieur des yeux, alors le patient souffre de maladies causées par Vayu* [nda : Vâta]. »

Pitta a les yeux moyens, clairs, perçants, lumineux. Le regard est aigu, incisif, pénétrant, ne lâchant pas ce qu'il regarde. Il présente une grande sensibilité à la lumière, notamment artificielle. Lorsque Pitta est aggravé, le blanc des yeux devient jaune ; les yeux présentent une grande sensibilité à toute luminosité, montrant que le feu intérieur (très présent chez Pitta) déborde et emplit le corps. « *Si le blanc des yeux est jaune comme le curcuma, s'il y a du rouge ou du bleu, si les yeux fuient la lumière vive et s'il existe une sensation de brûlure, alors il y a une aggravation de Pitta.* »

Kapha a les yeux grands, souvent ronds, humides, attirants. Le blanc de l'œil est pâle ou très clair, l'iris est souvent foncé ou noir. Kapha dilaté aura les yeux frangés de longs cils, toujours la larme à l'œil pour vous attendrir.

Kapha rétracté aura les yeux plutôt enfoncés, avec une tendance à éviter votre regard. Lorsque Kapha est aggravé, les yeux seront éteints, sans expression. « *Si Kapha est en excès, les yeux pleurent (larmoient), le regard semble anxieux, le blanc des yeux est bien blanc, le regard est terne, la vue est faible.* » (Citations extraites de l'*Âyurveda Saukhyam*).

À signaler que des paupières inférieures gonflées informent sur une déficience de l'énergie des reins.

Examen de la langue

La bouche est composée de muqueuses (joues, langue, pharynx). Et c'est d'elle que naît l'écho de la parole, de la mastication, des odeurs. Elle est l'ouverture de la rate et de l'estomac. La langue est le lieu d'habitation du moi et de nos facultés gustatives. Reliée au système digestif, elle en est l'expression et nous informe sur son état ainsi que nos aptitudes à digérer bien ou mal ou pas du tout les nourritures de la vie.

Si ce sont les papilles qui reçoivent de l'extérieur des matières devant être transformées, c'est grâce à la langue que nous allons sentir le goût de l'aliment reçu. Elle est l'organe du goût par excellence et est révélatrice de nos états d'esprit, d'âme et de santé. Son examen est donc un élément essentiel du diagnostic, car elle donne la disposition du cœur, siège de notre conscience : c'est sur la langue que les cascades émotionnelles se bousculent, ouvrent ou ferment le cœur.

Les Indiens prêtent une attention particulière à la propreté de leur langue. Ils la grattent à l'aide d'une petite cuillère afin de stimuler le système digestif par le biais des canaux subtils qui la parcourent et qui lui sont reliés. Cela permet de retirer une partie de l'enduit qui la recouvre composé de dépôts liés aux déchets, de mucosités provenant de la gorge et de la bouche.

Une couche blanchâtre couvrant intégralement la langue signale que la toxémie est installée dans tout le corps. Si seulement un tiers se trouve recouvert d'une pellicule, les toxines sont situées dans le côlon ; si apparaît une tache blanche entourée de rouge sur la partie postérieure de la langue, le gros intestin est concerné, et sur le milieu de langue ce sont l'estomac et l'intestin grêle. Si de l'écume naît sur les bords avant de la langue, les poumons sont fragilisés et une bronchite peut se manifester. Une assimilation déficiente ou fragilisée se manifestera par l'empreinte des dents sur la langue, les nutriments ne parviennent à leur destination. Lorsque les trois Dosha sont atteints, la langue est âpre, râpeuse, de couleur sombre ou bien excessivement pâle, avec une pointe très rouge par rapport à l'ensemble de la langue. Elle peut être couverte d'un enduit soit brun noir soit très blanc.

La langue idéale est rouge vif, « huilée », harmonieuse, ne comportant pas ou très peu de revêtement.

Vâta aggravé est indiqué par une langue froide, craquelée, tremblotante, rugueuse, de couleur rose bleuté, voire brunâtre parfois (atteinte au niveau de l'énergie stomacale), ayant des fissures visibles, avec une sensation de goût acide dans la bouche. ***Pitta*** aggravé est indiqué par une langue plus rouge que la normale, recouverte d'une couche jaune ou brune, avec une sensation de goût amer dans la bouche. Quant à ***Kapha*** aggravé, sa langue sera rêche, tendue, pâteuse, recouverte d'une couche blanchâtre, de couleur rose pâle, avec une sensation de goût sucré ou salé dans la bouche.

Examen de la peau

La peau est en relation avec l'élément Air. Sa tessiture comme sa couleur est indicatrice de l'énergie des souffles vitaux à l'intérieur du corps. La peau est sensible aux états d'âme, aux variations climatiques et aux changements d'humeur. Elle se fragilise avec l'âge, peut se ternir sous l'effet conjoint de prise de médicaments « lourds » ou au long cours et des perturbations émotives.

La peau de Vâta est plutôt fine, les veines apparaissent ainsi que les petits os. Elle tend à la sécheresse par endroits : mains, haut du front, face avant des jambes, talons, coudes. Elle peut être sombre (mate) et fraîche.

La peau de Pitta est plutôt claire avec des taches de rousseur ou des grains de beauté. Elle tend à rougir facilement et est sensible aux rayons du soleil. Elle est prédisposée à avoir des petits boutons, souvent des minuscules excroissances de graisse (à l'angle extérieur de l'œil, sur le haut des joues, au niveau de la poitrine ou dans le haut du dos). Elle est chaude et luisante.

La peau de Kapha est plutôt épaisse et pâle. Elle tend à se relâcher, à être grasse ou huileuse. Elle perle de sueur sous les ailes du nez, aux tempes, à la lisière des cheveux. Elle est froide et souvent humide.

Lorsqu'il y a augmentation (donc aggravation) du Dosha, la qualité de la peau se modifie. Ainsi, la peau de Vâta sera froide ++ si ce n'est glacée, celle de Pitta excessivement chaude et fiévreuse, celle de Kapha humide et moite.

Examens de l'urine et des selles

Les selles et les urines sont le reflet de l'état de toxémie potentielle existant au sein de notre organisme. L'Âyurveda les prend en compte.

Les caractéristiques particulières des selles renseignent sur les aggravations potentielles des Dosha, la santé des tissus vitaux, celle des sphères hépatique et intestinale. Les selles sont la combinaison des résidus alimentaires non nécessaires au corps, d'un Feu digestif déficient (le Dosha Pitta est plus particulièrement concerné), de Dhatu abîmés et des eaux « sales » du corps. Sont observées leur consistance, forme, odeur, couleur et quantité ainsi que leur fréquence.

Quant aux urines, pour avoir un diagnostic précis, il faut qu'elles soient prélevées au lever, le matin. Elles seront soit battues afin de voir leur réaction, soit examinées après y avoir ajouter une goutte d'huile de sésame ; en fonction de la forme prise par la goutte au sein de l'urine, cela permet d'avoir des indications précises sur les déficiences éventuelles des Dosha et des Dhatu.

L'Âyurveda préconise de regarder ses selles et urines à chaque fois que nous allons aux toilettes. C'est une façon de connaître l'état interne de notre organisme. À force d'observer, nous pouvons déceler un trouble hypothétique au sein de notre corps, recourir à un drainage ou une purification intérieure afin de prévenir tout mal plus profond.

Pour plus de précisions concernant ces deux derniers examens, urine et selles, vous pouvez vous reporter au chapitre III (paragraphe consacré aux Mala).

Cet ensemble de huit points permet déjà au thérapeute d'avoir une appréhension précise sur la constitution dominante du patient, et de savoir quel(s) Dosha se trouve(ent) affecté(s).

Des questions complémentaires peuvent être posées au patient par le thérapeute. L'interrogatoire est un outil d'investigation aussi important que l'examen général de la personne.

3. L'engagement du thérapeute

« *Un thérapeute qui entreprend un traitement sans la connaissance correcte des maladies n'atteint pas la maîtrise dans sa profession, et avant tout il ne s'engage pas dans la voie de la libération.* » Todarânanda (*Âyurveda Saukhyam*)

Le thérapeute n'est pas un simple prescripteur de soins, il est une présence attentive et se préoccupe du malade en tant qu'être humain avant de se pencher sur la maladie. Il reçoit une formation longue qui englobe les techniques mais aussi l'étude des textes traditionnels (le Veda, les Samhitâ). Il est à l'origine itinérant, avant d'être attaché à des dispensaires ou à la cour des rois ou encore d'exercer en libéral. Il apprend auprès d'un médecin durant de nombreuses années, tout en le secondant. L'Âyurveda est une médecine de terrain. Elle se comprend, se mémorise, s'assimile en pratiquant journellement. L'enseignement est oral, direct, sans questionnement. Il est souple, s'adapte en fonction de l'étudiant. Toutefois, il demande une très grande attention, une excellente mémoire car tout est appris par cœur, et surtout, ultime point : avoir la vocation (et ne pas faire médecine pour plaire, pour avoir du pouvoir ou gagner de l'argent). Le futur thérapeute est en effet exhorté « *à renoncer au désir, à la colère, à la gourmandise, à l'ignorance, à l'orgueil, à l'habitude de parler de soi, à la jalousie, à la rudesse, à la calomnie, au mensonge, à la paresse et à tout acte impur.* » (Guy Mazars, *La Médecine indienne*, PUF, 1995, p. 98)

L'Âyurveda ne se transmet que de maître à élève. Évidemment, cela a changé depuis les origines. Maintenant l'Âyurveda a été assimilée à la médecine occidentale, est devenue une technique jugée intéressante, tout en restant populaire chez les Indiens pauvres, car elle ne coûte pas cher.

L'acte du thérapeute

L'entretien n'est pas une simple visite de quelques minutes, il demande du temps, de la disponibilité, peut durer une heure ou plus si cela est nécessaire. Le thérapeute recherche tout d'abord ce qui a permis la perturbation des éléments vitaux, il étudie le terrain et son mode réactionnel au sein duquel une expression particulière de la maladie a couvé, s'est installée puis s'est développée avant de se déclarer.

Cinq points permettent d'étudier la maladie, et donc de déterminer le traitement d'ouverture :

Nidhâna* : ce qui a été déposé dans le corps, sa ou ses cause(s), le « pourquoi » du corps qui a amoncelé, engrangé (conservé, retenu) cette « chose » (mal, déchet, toxine, émotion, pensée, etc.). Les causes sont variées, rapides, retardés, instantanées ou brutales selon chaque personne.

Purvarûpa* : ce qui a précédé la maladie, les signes qui l'ont annoncée (depuis que, depuis quand...). Ils sont en relation avec les Dosha, les Dhatu (tissus vitaux), les canaux circulatoires et énergétiques (internes et externes) et les enzymes. Il en sera de même pour les symptômes.

Rûpa* : la forme que la maladie a prise, comment elle se manifeste, les symptômes actuels ressentis. Les signes et symptômes permettent de jauger le lieu d'origine (*Udbhavasthâna**) de la maladie, son champ de manifestation (*Adhistâna**), la voie par laquelle elle est véhiculée (*Samsâramârga**) et apparaît, c'est-à-dire ce qui annonce (manifeste et prouve) son existence.

Upasaya* : l'exploration utilisée pour identifier une maladie sur laquelle des doutes subsistent. Le thérapeute est aux aguets afin de débusquer le mal.

Samprâpti* : la manifestation de la maladie, lorsqu'est atteinte la déduction clinique de la maladie, lorsqu'elle est nommée et que l'on peut donc prescrire un traitement.

L'Âyurveda reconnaît la faillibilité humaine. Elle apprend au thérapeute à accepter ses lacunes, le fait qu'un seul homme ne peut pas tout savoir. Elle préconise la prudence, la réflexion, la lenteur : ne pas vouloir donner un remède si l'on n'est pas certain, respecter les rythmes du corps et ceux des saisons : « *Si un thérapeute ne peut nommer une maladie particulière, il ne doit cependant pas se sentir honteux, car il n'est pas toujours possible de nommer toutes les maladies d'une façon définie.* » (Todarânanda, *Âyurveda Saukhyam*)

En Inde, le temps ne compte pas. Nous sommes dans un autre espace-temps. Et le temps apprend à faire connaissance, à s'apprécier, à se connaître.

L'Âyurveda inculque l'humilité et le fait que le thérapeute n'est pas tout puissant, il peut se tromper, échouer, ne pas parvenir à guérir ou qu'une maladie peut lui échapper : « *Un patient est bien sûr capable de recouvrer la santé tout seul, mais de même qu'un homme tombé à terre peut se relever seul, il sera plus vite sur pied si quelqu'un l'aide... mais il est aussi vrai que toutes les maladies ne peuvent être guéries par un thérapeute.* » (Atreya, *CharakaSamhitâ*)

4. Les traitements particuliers à l'Âyurveda

Deux traitements spécifiques à l'Âyurveda sont appliqués. Nous avons le traitement Samâna et le traitement Sodhana.

Le traitement **Samâna*** concerne les maladies aiguës que l'on doit traiter immédiatement, ou dans l'urgence. Elle consiste en l'administration de médicaments pour soigner une maladie ponctuelle, non chronique. Elle permet de régulariser les aggravations provenant des Dosha en utilisant des remèdes similaires à la maladie.

Le traitement **Sodhana*** concerne les maladies chroniques, lorsque le corps s'est installé dans un mode réactionnel singulier et dans la souffrance. On va éliminer le déséquilibre du Dosha atteint, notamment en agissant par le biais du canal digestif en le purifiant par les différents orifices en suivant le Panchakarma.

Panchakarma est un système de cinq méthodes purificatrices afin de drainer et nettoyer en profondeur le corps : Vasti* (lavement anal ou clystère), Virecana* (purgation), Vamana* (vomissement thérapeutique), Nasya* (traitement par le nez) et Rakta* moksha (saignée). Le thérapeute choisira l'un ou plusieurs de ces traitements selon la maladie à traiter.

Le drainage interne

Avant d'appliquer l'un des soins du Panchakarma, le Dosha (ou les Dosha) déficient doit être ramener dans le canal digestif ou à la peau : il existe six façons de procéder au drainage interne par les techniques de massages[65]. L'une des bases du drainage est l'oléation qui consiste en l'application externe et l'onction interne (voies nasale, anale, buccale, etc.) d'huiles végétales.

L'ensemble de ces six méthodes doit être pratiqué sous contrôle d'un thérapeute âyurvédique qualifié, car certaines peuvent amener des réactions particulières chez le patient.

65. Cette méthode traditionnelle est toujours de vigueur au Kerala, où il existe de nombreux centres âyurvédiques. Attention toutefois à ne pas tomber dans un centre « à touristes »... très éloigné de l'esprit de l'Âyurveda.

Elles ne peuvent pas être effectuées dans l'approximation ou l'improvisation ni en méconnaissance de cause. Il en est de même pour les cures (Panchakarma) qui entrent dans un suivi thérapeutique précis.

*Pindasveda**
Cette technique d'oléation pratiquée avec une pâte médicinale confectionnée à partir de racines de plantes, de riz et de lait, insérée dans de petits sacs. Elle est appliquée après que le corps ait été parfaitement huilé (l'huile est choisie en fonction du dosha de la personne). Cela fait transpirer, amenant la toxémie au niveau de la peau, et en facilite ainsi l'évacuation. Ce type de massage rend le corps souple et doux. Il nettoie les pores du corps, améliore la circulation sanguine, et assouplit les raideurs des articulations, provenant d'une énergie Vâta en déficience.

*Annalepana**
Cette technique utilise l'huile avec un mélange de Navara (riz riche en calcium), de lait et de décoction de Bala (Sida Cordifolia). Le corps entier est d'abord huilé avant d'être massé à l'aide de la pâte de riz durant une heure. Cela permet de traiter également les souffles vitaux défectueux (Vâta) engendrant douleurs articulaires, raideur corporelle, fatigue et faiblesse générale. Cette méthode est très efficace dans le traitement de la paralysie ou de l'hémiplégie.

*Kâyaseka**
De l'huile médicinale chaude est appliquée à l'aide d'un tissu imprégné d'huile que l'on tord au-dessus du corps tout en massant localement chaque partie doucement. À la fin du massage, qui dure une heure, l'huile est essuyée, le patient

prend un bain. Puis, après s'être séché, de la poudre médicinale est appliquée sur tout le corps afin que la personne ne prenne pas froid. Cette méthode est couramment employée pour soigner les maladies d'origine nerveuse, les rhumatismes, les douleurs articulaires, les problèmes de tension ou encore le diabète.

*Sirâvasti**
Un mélange d'huiles médicinales est appliqué sur la tête et maintenu par un tissu durant une période définie. Ce traitement est utilisé pour traiter la paralysie faciale, les insomnies, les maux de tête violents, l'insensibilisation de certaines parties du corps.

Sirâseka ou Sirâdhara*
Des huiles médicinales choisies et légèrement chauffées audessus de la température du corps, sont versées en filet sur la partie frontale. La séance dure environ une heure. Selon les cas, cette méthode peut employer du lait médicinal, ou des décoctions de plantes appropriées à la personne. Elle agit sur le système nerveux (les « artères » du cerveau et les veines énergétiques des çakra de la tête, situés sous le centre coronal). C'est une technique efficace pour soulager les maux de tête, les sensations de brûlure, le cuir chevelu, les troubles mentaux, les perturbations psychiques, toutes les affections touchant la sphère de la tête (oreille, bouche, sinusite, rhume chronique, yeux, etc.). De plus, elle permet de régénérer l'esprit et le corps.

*Sirâlepana**
Cette méthode consiste à appliquer de la pâte végétale en masque sur la tête. Après avoir huilé le crâne, elle est dépo-

sée de façon uniforme sur l'ensemble de la tête qui est ensuite couverte d'un tissu (ou d'une feuille de bananier). Le temps de pose est de 45 minutes. Elle permet d'améliorer la vue et peut être efficace dans l'insomnie. Elle est employée également pour traiter la chute de cheveux, la sécheresse du cuir chevelu, l'hypotension et la sinusite chronique.

5. Les massages

Le massage est considéré comme essentiel dans l'accompagnement thérapeutique âyurvédique. Bien que les massages, tels que nous les connaissons actuellement, ne soient pas apparus dès la naissance de l'Âyurveda, ils en sont maintenant, et depuis de nombreux siècles, partie intégrante. Le toucher corporel nourrit le corps, lui procurant apaisement et détente. Il est toutefois capable d'opérer des changements importants au sein de l'organisme.

En Inde, la façon de masser dépend de la constitution de la personne, mais également du climat, du lieu (région), de la tradition, des huiles employées... De plus, le massage n'est jamais dissocié des autres techniques de santé : le yoga, les exercices respiratoires, la méditation, l'automassage... mais également la danse, la musique, l'art culinaire, la connaissance des plantes et des remèdes, etc.

Trois grands types de massages sont pratiqués : le massage intégral (Abhyangam), les massages à vocation purement thérapeutique effectués sous contrôle d'un médecin âyurvédique, l'automassage et le massage familial. Ils s'accomplissent soit à mains sèches, soit avec une application d'huile chaude, soit avec des huiles appropriées ou encore des pâtes végétales (riz, sésame, décoction de plantes, etc.).

Le massage est une technique de soin impliquée dans le mouvement de l'énergie du corps. Masser c'est, avant toute autre chose, se mettre à l'écoute de soi et de l'autre, tout en ayant conscience que le massage peut avoir l'effet d'une « bombe » car son but essentiel est de libérer les émotions réprimées, responsables de nos blocages et de nos maladies. Aussi, il faut être toujours attentif et prudent avant de s'engager à masser quelqu'un. On ne masse pas à la légère... Le massage, s'il peut soulager des tensions, peut réveiller des souffrances psychiques.

L'effet de détente est produit selon les mouvements : la pression, impulsée par le bout des doigts et le plus fortement avec le pouce, fait relâcher les tensions. Le frottement, opéré par la paume de main, appelle l'énergie à la surface cutanée et ouvre les pores de la peau. L'effleurage, également accompli avec la paume de la main mais plus lentement et en douceur, a un effet relaxant, calmant et adoucissant. Le pétrissage, accompagné de mouvement circulaire en seconde phase, touche les parties charnues du corps : on palpe, on roule les chairs afin de casser les amas et briser les stagnations physiologiques ou énergétiques, de dénouer les contractions. L'étirement concerne plus particulièrement les mains (doigts), les pieds (orteils), les jambes, voire les bras.

Masser, c'est ressentir par le toucher, c'est toucher pour mieux voir, c'est entrer en contact par le biais de la peau. La peau est un tissu vivant réceptif qui protège et résiste : élastique, elle offre une grande résistance aux chocs comme aux blessures. Elle est aussi milieu d'échange entre l'extérieur et l'intérieur : elle est frontière limite entre soi et les autres. Elle possède une sensibilité tactile, thermique, douloureuse. Lorsque l'on touche une personne, le corps réagit globalement à trois niveaux : physique, psychologique et sociologique. Le massage est relation à l'autre, le massé est tout aussi actif que le masseur. Lors du massage, le corps a la parole. Mais quelque soit l'endroit où l'on masse, c'est au corps entier, à la personne dans sa globalité que l'on s'adresse.

Le massage régénère le corps, draine les toxines et facilite l'élimination des déchets internes. Il tonifie le tissu musculaire, aide à la réparation des tissus usés, améliore la circulation sanguine et nettoie les impuretés retenues au sein de l'organisme. Purificateur, il protège l'étoffe corporelle, les fourreaux énergétiques, ravive l'Énergie. Revitalisant, il maintient le corps, ralentit l'avachissement tissulaire, ralentit le vieillissement cutané, tonifie la peau et améliore le teint, donne une peau saine et redonne de la souplesse corporelle. Il renforce la résistance de l'organisme face aux agressions extérieures et les dommages intérieurs causés par le mental, les soucis, les désarrois ou la fatigue. Il permet de réguler, en douceur, l'instabilité émotionnelle, les dérangements organiques et les désordres internes. Il harmonise le corps et l'esprit.

6. Les cures âyurvédiques

Les cures âyurvédiques sont regroupées sous le terme général de Panchakarma. C'est une thérapie visant à purifier l'organisme par élimination des toxines logées dans le corps. Il y a cinq procédés pour revitaliser et désintoxiquer. Le but de ces méthodes est de rééquilibrer les Dosha ainsi que de prévenir toute nouvelle dysharmonie.

Chaque cure fait partie d'un ensemble thérapeutique, elle n'est jamais employée seule ou en-dehors d'un traitement. Et surtout, il est recommandé de ne jamais les tenter tant que les drainages externe et interne n'ont pas été effectués : « *Tout traitement par les cinq éliminations commencé sans les mesures préparatoires peut non seulement n'avoir aucune action efficace, mais endommager certaines fonctions physiologiques.* » (Docteurs Chaturvedi et Singh, de l'Institut des sciences médicales de Bénarès, cités par Gérard Edde dans son ouvrage *Traité d'Ayurveda*, Ed. Trédaniel, 1987, p. 213).

Ces soins spécifiques permettent d'aider le corps à se guérir de la maladie car ils agissent sur l'équilibre interne des Dosha, sur l'entretien des Dhatu (tissus vitaux) en les fortifiant, sur une meilleure élimination des Mala (déchets). Ils peuvent être appliqués en prévention afin d'éviter le retour ou la venue d'un trouble lorsque l'on connaît le terrain du patient ainsi que ses antécédents familiaux le prédisposant à telle expression de maladie. Ils sont préconisés pour préparer le corps à une intervention chirurgicale. L'Âyurveda vante également leurs capacités de rajeunissement de la peau et des tissus internes. Certains textes évoquent aussi l'impact sur la sexualité ainsi que sur les énergies qui sont revivifiées et redonnent au psychisme, à l'esprit et au corps, force et vitalité.

Le lavement anal est plutôt préconisé pour les troubles de type Vâta aggravé, le vomissement thérapeutique pour ceux de Kapha aggravé et la purgation pour ceux de Pitta aggravé.

Vasti, le lavement anal ou clystère

Dans l'Âyurveda, le clystère est présenté comme la meilleure des cures. C'est une thérapie qui peut soulager bon nombre de troubles. Elle est conseillée en complément lors d'une cure de drainage, dans la réjuvénation ou encore dans les maladies dues à des souffles vitaux perturbés (de type Vâta). On peut noter les effets produits sur l'organisme comme une meilleure élimination des déchets, un feu digestif équilibré, une sensation de légèreté au niveau de la sphère abdominale et une nette diminution des symptômes.

Sont utilisés deux types de clystères : huile et décoction de plantes. Celui à l'huile est recommandé notamment lors de dysfonctionnement intestinal, d'un feu digestif trop puissant et en cas de rate dilatée ; celui en décoction de plantes convient mieux dans les fatigues où apparaît une perte de la vitalité, lors de troubles nerveux ou de douleurs rhumatismales, et dans toutes les maladies provenant d'une énergie Vâta aggravée. Il y a cependant des contre-indications : lors de fausses couches, juste après le repas, lors de gastro-entérite, après le vomissement thérapeutique, dans les états fiévreux, en cas de perforations intestinales ou de calculs urinaires, lors de fatigue extrême avec faiblesse générale.

Avant d'administrer le clystère, il faut préparer l'organisme à ce lavement particulier. Le matin, il convient de masser le corps avec une huile végétale, de manger un petit repas et marcher un peu. Ensuite, il est possible de procéder au lavement. Celui-ci doit être suivi d'un jour de diète. On peut renouveler trois jours l'ensemble de la méthode.

Virechana, la purgation

La purgation dissipe les amas produits par l'énergie de Pitta, en chassant les toxines qui n'ont pas pu être éliminées par d'autres moyens. Elle apporte de la légèreté au corps, affine les organes des sens en les rendant plus clairs. Dans la *CharakaSamhitâ,* 600 plantes sont citées pouvant convenir à une purgation. Les racines amères (pissenlit, radis noir, gentiane), le chardon Marie, les jus de raisin ou de pruneaux, les graines de lin ou de séné, l'huile de ricin peuvent convenir.

On peut procéder à une décoction concentrée avec du miel à absorber le soir. Le dosage dépend de chaque personne. La purgation ne doit pas être excessive sinon elle peut déclencher de la fatigue, des insomnies, le hoquet, des sensations d'engourdissement ou de dépression. Elle est à éviter chez les enfants, les personnes âgées, durant la grossesse, en cas de grande faiblesse ou lors de diarrhées violentes.

Vamana, le vomissement thérapeutique
La méthode touche l'estomac où s'accumulent les toxines provenant de Kapha aggravé. La vomification permet au corps de chasser les déchets agglutinés et retenus par le trop-plein d'humidité propre à l'énergie Kapha. Elle dégage les poumons et la gorge, dissipe les sensations de somnolence, apporte un peu plus de légèreté au corps, redonne de l'appétit, notamment le goût des saveurs.

Pour préparer le corps, on doit manger un peu de riz blanc, un yaourt, le tout très salé afin d'exciter l'énergie Kapha en l'aggravant fortement. L'application de compresses chaudes sur le thorax, l'estomac, le haut du dos permet d'appeler la montée toxémique. Ensuite, on doit boire jusqu'à plus soif une décoction concentrée de réglisse et de miel. Il est préconisé de vomir de 4 à 8 fois. Après la vomification, il est conseillé de faire une diète sur deux jours, en évitant de surcharger l'estomac avec de la nourriture solide.

Elle est conseillée lors d'indigestion, de vertiges chroniques, de rhume, toux, rhinite, angine, diarrhée, nausée et diarrhée, les états fiévreux, le diabète. L'Âyurveda recommande son utilisation également dans les cancers, les maladies cardiaques, les maladies de peau, l'épilepsie, les tumeurs buccales, le déséquilibre mental et l'anorexie. Les pathologies touchant la sphère hépatique et intestinale sont concernées par cette technique.

Toutefois, elle est contre-indiquée lors de tumeurs abdominales ou d'ulcères à l'estomac, chez les petits enfants et les personnes âgées, lors de faiblesse extrême, dans l'anémie ou les hémorragies de la sphère ORL. Elle ne doit pas être associée à la purgation.

Nasya, le traitement par le nez

Le traitement nasal permet de disperser les maladies situées dans la sphère ORL (oreilles, nez, gorge, tête, dents). Il peut être appliqué en prévention de rhumes, mais jamais dans la phase aiguë.

Le nez est un lieu essentiel pour l'entrée du Prâna. Les narines sont *la porte du cerveau et de la conscience,* selon les textes. Tout trouble affectant la circulation des souffles vitaux peut faire naître des perturbations particulières : sécheresse du nez, troubles oculaires et toute maladie des yeux, sinusite, laryngite, nervosité excessive, anxiété, perte de l'odorat, trouble de la voix.

Il consiste en l'administration de gouttes d'huile végétale à raison de 4 gouttes par narine (8 maximum). La personne doit être allongée, la tête légèrement renversée à l'arrière. L'huile doit descendre dans la gorge et être conservée quelques minutes avant d'être crachée. En plus des huiles, on peut utiliser des poudres de plantes (pour traiter Kapha) ou du lait tiède (pour traiter Pitta). Cette méthode convient bien pour disperser les troubles dus à l'aggravation de l'énergie Vâta.

Rakta moksha, la saignée

La saignée est la 6e et dernière méthode. Acte médical, elle doit être employée après les autres. Appliquée par un thérapeute averti, elle demande une excellente connaissance des points de saignée âyurvédique correspondant aux points vitaux (Marma).

Elle est considérée comme capable de renforcer le système immunitaire, présente des capacités à améliorer la toxémie sanguine ainsi que les troubles osseux.

7. Les yogas

Le yoga* est un art sacré très lié à la danse. Système philosophique et pratique, il est une discipline qui sert à relier l'être sur les trois plans (corporel, mental, spirituel) avec l'univers, la divinité. Son but est de libérer l'âme et de délivrer l'esprit des liens tissés avec la matière. Le contexte du yoga a été rédigé par Patanjali[66]qui l'a défini de façon précise.

Il y a huit voies à pratiquer : *Yama**, la maîtrise de soi par les 5 commandements : probité, pureté, sincérité, pauvreté et absence de préjudice. *Niyama**, l'observance des 5 règles suivantes : pureté, modération, austérité, récitation de textes sacrés, dévotion à sa divinité personnelle. *Âsana**, l'entraînement physique par les postures. *Prânâyama*, le contrôle du souffle vital par la maîtrise de la respiration. *Pratyâhâra**, le détachement vis-à-vis des perceptions sensorielles. *Dharana**, l'attention, le support de la concen-

66. Patanjali, philosophe hindou (du IIe siècle de notre ère ?), grammairien érudit du sanscrit, a rédigé le *Yogasûtra,* texte composé de 194 stances et de 4 chapitres, posant les bases philosophiques des yogas.

tration. *Dhyâna**, la méditation et la contemplation mentale. *Samâdhi**, la transcendance, l'union avec le principe divin.

Être yogi passe par l'accomplissement des dix vertus : il se doit de respecter toute créature vivante, la vérité, la propriété et la chasteté ; il doit mener une vie de pauvreté, c'est-à-dire dégagée du superflu ; observer une pure moralité, être dépourvu d'ambition personnelle, avoir une grande force d'âme, se cultiver l'esprit et se vouer à une divinité personnelle.

Il existe de nombreuses formes de yoga selon les écoles et les courants de pensée. Parmi les plus connus, nous avons le KarmaYoga : toute action est émise sans désir de retour (d'être rétribué de son acte) ; la BhaktiYoga, yoga de la dévotion et de l'amour mystique pour la déité ; la KundalinîYoga, art de la sublimation de l'énergie sexuelle transmuée en énergie spirituelle ; le MantraYoga ou yoga du chant consistant en la récitation de formules (mantra) et la maîtrise de la respiration, ; le Hatha-yoga, yoga du corps et de l'énergie ; le JnanaYoga, yoga de la Connaissance ou encore le RajaYoga ou yoga intégral, considéré comme le « roi » des yogas.

Le yoga n'est pas fait pour être montré, il est fait pour être réalisé à l'intérieur de soi. On est yogi en soi-même, ce n'est pas à proprement parler une attitude extérieure. C'est un chemin personnel pour animer et faire vivre tout ce qu'il y a de magique, de divin, de puissant en nous, éloigné de toute pensée de pouvoir, d'appropriation et de possession

Le RajaYoga

Le RajaYoga nous propose d'être maître de notre corps et de notre esprit, d'effectuer le yoga à l'intérieur de notre voyage au cœur du Moi pour atteindre le Soi, sans oublier de rappeler qu'un yogi ne fait pas de miracle. Le RajaYoga comprend huit paliers essentiels :

Le 1er palier est l'exigence morale : nous devons vivre selon le Dharma, c'est-à-dire le devoir personnel qui nous est imparti à notre naissance. Nous nous devons agir dans un esprit de service, sans désir (de possession, de pouvoir, de puissance, d'intérêt, etc.) : « *Ce sont de pauvres âmes misérables, celles qui font du fruit de leurs œuvres l'objet de leurs pensées et de leurs activités.* » (La Bhagavad Gîtâ)

Le 2e palier est une bonne hygiène : nous devons vivre une vie saine, prêter attention à la qualité des nourritures absorbées afin de ne pas nous alourdir ni encombrer inutilement notre corps.

Le 3e palier est l'action sur le corps réalisée par la pratique des postures (âsana) comprenant une pose et une contre-pose pour reposer le corps, le tout accompagné par la respiration. Il est recommandé d'en exécuter dix par séance.

Le 4e palier est le contrôle de la respiration. En travaillant avec et sur les souffles vitaux par le biais de différents rythmes respiratoires, nous effectuons un acte de soin.

Le 5e palier est le travail de l'esprit, celui-ci agissant par répercussion sur le mental et son emprise. Cela consiste à se concentrer, les yeux en diagonal, sur un support : pierre, couleur, bois, etc.

Le 6e palier est la visualisation, il s'agit cette fois de se concentrer sans support, les yeux baissés ou fermés.

Le 7e palier est la méditation pure. Il ouvre le volet spirituel, il touche l'âme. Nous entrons dans le domaine sacré.

Le 8e palier repose sur la sagesse afin d'accéder à l'éveil spirituel.

8. Les apports aux autres médecines

« *Les fouilles exécutées en Inde ont apporté la preuve irréfutable de l'existence, dès le IIIe millénaire av. J.-C., d'une civilisation indienne qui entretint des relations avec les autres civilisations du monde ancien et qui se signale par son extrême originalité. (...) Ce que l'on a trouvé, par hasard dans bien des cas, suffit à démontrer aux hommes de bonne foi que, dans cette région, se constitua un corps médical capable de transmettre aux Grecs nombre d'idées fécondes, et cela bien avant qu'Alexandre le Grand eût foulé le sol de l'Inde.* » (Howard Benthley, 1958, cité par Thorwald. H. Benthley est historien de la médecine indienne)

Les Indiens semblent avoir été les fondateurs de la Médecine, car l'Âyurveda est bien une approche originale qui a influencé bon nombre de systèmes thérapeutiques, et ses apports aux médecines traditionnelles, alternatives et douces sont insoupçonnés. Bien que nous n'en ayons pas toujours conscience, toutes les médecines ont quelque chose de l'Âyurveda en elles, des plus anciennes aux dernières nées : techniques corporelles, aromathérapie, phytothérapie, nutrition, naturopathie, psychologie, homéopathie, médecine vétérinaire, médecine conventionnelle, sans oublier les médecines grecque, arabe, romaine, tibétaine, bouddhiste ou chinoise.

L'airc d'expansion de l'Âyurveda s'est étendue presque sereinement. L'Inde avait des relations commerciales avec les royaumes voisins (l'Asie du sud-est a été indianisée), l'Arabie, l'Égypte, Sumer et Babylone, la Grèce par le biais des routes terrestres et des voies maritimes. Les échanges ne se sont pas établis que sur l'économie mais ont touché les domaines scientifique, médical, artistique, culturel et livresque. Les grandes bibliothèques (Taxila en Inde, Alexandrie en Égypte, Bagdad, Pékin) ont connu des heures de gloire et ont recueilli les connaissances et tout le savoir des premiers millénaires. Originaux et copies, annales, commentaires, traductions et enseignements oraux ont permis la pérennité des sciences et des arts au fil des siècles. À la cour de Suse, il y avait des médecins égyptiens, grecs et indiens. C'est ainsi que Dioscoride et Pline évoquent la vertu des plantes provenant d'Inde. L'Âyurveda était la médecine étudiée en majorité, elle a marqué les principes médicaux enseignés alors. Cela durera jusqu'à l'Islamisation du Proche Orient et du monde Indien où l'Âyurveda fléchira face à la médecine arabe qui s'installera en force. Son plus grand développement, elle le connaîtra dans le monde bouddhiste : Asie centrale, Chine, Japon, Tibet, Asie du sud-est. Chaque pays puisera dans sa richesse et trouvera « médecine à son pied », si je puis dire. La pharmacopée chinoise et japonaise s'enrichiront des plantes indiennes. La médecine tibétaine empruntera le système des Dosha en l'adaptant à sa mentalité. C'est d'ailleurs grâce aux Tibétains que les textes âyurvédiques sont parvenus pratiquement intacts jusqu'à nous. Leur travail de traduction ainsi que celui des copistes a énormément aidé la recherche sur la médecine indienne.

L'Inde a enfanté la médecine. Depuis, nous n'avons pas fait mieux, hormis le progrès de la chirurgie grâce à l'avancée des technologies. Mais il faut bien reconnaître la méconnaissance de notre médecine « organique » face à ce qui n'est pas maladie nommée et reconnue. Quant à l'appréhension et la compréhension du processus de la maladie, nous nous sommes terriblement éloignés de l'écoute et de la vision indienne. Nous avons perdu de vue l'Être pour magnifier le paraître (l'apparence symbolisée par la maladie), occultant et déniant que derrière la maladie, il y a un être en souffrance, qui exprime *son* mal et *sa* maladie, dans sa dimension humaine et spirituelle : il n'est pas *la* maladie et encore moins un nom de maladie.

Les apports de l'Âyurveda sont extrêmement nombreux, je n'en citerais que quelques-uns mais qui ont marqué d'une trace indélébile les médecines occidentales.

L'une des découvertes fondamentales de l'Âyurveda a été **l'homéostasie**. Il faudra attendre le XIXe siècle, Claude Bernard et Walter Cannon pour que l'Occident la découvre... L'homéostasie, c'est l'équilibre du milieu intérieur de l'être humain, assuré par divers mécanismes physiologiques de régulation. L'Âyurveda n'a eu cesse d'analyser, d'expliquer, d'expérimenter la matière et le spirituel (de l'humain et du divin, du vivant et du sacré), et de représenter les phénomènes vitaux unissant le psychisme et le somatique.

La médecine âyurvédique comportait, dès ses origines, une excellente connaissance de la **chirurgie**, notamment celle du rectum, de la vessie et de l'utérus. Dès le IVe siècle avant notre ère, elle décrit la **physiopathologie**, a une vision précise des fonctions vitales et possède des représentations anatomiques.

Sa médecine **vétérinaire** était très élaborée. Chevaux, éléphants, vaches, chiens étaient soignés selon les règles de l'Âyurveda. Il existe des textes expliquant et décrivant les maux propres aux animaux ainsi que des recueils descriptifs des plantes à leur donner.

Elle est la fondatrice de la **psychologie** et de la **psychiatrie**, et c'est peut-être là que se situe sa révolution. Elle est la première médecine à prendre en compte l'impact de l'esprit (mental, psychisme, les différents Moi, Soi, etc.) sur le corps. Elle sera à l'origine de la découverte du **subcon-**

scient, dont nous trouvons les premières traces dans le *Shashti Tantra* de Panca-çikha (Ier siècle de notre ère). Il n'y a pas mieux que la pensée indienne pour parler de la Conscience et des troubles mentaux. Sa sagesse et ses explorations intérieures ont bousculé les mentalités, bien que l'Occident ait repoussé ses conclusions. C'est dans la psychologie indienne que Carl Jung établira la notion d'**inconscient** (collectif et individuel) toutefois extrapolée de son contexte philosophique et spirituel : le Divin dérange les chercheurs, les scientifiques et les psychologues.

Plus près de nous, la **naturopathie**, née en 1902, bâtira son approche sur les tempéraments dits d'Hippocrate, sans savoir qu'ils étaient inspirés très largement (et adaptés) des tempéraments de l'Âyurveda.

Il en est de même pour l'**aromathérapie**, « fondée » en 1928, du moins pour l'Occident, alors qu'elle existait depuis 7000 ans en Inde. La seule différence repose sur les techniques de distillation.

L'Âyurveda nous propose une hygiène de vie générale, sans application de recettes, comme tendent à le faire bon nombre de thérapeutes qui prescrivent compléments alimentaires et interdits alimentaires, pensant ainsi soigner. L'Âyurveda définit des règles de vie adaptées à chacun tout en respectant les rythmes biologique, énergétique ou saisonnier. Elle restaure l'équilibre entre l'être et son milieu, entre l'esprit et le corps souvent en bataille, entre son corps-matière et chair, et son corps-intérieur et spirituel. Cette dimension est d'ailleurs largement ignorée par les médecines alternatives, la psychologie, la psychiatrie et la psychanalyse.

L'Âyurveda n'est pas que médecine, doctrine philosophique, techniques corporelles ou système thérapeutique sophistiqué, elle est avant tout autre chose *parole de vie*.

CONCLUSION

LE TOUT DIVIN, UN CERTAIN REGARD...

« Nous ne pouvons fonder la nouvelle civilisation seulement sur la science et la technologie. Elles ne fournissent pas de fondation à laquelle on peut se fier. Nous devons apprendre à vivre sur une nouvelle base, si nous voulons éviter la catastrophe qui nous menace. Nous devons découvrir les réserves de la spiritualité, le sens du sacré présent dans toutes les traditions religieuses, et les utiliser pour façonner un nouveau type d'homme qui se sert des instruments qu'il a inventés avec une conscience renouvelée, qui le rend capable de choses plus grandes encore que la maîtrise de la nature. Le service auquel l'homme doit revenir est l'homme lui-même, l'esprit en lui. » S. Radhakrishnan

L'Inde est une voie, une voie de réflexion entre chaos et ordre, entre solitude et multitude. Elle peut sembler saugrenue ou irréaliste, absurde ou extravagante. Elle est une certaine voix qui résonne, se fond, disparaît, se tait, s'atténue, crie, se brise. Nous devons aimer l'Inde telle qu'elle est et non pour ce qu'elle est, l'image que nous en avons fait. Ou bien nous en désintéresser. Elle est un regard tendu vers le haut, dressé à l'infini des cimes, perdu dans les songes des Dieux, un certain regard qui heurte, broie, déroute, se détourne, ignore, accomplit l'impensable.

Cela fait quelques cinq mille ans que l'Inde intrigue l'Occident, l'agace, l'irrite, le fascine, l'indiffère. Sa pensée nous apparaît pour le moins foisonnante, tourbillonnante, entêtante, envahissante. Par quel mystère peut-on oser lier médecine, philosophie, spiritualité, science, psychologie et cosmologie en une seule susbtance ? Il faut être Indien pour le comprendre et ne pas même se poser la question.

Nous n'avons rien à acquérir que nous n'ayons déjà. Nous devons simplement nous délier de nos impressions mentales et nos conditionnements passés, nous libérer de notre emprise et des empreintes que nous avons verrouillées sur nous-même. Déverrouiller, cela est faisable, ouvrir la porte de notre cage égotique pour nous engager dans l'unique chemin possible : celui du retour à notre nature ultime, reconquérir notre âme et son désir, revivre la brûlure du cœur et l'ardeur de l'Infinie Réalité. La libération c'est abandonner notre illusion de l'apparence du Je et du Moi. Ne pas nous empêcher de nous reconnaître : se pardonner nos faiblesses, nos fragilités. Dissoudre les doutes et nos retenues, laisser fondre nos résistances pour n'être plus que Soi, que le Tout Divin : « *J'ai tous les mondes dans mon propre soi, et j'ai mis mon propre soi dans les mondes ; j'ai mis tous les dieux dans mon propre soi, et mon propre soi, je l'ai mis dans tous les dieux ; j'ai mis tous les Veda dans mon propre soi, et j'ai mis mon propre soi dans les souffles vitaux.* » (Shatapatha Brahmana, VII, 11)

L'Inde est hors de notre pensée, hors du temps, hors des frontières. Elle est peut-être la réponse de demain aux hommes d'aujourd'hui…

24 mars 2005

Guide thérapeutique

« Fais du bien à ton corps
pour que ton âme ait envie d'y rester. »

Proverbe indien

ÉVALUEZ VOTRE DOSHA

« *Le moi humain est une organisation temporaire instable, oscillant entre la matière qui offre la possibilité d'exister, et l'esprit qui la moule en êtres pourvus de signification.* »
(S. Radhakrishnan, *Ma Recherche de la Vérité,* pp. 31 sq.)

« *Les individus humains ne sont pas des substrats immuables de changement avec des qualités accidentelles, et liés mutuellement de façon extérieure, mais des éléments dans un système d'interrelation. Ils sont des centres d'expériences ou des processus de devenir, grâce à une synthèse créative de leurs relations.* »
(S. Radhakrishnan, *Vision Idéaliste de la vie,* p. 272)

Comment trouver votre Dosha ?

Voici le questionnaire âyurvédique. Prenez le temps de le lire tranquillement.

Cochez vos choix spontanément. Faites le total du nombre de croix en A, B et/ou C.

Le plus grand nombre de croix obtenu en A, B et/ou C vous donnera votre Dosha actuel. Votre résultat vous permettra de choisir les plantes, les aliments adaptés à votre nature.

N'oubliez pas que vous pouvez être en prédominance dans un ou deux dosha, voire les trois dans certains cas, et qu'il existe un nombre infini de tempéraments en raison des combinaisons et permutations des cinq éléments et de l'influence des trois Guna. Chaque être est unique et exprime à sa manière la nature reçue lors de sa conception.

	Stature	**Cocher**
A1	Maigre et petite taille	
A2	Maigre et grande taille	
B	Moyenne	
C1	Large	
C2	Épaisse	
C3	Trapue	
C4	Obèse	
C5	Grande et robuste	
C6	Petite et râblée	
	Poids	
A1	Maigre ou léger	
A2	Difficulté à prendre du poids	
B1	Moyen	
B2	Pas de problème pour prendre du poids	
B3	Pas de problème pour perdre du poids	
C1	Excès de poids	
C2	Lourd	
C3	Difficulté à perdre du poids	
	Ossature	
A1	Légère, délicate	
A2	Hanches et épaules étroites	
B	Moyenne	
C1	Large	
C2	Épaules et hanches larges	
	Articulations	
A1	Articulations proéminentes	
A2	Articulations osseuses	

B1	Articulations normales	
B2	Articulations bien proportionnées	
C1	Grosses articulations	
C2	Articulations bien formées	
	Musculature	
A1	Légère	
A2	Tendons proéminents	
B1	Moyenne	
B2	Ferme	
C1	Solide	
C2	Abondante	
	Souplesse	
A	Peu souple	
A1	Rigide	
B	Assez souple	
C	Très souple	
	Forme du visage	
A1	Visage long	
A2	Visage anguleux	
A3	Menton souvent peu marqué	
B1	En forme de cœur	
B2	Menton souvent pointu	
C1	Visage large	
C2	Visage rond	
C3	Visage plein	
	Front	
A	Petit	
B	Moyen	
C1	Large	
C2	Haut	

	Tête	
A	Petite	
B	Moyenne	
C1	Assez grosse	
C2	Trapue ou carrée	
	Sourcils	
A1	Fins	
A2	Peu abondants	
B	Normaux	
C1	Épais	
C2	Fournis	
	Yeux	
A1	Petits, étroits	
A2	Enfoncés	
A3	Éclat terne	
A4	Couleur marron foncé ou gris	
B1	Médium	
B2	Éclat intense	
B3	Couleur vert, bleu clair, gris ou noisette	
C1	Grands	
C2	Proéminents	
C3	Éclat attirant	
C4	Couleur bleu ou marron clair	
	Blanc des yeux	
A	Jaunâtre	
B	Rougit fréquemment	
C	Bien blanc et rose aux coins	
	Cheveux	
A1	Bruns ou châtains	
A2	Fourchus ou fragiles	
A3	Peu abondants	

A4	Fins, foncés	
A5	Crépus, frisés, drus	
B1	Doux	
B2	Chute de cheveux régulière	
B3	Calvitie	
B4	Fins	
B5	Cheveux blonds ou roux	
C1	Abondants et drus	
C2	Robustes	
C3	Épais, bruns (en général)	
C4	Ondulés, brillants	
	Nez	
A1	Fin	
A2	Petit	
A3	Étroit	
A4	Crochu	
B1	Médium	
B2	Droit	
B3	Pointu	
C1	Épais	
C2	Grand	
C3	Large	
C4	Rond	
	Langue	
A1	Étroite	
A2	Petite	
A3	Fissurée	
B1	Rouge	
B2	Taille moyenne	
C1	Bien épaisse	
C2	Longue	
C3	Bien humide	

	Mâchoire inférieure	
A	Étroite	
B	Médium	
C	Large	
	Bouche	
A1	Lèvres minces	
A2	Lèvres serrées	
B1	Lèvres moyennes	
C1	Lèvres grosses	
C2	Lèvres épaisses	
	Dents	
A1	Irrégulières	
A2	Qui avancent	
B1	Jaunâtres	
B2	De taille moyenne	
C1	Grandes	
C2	Blanches	
	Torse	
A1	Étroit	
A2	Étroit et long	
B	Médium	
C	Large	
	Mains	
A1	Petites et fines	
A2	Fines	
A3	Sèches	
B	Médium	
C1	Épaisses	
C2	Grandes	

	Proportions - traits esthétiques	
A	Traits irréguliers	
B	Très réguliers	
C	Traits réguliers	
	Peau	
A1	Sèche, sombre	
A2	Ridée (surtout aux mains)	
A3	Veines proéminentes	
A4	Fine	
A5	Fraîche	
B1	Douce	
B2	Très ridée (par rapport à l'âge)	
B3	Nombreuses verrues	
B4	Nombreux grains de beauté	
B5	Taches de vin	
B6	Claire	
B7	Lustrée et chaude	
B8	Taches de rousseur	
C1	Grasse	
C2	Pâle ou blanche	
C3	Épaisse	
C4	Froide	
	Teint	
A1	Sombre	
A2	Brouillé	
B1	Pâle	
B2	Jaunâtre	
C1	Blanc	
C2	Jaunâtre	
	Mouvements du corps	
A	Vifs	
B	Maladroits	

C	Fermes	
	Selles	
A1	Selles peu abondantes	
A2	Constipation fréquente	
A3	Selles sèches et dures	
B1	Selles abondantes	
B2	Selles molles	
B3	Diarrhées	
B4	Selles régulières	
C1	Élimination lente	
C2	Selles dures et épaisses	
	Urines	
A	Peu abondantes	
B	Plutôt abondantes	
C	Normales	
	Parole	
A	Élocution et débit rapide	
B1	Parole tranchante	
B2	Parole précise	
B3	Parole claire	
C1	Débit plutôt lent	
C2	Ton catégorique	
C3	Élocution laborieuse	
	Appétit	
A1	Irrégulier	
A2	Appétit d'oiseau	
B1	Boit et mange beaucoup (en quantité)	
B2	Mange fréquemment	
C1	Mange et boit peu	
C2	Digère lentement	
C3	Somnolence après les repas	

	Goûts	
A1	Évite les aliments froids	
A2	Recherche le salé	
A3	Recherche le sucré	
A4	Aime les sauces	
B1	Évite les mets chauds	
B2	Préfère les mets frais	
B3	Recherche le goût amer	
B4	Recherche le sucré	
C1	Aime les plats épicés	
C2	Aime le sucré et l'épicé	
C3	N'aime pas les graisses (beurre, huile)	
C4	N'aime pas les sauces	
	Mémoire et attention	
A1	Distrait	
A2	Trous de mémoire	
B1	Esprit vif	
B2	Mémoire bonne et rapide	
C1	Lent à se remémorer	
C2	Bonne mémoire	
C3	Prend le temps d'apprendre	
	Émotions	
A1	Se passionne rapidement	
A2	Se détache rapidement	
A3	Craintif, anxieux	
A4	Inquiet	
B1	Ressent souvent de la colère	
B2	Ressent souvent de la haine	
B3	Coléreux	
B4	Jugements péremptoires	
C1	Semble être indifférent	
C2	Semble détaché	
C3	S'emporte rarement	

C4	Avide	
C5	Possessif	
	Sommeil	
A1	Dort mal	
A2	Se réveille la nuit	
A3	Grince des dents	
A4	Sommeil léger, agité	
B1	Bon sommeil	
B2	Sommeil bref (dort peu)	
C1	À besoin de beaucoup de sommeil	
C2	Sommeil profond et lourd	
	Rêves	
A1	Rêves effrayants, cauchemars	
A2	Rêve de forêts	
A2	Rêve de voler et de courir	
B1	Rêve de palais, de féerie	
B2	Rêve de combats, de luttes	
C1	Rêve d'eau (rivière, lac, océan)	
C2	Rêve d'oiseaux et de nuages	
	Troubles de santé	
A1	Souvent malade	
A2	Troubles nerveux fréquents	
B1	Troubles digestifs fréquents	
B2	Troubles urinaires fréquents	
B3	Troubles du sang	
C1	Rarement malade	
C2	Troubles articulaires chroniques	
C3	Troubles pulmonaires fréquents	
	Réaction aux remèdes	
A1	Les remèdes font effet à faible dose	
B1	Remèdes mal tolérés	

B2	Même à petite dose	
C1	Les remèdes agissent à fort dosage	

Additionnez le nombre de A, B et C cochés afin de connaître le (ou les) Dosha dominant(s).

Les « A » correspondent à Vâta (Espace + Air), « B » à Pitta (Eau + Feu) et « C » à Kapha (Eau + Terre).

Croix énergétique des 5 éléments

La croix énergétique met en relation les 5 éléments, les 5 sens et les organes principaux du corps. Elle permet de savoir sur quel terrain la personne s'est construite, quels sont les organes et les sens potentiellement sensibles.

L'Eau et la Terre prédisposent la personne à se développer sur un terrain infectieux. Ces deux éléments, composants du Dosha Kapha, indiquent un fonctionnement corporel en « hypo » : hyposthénie, le traitement convenant le mieux doit être calmant et relaxant. Kapha dilaté sera sensible au froid humide, Kapha rétracté au froid sec. L'Air et le Feu prédisposent la personne à se développer sur un terrain allergique. L'Air (avec l'Espace), composant Vâta, et le Feu (avec l'Eau), composant Pitta, indiquent un fonctionnement en « hyper » : hypersthénie, le traitement convenant le mieux doit être tonique et stimulant. Vâta sera sensible au chaud humide, Pitta au chaud sec.

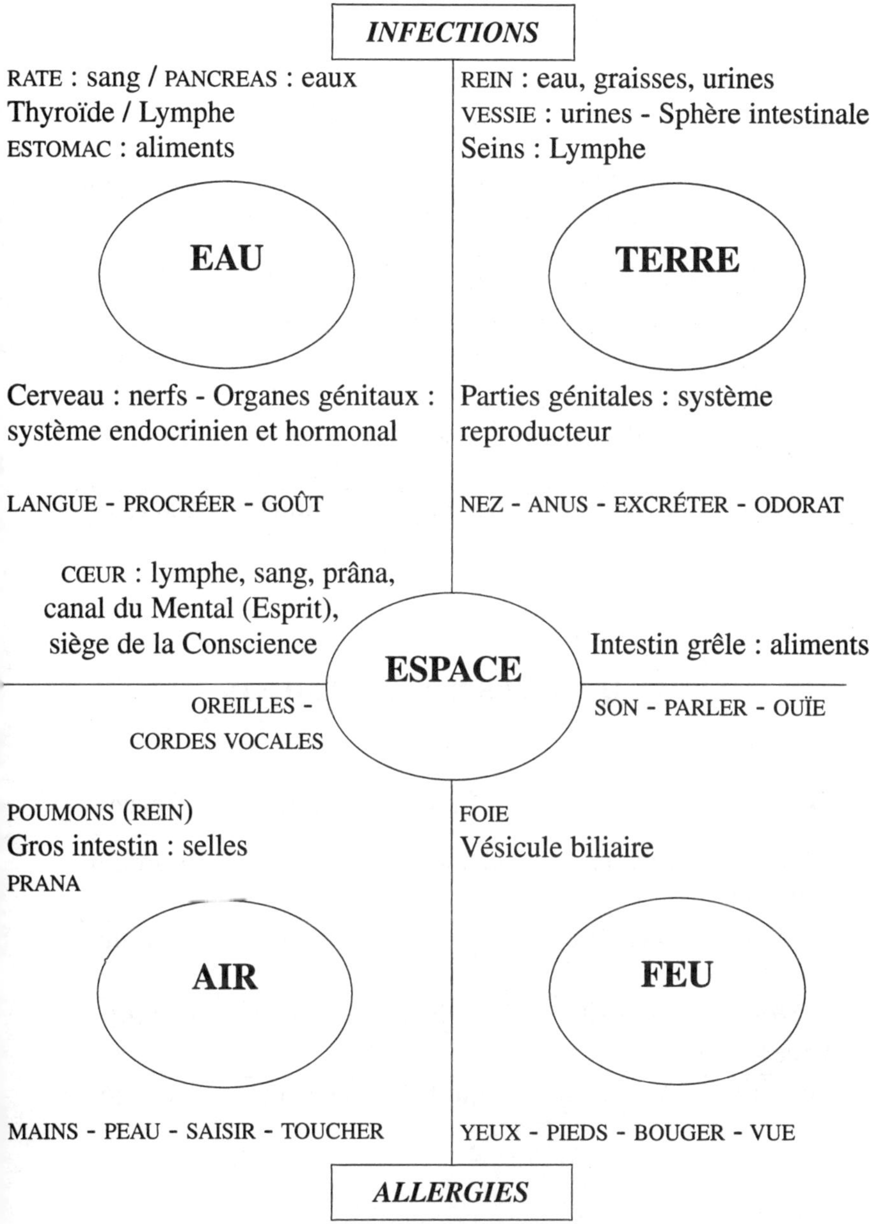
INFECTIONS
RATE : sang / PANCREAS : eaux
Thyroïde / Lymphe
ESTOMAC : aliments
REIN : eau, graisses, urines
VESSIE : urines - Sphère intestinale
Seins : Lymphe
EAU
TERRE
Cerveau : nerfs - Organes génitaux : système endocrinien et hormonal
Parties génitales : système reproducteur
LANGUE - PROCRÉER - GOÛT
NEZ - ANUS - EXCRÉTER - ODORAT
CŒUR : lymphe, sang, prâna, canal du Mental (Esprit), siège de la Conscience
ESPACE
Intestin grêle : aliments
OREILLES - CORDES VOCALES
SON - PARLER - OUÏE
POUMONS (REIN)
Gros intestin : selles
PRANA
FOIE
Vésicule biliaire
AIR
FEU
MAINS - PEAU - SAISIR - TOUCHER
YEUX - PIEDS - BOUGER - VUE
ALLERGIES

Relation entre les 5 éléments, les 5 sens et les organes

Élément dense	Élément subtil	Organe des sens	Organe moteur	Fonction
Espace	Son	Oreilles	Cordes vocales	Parler
Air	Toucher	Peau	Mains	Saisir
Feu	Vue	Yeux	Pieds	Bouger
Eau	Goût	Langue	Organes génitaux	Procréer
Terre	Odeur	Nez	Anus	Excréter

Les qualités des 5 éléments

Espace	Air	Feu	Eau	Terre
Infinie petitesse	Légèreté	Chaleur	Froideur	Lourdeur
Non visible	Mobilité	Légèreté	Liquidité	Solidité
Non perceptible	Rugosité	Tranchant	Tendresse	Stabilité
Subtilité	Transperçant	Liquidité	Douceur	Densité

Les qualités des Dosha

Vâta	Pitta	Kapha
Légèreté	Légèreté	Lourdeur
Fraîcheur	Chaleur	Froideur
Aérien	Liquide	Densité
Mobilité	Pénétrant	Douceur
Dispersant	Lisse	Statique
Sécheresse	Onctuosité	Visquosité
Rugosité	Fluide	Lenteur
Clarté	Pâleur	Opacité
Subtilité	Visibilité	Fermeté
Changeant	Étouffant	Engourdissant

Amélioration et aggravation des Dosha

Ceci est un résumé des points majeurs concernant les facteurs améliorant (pacifiant) et aggravant (augmentant) les dosha. Ce sont des indications générales à adapter à chaque personne ; elles peuvent toutefois vous mettre sur la piste d'une dominante Vâta, Pitta ou Kapha.

Ce qui améliore les Dosha

(actes de soins)

Vâta amélioré par	**Pitta amélioré par**	**Kapha amélioré par**
Le doux et le chaud	Le tiède et le vent (léger)	Le frais et le tempéré
La relaxation	Le massage des extrémités	La respiration
Les massages à l'huile	Les massages du thorax	Le massage de la tête
Le repos, la paix	Les bains frais	Le massage des yeux
Le sommeil	La sieste	L'exercice physique
La distraction	La recherche du calme	Moins de sommeil
La proximité de la mer	La montagne	Une petite veille le soir

Ce qui aggrave les dosha

Vâta aggravé par	**Pitta aggravé par**	**Kapha aggravé par**
Le chaud humide	Le chaud sec	Le froid humide (K. dilaté)
Le frais venteux	La chaleur excessive	Le froid sec (K. rétracté)
Le fait de retenir ses besoins naturels	L'excès d'exercices	Les coups de froid pendant la digestion
L'accumulation des toxines	Les excès de stimulants	Le sommeil excessif
La constipation	L'insomnie	La sieste après le repas
Le travail de nuit	La responsabilité	Le manque d'exercice
La fatigue sexuelle	La fatigue sexuelle	La fatigue en général
Les expositions au froid	La colère	Les tâches répétitives
Les veilles tardives	La sudation excessive	
L'ennui	Les prises de décisions	Le désœuvrement
Les défis (peur)	Les frustrations	
L'excès de travail	La compétition	
Les climats arides		
L'altitude	Les repas irréguliers	
Le jeûne	L'alcool	L'excès alimentaire

SIÈGE DES DOSHA DANS LE CORPS

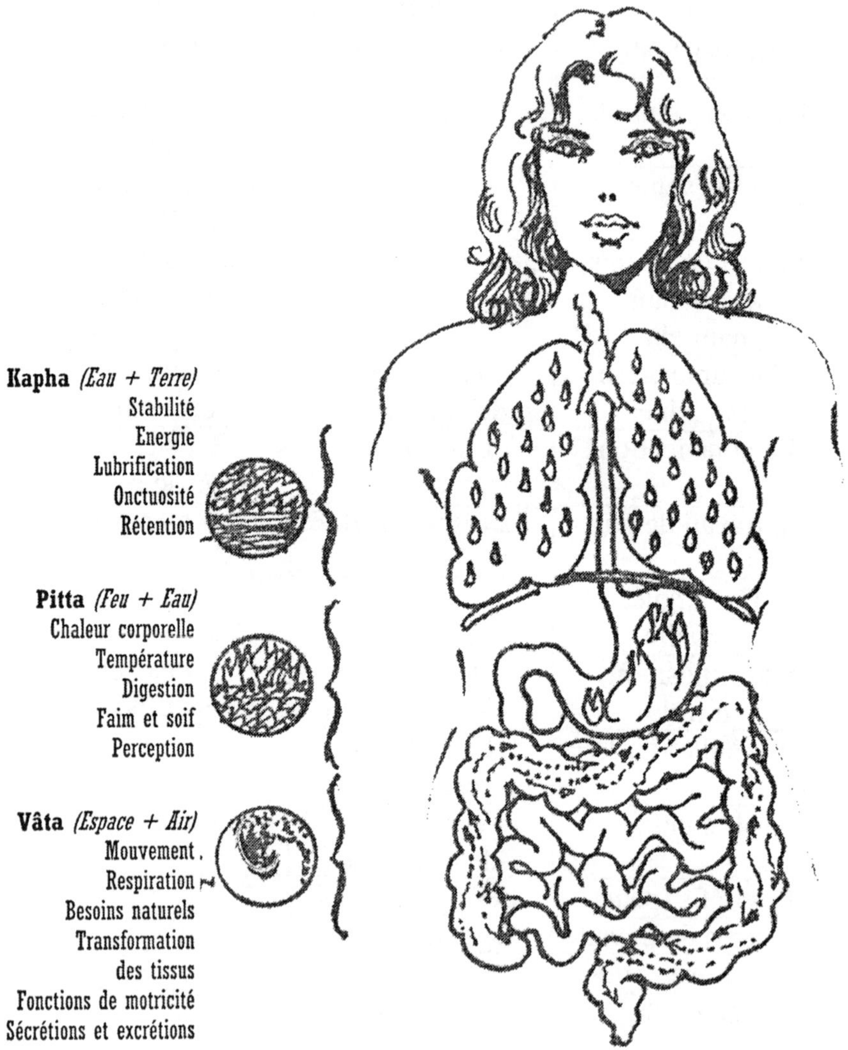

MOUVEMENT DES DOSHA DANS LE CORPS

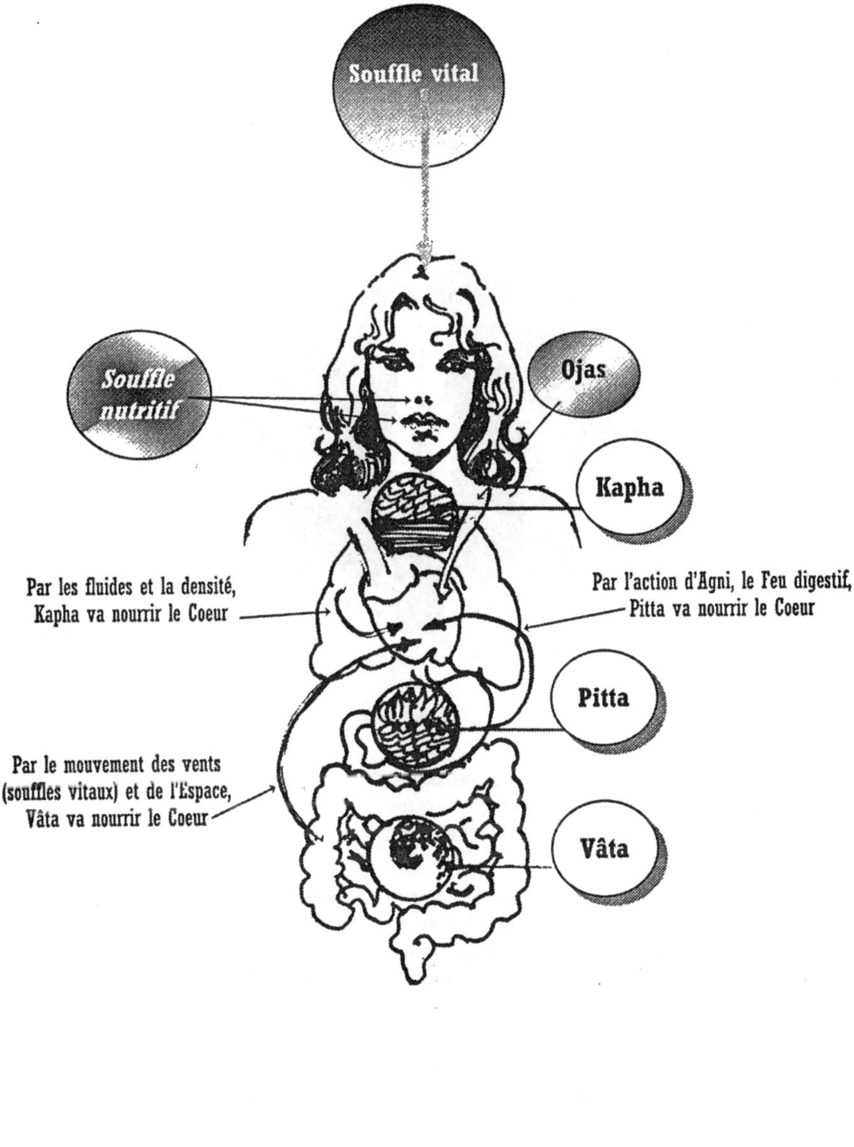

Horloge rythmique des Dosha

Saison chaude
(mi-mai, mi-juillet)
Éléments Feu et Eau
Dominante de saison :
Pitta (Kapha dilaté -)

Printemps
(mi-mars, mi-mai)
Éléments Terre et Eau
Dominante de saison :
Kapha rétracté (Pitta -)

Saison des pluies
(mi-juillet, mi-septembre)
Éléments Espace et Air
Dominante de saison :
Vâta (Pitta -)

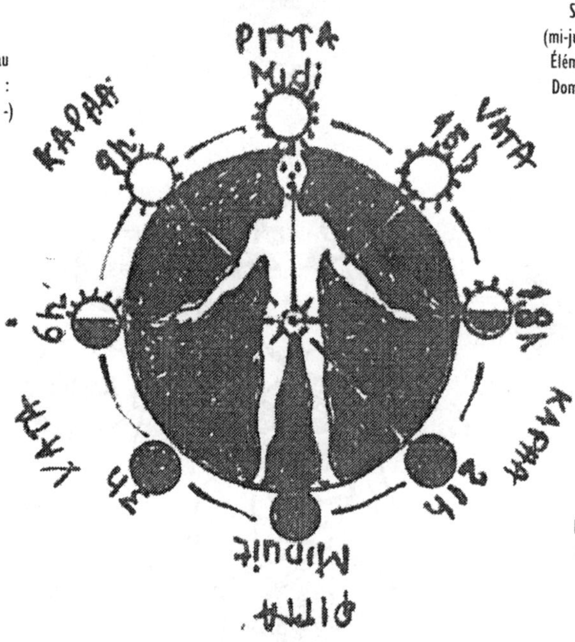

Saison fraîche
(mi-janvier, mi-mars)
Éléments Terre et Air
Dominante de saison :
Vâta (Kapha rétracté -)

Automne
(mi-septembre, mi-novembre)
Éléments Espace et Feu
Dominante de saison :
Vâta et Pitta

Saison froide
(mi-novembre, mi-janvier)
Éléments Feu et Eau
Dominante de saison :
Pitta

Nous avons affaire ici à une double lecture du mouvement des éléments. La dominante saisonnière peut être différente de la dominante horaire. Dans la première, le dosha indiqué entre parenthèses avec un « -» signale une diminution potentielle du dosha. Dans leur alternance, les éléments « naturels » (mahabhûta) diffèrent de celle des éléments des dosha. Ceci dépend d'une logique cosmique indépendante de la volonté humaine et ne présente pas en soi une contradiction. Cela implique une oscillation permanente entre des énergies extérieures et intérieures, en un balancement régulier influençant nos Humeurs et dont nous n'avons pas forcément conscience.

LES PRINCIPAUX COMPOSANTS ACTIFS DES PLANTES

Les tanins

Les tanins sont des sucres dont l'acide de base est l'acide gallique : appelés hétérosides, ils se répartissent en plusieurs sous-groupes, par exemple les gallo-tanins, les diacides galliques ou encore les ellagitanins.

La présence de tanin dans une plante nous apporte l'indication qu'elle a une propriété astringente, c'est-à-dire qu'elle possède la capacité de resserrer les tissus.

Cette propriété astringente permet à la plante d'être antidiarrhéique, antibactérienne, antivirale (grâce aux ellagitanins), anti-inflammatoire. Elle présente également une activité hémostatique, c'est-à-dire qu'elle est capable d'arrêter les hémorragies. Par ailleurs, elle peut diminuer la perméabilité des globules rouges, notamment dans l'hémolyse intravasculaire.

Les saponosides

Les saponosides (ou saponines, du latin : sapon, savon) ont la particularité de n'avoir pas d'alternative en médecine classique. Aussi, ils sont réellement spécifiques du règne végétal.

Ils ont une action émulsionnante et donnent à la plante des propriétés purifiante et adoucissante.

Grands « nettoyeurs » des reins et des bronches, ils agissent de façon puissante dans les processus vasculaires. Ils ont, de plus, une action lipolytique, c'est-à-dire qu'ils mangent la graisse ; ils aident ainsi l'organisme à résorber les tumeurs graisseuses. Ils sont tout à fait capables de dégrader les cellules tumorales.

Cicatrisants notamment au niveau des plaies cutanées, ils sont à la fois anti-inflammatoires (pour certains d'entre eux) et hémolytiques.

Les naphtoquinones

Les naphtoquinones sont des molécules à noyau benzénique. Elles sont des dérivés des hydrocarbures. Contenues dans les plantes aromatiques (ce qui rend ces dernières potentiellement toxiques), ces molécules apportent des propriétés neuro-cardiaques, toutefois elles sont irritantes au niveau du système nerveux. Leur champ d'action est étendu : les naphtoquinones sont anti-inflammatoires, antiparkisonniennes, antispasmodiques, anticonceptionnelles (elles empêchent l'implantation de l'ovule dans l'utérus, et sont donc abortives), antibactériennes et antifongiques. Elles agissent de façon très importante dans les affections gynécologiques, digestives et cutanées.

Les alcaloïdes

Les alcaloïdes sont des substances organiques azotées d'origine végétale (elles recèlent des atomes d'azote), toxiques (même parfois à faibles doses) et à caractère alcalin. La toxicité dans une plante est toujours signée par les alcaloïdes car le corps ne métabolise pas l'azote, il l'expulse immédiatement.

Ce sont des principes amers, apéritifs, et qui ont une action directe sur le système nerveux. Les alcaloïdes sont antispasmodiques, mydriatique (la mydriase est la dilatation anormale de la pupille), à la fois analgésiques (comme anesthésique local) et narcotiques.

Les vitamines

La vitamine A ou rétinol est anti-infectieuse et présente une action désintoxiquante pour notre organisme. Elle protège les yeux et les muqueuses (internes et externes), elle améliore la vision nocturne. Elle soutient la formation du squelette (avec la vitamine D) et des tissus, elle est donc importante lors de la croissance. Elle présente une action régénérante au niveau de la peau, elle l'hydrate et lui redonne de la souplesse. Elle contrôle le système hormonal féminin et joue un rôle important dans la synthèse de la progestérone (grossesse et lactation). Elle favorise la production d'enzymes du foie où elle se dépose (elle y demeure plusieurs mois).

La provitamine A (beta-carotène) est un puissant anti-oxydant, détruisant les radicaux libres. Elle renforce le système immunitaire tout en inhibant le développement des tumeurs. Elle protège également des ultra-violets solaires.

La vitamine B1 ou thiamine nourrit et protège le système nerveux, agissant directement au niveau du cerveau, du cœur et des muscles. Elle réduit ainsi les effets du stress tout en régularisant l'énergie dépensée lors d'efforts. Elle tonifie le tissu musculaire du tube digestif et favorise le métabolisme des glucides, assurant l'assimilation des sucres. Elle accompagne le sevrage de l'alcool et du tabac. Toutefois, l'organisme ne pouvant la conserver, elle doit être apportée au corps par le biais de nos aliments journaliers.

La vitamine B2 ou riboflavine prévient des crampes et contractures. Elle joue un rôle non négligeable au niveau de la respiration des cellules. Elle préserve la santé des phanères, de la peau et des yeux tout en régénérant les tissus. Absorbée par les intestins, elle se transforme dans le foie.

La vitamine B3 ou PP entretient la peau qu'elle protège et nourrit, et soutient l'irrigation du cerveau, aidant le transport de l'hydrogène. Elle présente une action importante au niveau des capillaires (dilatation). Elle abaisse le taux de cholestérol et est donc importante lors de pathologies cardio-vasculaires. Elle se trouve synthétisée par les bactéries vivant dans nos intestins. Elle favorise la synthèse hormonale entre le pancréas et la thyroïde, chez l'homme avec les gonades. Elle est fort utile dans le sevrage du tabac ou de l'alcool.

La vitamine B4 ou adénine est la vitamine des globules blancs, qu'elle stimule et dont elle protège la formule sanguine. Elle se révèle très précieuse durant et après la chimiothérapie, la radiothérapie ou l'antibiothérapie.

La vitamine B5 ou acide pantothénique est « la » vitamine de la peau et des cheveux car elle agit sur leur bonne santé ainsi que sur celle des muqueuses. C'est une vitamine antivieillissement, favorisant la cicatrisation ainsi que la régénération des tissus cutanés. Elle participe à la formation des anticorps dans le système immunitaire ainsi qu'à celle des hormones cortico-surrénales.

La vitamine B6 ou pyridoxine ou adermine permet à l'organisme de bien assimiler le magnésium et les acides aminés tout en éliminant leurs déchets. C'est un remontant immunitaire en participant à la formation des anticorps. Elle possède de plus une action intéressante dans le syndrome prémenstruel.

La vitamine B9 ou acide folique (ou vitamine M) est la vitamine anti-anémique par excellence (avec la vitamine B12), elle soutient la formation des globules rouges au niveau de la moelle épinière, celle du système nerveux, entretenant le métabolisme des protéines ainsi que l'évolution des cellules. C'est sa présence et son action qui permettent la division des cellules, favorisant ainsi la croissance et la cicatrisation. Elle protège l'intestin grêle notamment des parasites intestinaux. Elle tend à ralentir le blanchissement des cheveux (en complémentarité avec la vitamine B5). C'est une vitamine fragile et beaucoup de facteurs tendent à l'altérer : alcool +++, pilule +++, tabac, café, sucre raffiné (en excès), antibiotiques.

La vitamine C ou acide ascorbique est la grande régulatrice du métabolisme et du système immunitaire en augmentant la résistance de l'organisme vis-à-vis des infections. Anti-oxydante, elle tend à retarder les maladies dégénératives ainsi que le vieillissement. Antifatigue, antistress, antianémique, elle détoxifie l'organisme. Elle facilite le transport de l'oxygène au niveau cellulaire. Elle est certainement la plus fragile des vitamines.

La vitamine C2 ou rutine ou vitamine P agit sur le rétablissement des parois capillaires.

La vitamine D ou calciférol est l'une des vitamines majeures du squelette et des dents, aidant le calcium à se fixer. Elle est donc indispensable durant la croissance, la grossesse et la formation osseuse chez l'enfant. Elle intervient dans la prévention des affections respiratoires (en complémentarité avec les vitamines A et C). Elle aide l'organisme à absorber le calcium et le phosphore au niveau intestinal ainsi qu'au niveau du système nerveux. Elle tend à disparaître de notre organisme par manque de soleil.

La vitamine E ou tocophérol est détoxifiante, vasodilatatrice, régulatrice et anticoagulante. Elle agit sur la circulation sanguine et artérielle, sur les antiradicaux libres et présente une action antioxydante majeure. Elle renforce également le système immunitaire et oxygène considérablement les tissus.

Elle empêche le vieillissement ainsi que la dégénérescence organique, protégeant la membrane cellulaire, notamment celle des globules rouges. Elle prévient de la sclérose des tissus notamment au niveau de la musculature des vaisseaux. Elle équilibre le système hormonal et l'hypophyse.

La vitamine K présente une action essentielle : elle est anti-hémorragique et présente une action importante dans le processus de la coagulation sanguine. Vitamine fragile, elle est détruite aisément par les antibiotiques et les radiations. Toutefois, dans une certaine mesure, elle peut être préservée par les vitamines C et P.

La vitamine G ou niacine protège la peau. Elle aide les hydrates de carbone, les protéines et les lipides dans leur production d'énergie.

Les sels minéraux

Ce sont des éléments minéraux majeurs ou macro-éléments. Les principaux sont le calcium (Ca), le chlore (Cl), le magnésium (Mg), le phosphore (P), le potassium (K) et le sodium (Na).

Calcium : 1 % du calcium absorbé par l'organisme est directement impliqué dans le fonctionnement des cellules. Il régule le système nerveux, conforte les contractions du muscle cardiaque et concrétise l'absorption du fer au sein de notre métabolisme ainsi que celle de la vitamine B12. Il possède une action essentielle dans la croissance (os et dents) ainsi que dans la coagulation sanguine et le fonctionnement de nos muscles. Il se trouve déséquilibré par un excès de phosphore, le manque de magnésium, le stress, les troubles intestinaux ou un régime hyperprotidique.

Chlore : il est l'un des sucs gastriques sécrétés par les parois de l'intestin. Il agit en étroite corrélation avec le potassium et le sodium et présente une action dans la digestion. Il maintient l'équilibre osmotique dans notre organisme et a un rôle important sur le métabolisme de l'eau. En cas d'excès, il s'élimine facilement dans les urines.

Magnésium : il équilibre les échanges cellulaires, notamment ceux des cellules nerveuses. C'est un régulateur important des contractions du myocarde. C'est également un bon décontractant musculaire (à taux normal) ; en excès, il inverse sa fonction. Il permet la fixation du calcium et du phosphore (au niveau des os). Il est préventif du cancer ainsi que des états infectieux. Il est altéré par l'alcool +++, le stress ++, le tabac, la pilule, les hormones pour la ménopause ainsi que les produits raffinés. La vitamine B6, le calcium et le phosphore peuvent le préserver.

Phosphore : il favorise la formation du squelette, solidifiant os et dents. Il est producteur d'énergie et agit sur l'état du mental. C'est l'un des constituants de la lécithine et est indispensable au fonctionnement des neurones. Toutefois, en excès, il rend la personne hyperactive. L'excédent de magnésium, d'aluminium et de sucre l'altère. La vitamine D, le calcium et le manganèse peuvent le rééquilibrer.

Potassium : il permet la constitution des tissus et régule (avec le sodium) la teneur en eau de nos cellules. Il active l'élimination rénale des toxines et a une action diurétique importante. Il prévient et traite les crampes musculaires. Il est détruit par les diurétiques et les laxatifs, l'excès de sodium, le stress, l'alcool, le café et la transpiration excessive. La vitamine B6 peut le préserver.

Sodium : il permet l'équilibre des liquides en osmose dans notre corps : il maintient la pression osmotique à l'extérieur des cellules. En excès dans l'organisme, il favorise l'hypertension artérielle ainsi que la cellulite, car il retient les liquides.

Les oligoéléments

Ce sont également des éléments minéraux, dont le rôle est encore mal connu. Nous avons le fer (Fe), le zinc (Zn), le cuivre (Cu), le manganèse (Mn), l'iode (I), le sélénium (Se), le chrome (Cr), le molybdène (Mo), le fluor (F), le cobalt (Co), le silicium (Si) le vanadium (V), le nickel (Ni), le bore (B) et l'arsenic (As). Ils font partie des molécules organiques, sont présents dans le corps humain à raison d'un milligramme par kilo de poids (voire moins) et se retrouvent dans les enzymes (cuivre, sélénium, zinc), les hormones (iode), les vitamines (cobalt). Certains sont indispensables comme le cuivre, le fluor, l'iode ou encore le zinc par exemple, dont les carences entraînent des troubles importants dans le développement de l'organisme et le maintien de son équilibre.

Arsenic : il présente une action essentielle au niveau des os et des dents. Il est indispensable car il intervient dans de nombreuses réactions chimiques naturelles inhérentes à notre organisme. En excès, il produit des problèmes de peau, des troubles nerveux, une atteinte du foie.

Bore : il intervient dans l'ensemble de notre organisme. Il possède une action non négligeable dans l'utilisation des sucres et des graisses faites par nos organes. Il favorise la formation osseuse, la fabrication des globules rouges ainsi que celle des cellules de notre système immunitaire. De plus, il agit sur les œstrogènes. En excès, il peut déclencher des troubles digestifs et neurologiques, une atteinte rénale et des éruptions cutanées. La vitamine D, le calcium ou le potassium peuvent l'équilibrer.

Brome : il a une action sédative au niveau du système nerveux. Ses autres fonctions sont mal connues.

Cobalt : partie constitutive de la vitamine B12, il prévient de l'anémie car il agit dans la formation des globules rouges.

Antispasmodique, c'est un équilibrant du système sympathique et parasympathique. Il se trouve diminué par le tabac, l'alcool, la pilule, le café et le stress. Le zinc peut rééquilibrer le taux de cobalt si celui-ci est affaibli.

Cuivre : antianémique, il participe à la formation des globules rouges. Il permet l'absorption de la vitamine C et du fer au sein de l'organisme et agit sur le foie (notamment les réactions chimiques). Il aide le système nerveux à réagir face au stress. Il est anti-inflammatoire et anti-infectieux. Il est altéré par la pilule. Le zinc, le fer et la vitamine C le rééquilibrent.

Fer : il aide à la formation des globules rouges (dont il fait partie). Il agit sur les défenses immunitaires. Il favorise la respiration cellulaire de par son action sur le transfert d'oxygène. Le café, le thé, les saignements déséquilibrent le taux de fer. Il est renforcé par la vitamine C et le cuivre.

Fluor : il sert à fixer les minéraux dans notre organisme. Il est affaibli par le sucre pris en excès. Tous les minéraux peuvent le rééquilibrer.

Iode : il permet la synthèse des hormones thyroïdiennes. Il agit sur la croissance des os longs, le métabolisme de base et celui des graisses ainsi que sur l'accroissement des facultés mentales. C'est un grand régulateur de la force vitale. Il tend à disparaître lors du stress ou si l'on nie le côté artistique de la vie (manifestation de la thyroïde en faiblesse).

Manganèse : c'est un antiallergique majeur. Il facilite l'assimilation des glucides et des lipides dans notre corps. Il diminue l'irritabilité nerveuse. Les excès de calcium, de phosphore et de fer le déséquilibrent. Les vitamines B et C le préservent.

Nickel : il se trouve dans le pancréas. Il favorise le métabolisme des glucides ainsi que l'assimilation des lipides dans l'organisme. Il se trouve renforcé par les vitamines A, C et P.

Silicium : il favorise la construction et le renouvellement des os. Il permet la fixation du calcium dans le corps, agissant ainsi sur l'état de la peau et des cheveux ainsi que sur le tonus des tissus sous-cutanés. Il soutient la synthèse du collagène, protège les artères et présente une action désintoxiquante. Il est affaibli par le café, l'alcool, le stress et la cortisone. Le calcium peut le préserver.

Zinc : antioxydant, il aide le corps à résister aux infections, stimulant les lymphocytes. Antistress, il permet le bon fonctionnement du cerveau. Il normalise le taux de sucre dans le sang, aide à la digestion et résout les troubles endocriniens. On le trouve principalement dans les glandes endocrines, notamment l'hypophyse ainsi que dans le pancréas où il s'associe à l'insuline. Il est l'un des agents régulateurs importants lors de la perte de goût ou d'odorat : il agit sur les sens ainsi que sur la mémoire, qu'il relance. Il se trouve déséquilibré par l'alcool, le café, le stress, la pilule et la prise de cortisone. La vitamine B6 le rééquilibre.

Les flavonoïdes

Le terme flavonoïde vient du latin « flavus », signifiant « jaune ». Les flavonoïdes donnent le pigment jaune orangé et bleu aux fleurs. D'une manière générale, ils sont antispasmodiques.

Il y a plusieurs sous-groupes de flavonoïdes. Nous avons :

- *les mono et biflavonoïdes* qui ont une action vitaminique B. Ils sont protecteurs vasculaires. Activeurs hépatocellulaires, ils agissent sur la cellule hépatique. Leurs principales propriétés sont : diurétique et inhibitrice de la peroxydation des lipides (ils empêchent les graisses de l'organisme de trop s'abîmer). Ils agissent comme frein du catabolisme des protéoglycanes (qui sont des substances au niveau articulaire).

- *les isoflavonoïdes* : ils sont une action antitumorale.

Puis, à partir de ces sous-groupes, nous allons trouver des dérivés flavonoliques et des anthocyanes.

Les dérivés flavonoliques se subdivisent en :

- *Rutosides* : ce sont d'excellents protecteurs vasculaires. Ils présentent toutefois un « inconvénient » : leur importance en tanins.
- *Lespecapitosides* : ils ont une action diurétique et azotémique, ce qui leur permet d'agir de manière efficace sur l'acide urique, les crises de goutte, les rhumatismes inflammatoires, l'excès d'azote. Nous les trouvons soit dans les parties aériennes des plantes, soit dans les bourgeons floraux.
- *Silymarines* : excellents protecteurs hépatiques (contre toutes les formes d'intoxications), ils limitent notamment (et ce n'est pas négligeable) l'empoisonnement de la cellule hépatique par la chimiothérapie.
- *Flavanones* : ce sont des protecteurs vasculaires.
- *Déflavones* : ils agissent principalement sur les capillarités.
- *Scoparosides* : ce sont des diurétiques.

Les anthocyanes

Les anthocyanes pigmentent les fleurs « bleues ». Elles sont présentes dans le bleuet, la violette, la mauve, les fruits « rouges ». Anti-inflammatoires et, selon les familles de plantes, elles possèdent des propriétés antidiarrhéiques, antibacillaires, antidiabétiques, cholagogues, spasmolytiques, dépuratives, astringentes ; elles sont également des toniques du sang.

À forte dose, toutefois, les anthocyanes peuvent être toxiques. Ce sont des poisons apparentés au cyanure.

Les mucilages

Les mucilages sont des protecteurs des tissus. Ils ont une action adoucissante et calmante, et sont très fortement employés dans les pathologies des systèmes respiratoire et digestif.

Index phytothérapeutique

Les plantes citées sont celles présentées dans cet ouvrage. Pour l'étude détaillée de chacune d'entre elles, vous reporter au chapitre V.

Les plantes équilibrant les Dosha

Les plantes de Vâta

Ache des marais, acore, ail, aloès, basilic, berce, cannelle, cardamome, coriandre, cumin, curcuma, fève de Malac, garance, genévrier, gingembre, lotus, mangue, moutarde noire, muscade, myrrhe, myrte, nard, poivre long, rose, safran, sésame.

Les plantes de Pitta

Acore, ail, aloès, berce, coriandre, cumin, fenugrec, fève de Malac, garance, genévrier, gingembre, myrobolan, jasmin, lotus, margousier, muscade, myrrhe, myrte, nard, patience, poivre long, rose, safran.

Les plantes de Kapha

Ache des marais, acore, ail, aloès, basilic, cannelle, cardamome, coriandre, cumin, fève de Malac, garance, gingembre, myrobolan, jasmin, lotus, mangue, margousier, muscade, myrrhe, myrte, nard, patience, poivre long, rose, safran.

Les plantes ayant une action énergétique spécifique sur les dosha

Vous est précisée l'action énergétique de la plante touchant plus particulièrement un dosha (souvent composé de deux) : soit l'action l'augmentera (+), soit elle l'apaisera, soit elle le diminuera (-)

Plantes diminuant Vâta/Pitta (V/P -) et augmentant Kapha (K +)
Mangue.

Plantes diminuant Vâta/Kapha (V/K -) et augmentant Pitta (P +)
Acore, ail, basilic, cannelle, cardamome, fénugrec, genévrier, gingembre, muscade, myrrhe, nard, poivre long.

Plantes diminuant Pitta/Vâta (P/V -) et augmentant Kapha (K +)
Lotus.

Plantes diminuant Pitta/Kapha (P/K -) et augmentant Vâta (V +)
Aloès (V +), berce, curcuma, garance, hibiscus, margousier, moutarde noire, myrobolan, nigelle, patience.

Plantes augmentant Pitta/Kapha (P/K +) et diminuant Vâta (V -)
Sésame.

Plantes diminuant Kapha/Vâta (K/V -) et augmentant Pitta (P +)
Ache, fève de Malac, myrte.

Plantes diminuant Kapha/Pitta (K/P -) et augmentant Vâta (V +)
Cumin (V +), jasmin (V +).

Plantes harmonisant Vâta/Pitta/Kapha mais pouvant augmenter un dosha
Coriandre (P +), cumin, gingembre (P +), rose (K +), safran.

Les plantes harmonisant les organes

Sont indiquées les plantes agissant plus particulièrement sur un organe spécifique. Leur action aura un effet harmonisant tout en effectuant un drainage interne, dispersant la toxémie ou les stangaitons (amas ou déchets non éliminés par les voies naturelles).

Foie
Ache des marais, acore, aloès, berce, cannelle, coriandre, fenugrec, garance, genévrier, hibiscus, nigelle, myrobolan, myrrhe, myrte, patience, rose (fleurs), safran, sésame.

Vésicule biliaire
Aloès.

Cœur
Aloès, cannelle, curcuma, garance, lotus, myrrhe, myrte, nard, nigelle, patience, safran.

Intestin grêle
Acore, jasmin, myrte.

Rate (Pancréas)

Ail, aloès, basilic, berce, cannelle, cardamome, coriandre, curcuma, fenugrec, garance, jasmin, lotus, mangue, margousier, muscade, myrrhe, nard, nigelle, poivre long, rose.

Estomac

Acore, ail, aloès, basilic, berce, cardamome, cumin, genévrier, lotus, muscade, poivre long, rose (racine).

Poumon

Ail, basilic, cardamome (graines), curcuma, hibiscus, margousier, moutarde noire, myrobolan, sésame.

Gros intestin

Aloès, basilic, berce, cardamome, genévrier, hibiscus, jasmin, muscade, myrobolan, patience, poivre long, rose (fleurs), sésame.

Rein

Ache des marais, basilic, cannelle, cardamome, cumin, fenugrec, genévrier, jasmin, lotus (graines), mangue, myrte, nard, patience, rose (fleurs).

Vessie

Ache des marais, garance, mangue, poivre long, rose (fleurs).

Les saveurs des plantes

Plantes de saveur acide

Myrobolan.

Plantes de saveur amère

Ache des marais, acore, ail (feuilles), aloès, cannelle, coriandre, cumin, fenugrec, garance, genévrier, gingembre, jasmin, margousier, moutarde noire, myrobolan, myrrhe, myrte, nard, patience, rose, safran.

Plantes de saveur astringente

Ail (tiges), aloès, berce, cannelle, cumin, gingembre, hibiscus, jasmin, lotus, mangue, myrobolan, myrrhe, myrte, nard, patience, [rose].

Plantes de saveur douce (sucrée)

Ache des marais, ail (graines), basilic, cannelle, coriandre, fenugrec, fève de Malac, garance, genévrier, gingembre, hibiscus, lotus, mangue, myrobolan, myrrhe, myrte, nigelle, rose, safran, sésame.

Plantes de saveur piquante

Ache des marais, acore, ail (racine), basilic, cannelle, cardamome (graines sans l'écorce), coriandre, cumin, fenugrec, garance, genévrier, gingembre, hibiscus, jasmin, margousier, moutarde noire, myrobolan, myrte, nigelle, patience, poivre long, [rose], safran.

Plantes de saveur salée

Ail (extrémité), rose.

L'Âyurveda recommande de consommer chaque jour toutes les saveurs justement réparties lors des différents repas afin que l'organisme puisse trouver ce dont il a besoin pour effectuer son travail d'assimilation et de digestion des aliments, de transformation et de redistribution des nutriments, et enfin d'élimination correcte des déchets. Nous devons manger de tout, en petite quantité c'est-à-dire en quantité suffisante pour nourrir le corps, tout en privilégiant la qualité et la fraîcheur des aliments, et en respectant le rythme des saisons : les fruits et légumes d'hiver doivent se consommer lors de la saison froide, etc.

Saveurs, propriétés et effet postdigestif

Saveur	Propriété	Effet postdigestif
Douce	Froide	Douce
Acide	Chaude	Acide
Piquante	Chaude	Piquante
Amère	Froide	Piquante
Salée	Chaude	Douce
Astringente	Froide	Piquante

Saveurs et Dosha

Élément	**Saveur**	**Augmente**	**Diminue**
Eau + Terre	Douce (sucrée)	Kapha [D, R[67]]	Vâta, Pitta
Terre + Feu	Acide (aigre)	Kapha [R], Pitta	Vâta
Air + Feu	Piquante	Vâta, Pitta +	Kapha
Espace + Air	Amère	Vâta +	Kapha, Pitta +
Feu + Eau	Salée	Kapha [D] +, Pitta +	Vâta
Air + Terre	Astringente	Vâta, Kapha [R]	Pitta, Kapha [D]

67. D, R : Kapha dilaté, Kapha rétracté.

Saveurs, éléments et Dosha

Les saveurs augmentant (elles accroissent, élèvent) les éléments et les Dosha :

Dosha	Vâta		Pitta	Pitta (Eau) - Kapha	
Saveur	**Espace**	**Air**	**Feu**	**Eau**	**Terre**
Douce				+	+
Acide			+	+	+
Piquante	+	+	++	+	
Amère	+	++			
Salée			+	+	+
Astringente	++	+			

Les saveurs diminuant (elles pacifient, apaisent) les éléments et les Dosha :

Dosha	Vâta		Pitta	Pitta (Eau) - Kapha	
Saveur	**Espace**	**Air**	**Feu**	**Eau**	**Terre**
Douce	+	+	+		
Acide	+	+			
Piquante				+	+
Amère			+	+	+
Salée	+	+			
Astringente			+	+	+

LES ASSOCIATIONS ALIMENTAIRES

Les associations alimentaires indiquées sont celles à ne pas consommer ensemble, au même moment, donc à éviter car elles présentent des actions néfastes sur l'organisme et sont impliquées dans les difficultés digestives. Chaque aliment présente soit une énergie rafraîchissante, soit échauffante. Celle-ci aura une incidence sur le processus de la digestion : elle aura la capacité de l'augmenter (chaude), la digestion sera facile, ou de la ralentir (frais), la digestion sera bien plus lente et lourde. La meilleure façon de se nourrir est de faire des « petits » repas (5, 6 par jour) afin de dissocier les combinaisons nocives et de permettre à l'organisme de recevoir l'intégralité des nourritures dont il a besoin pour son équilibre naturel. C'est une autre façon de se nourrir, coutumière en Asie.

Ces incompatibilités correspondent aux habitudes alimentaires de l'Inde, celle-ci utilisant beaucoup les laitages dans son alimentation (notamment pour lier les sauces). Toutefois, elles sont tout à fait applicables en Occident, au regard de nos défauts d'attention portée à ce que nous mangeons comme au réglage nutritionnel effectué dans certains systèmes thérapeutiques.

Lait et poisson ; lait et viande ou poisson ; lait et café ; lait et sel ; lait avec citron, banane, ananas, tamarin ; lait et ail, tomate ou radis ; lait et yaourt ; lait et féculents.

Miel et beurre clarifié ; miel et eau bouillante : le miel est échauffant.

Dessert au riz (sucré) et petit lait ou vin.

Œuf et poisson ; œuf et fromage.

Yaourt et agrumes ; yaourt et boisson chaude ; yaourt et poisson, viande, fromage.

Radis et raisin ; radis et banane.

Tomate et concombre ; tomate ou concombre et citron.

Maïs et dattes, raisin ou banane.

La qualité digestive provient des combinaisons alimentaires ainsi que de la qualité naturelle des nourritures. Il y a 6 qualités particulières attribuées aux aliments :

Qualité lourde : lait, blé, riz complet (brun, noir, rouge), poisson, viande rouge, huile de sésame.

Qualité légère : haricots, riz blanc, légumes à feuilles, poulet, pomme, huile de tournesol.

Qualité rafraîchissante et/ou froide : lait, blé, pomme, crème glacée, huile de tournesol (noix de coco : qualité froide).

Qualité échauffante et/ou chaude : poisson, oignons, œuf, viande, piment, huile de sésame.

Qualité huileuse (grasse) : différentes sortes de noix, poisson, œuf.

Qualité asséchante et/ou sèche : légumes en général, poire, millet.

Lors de la cuisson, ces qualités se trouvent modifiées : la qualité froide ou fraîche devient chaude, la qualité sèche devient humide et huileuse. Absorber des aliments crus (qualité âpre) et cuits dans un même repas peut provoquer des digestions difficiles.

Les saveurs comportent elles aussi une énergie spécifique : les saveurs sucrée (Eau et Terre), amère (Espace et Air), astringente (Air et Terre) sont rafraîchissantes ; les saveurs acide (Terre et Feu), piquante (Air et Feu) et salée (Feu et Eau) sont échauffantes.

D'une manière générale, l'énergie chauffante augmente Pitta, diminue Vâta et Kapha en les pacifiant ; l'énergie rafraîchissante augmente Vâta et Kapha, diminue Pitta en l'harmonisant.

L'Âyurveda a toujours été soucieuse de la qualité de vie, et a été très attentive à la façon dont se nourrit l'être humain. Sa vigilance et son attention se sont portées plus particulièrement sur l'impact des aliments une fois absorbés au sein du corps et sur les préparations alimentaires. Les interdits[68] n'existent pas dans la tradition indienne. Contrairement à une idée répandue, les Indiens ne sont pas végétariens. Tout est bon, assimilable et nécessaire au juste fonctionnement de l'organisme humain, notamment les produits laitiers (vache, chèvre, etc.) ou la viande : « *Il n'y a rien d'autre qui soit équivalent à la viande pour assurer la croissance du corps* »[69]. L'état corporel et mental, comme le goût (appétit, saveurs, désir/aversion, etc.) et la capacité digestive de l'être sont interrogés avant d'effectuer une régulation alimentaire si elle est nécessaire. Certaines nourritures seront alors plutôt conseillées afin de réharmoniser le (ou les) Dosha impliqués dans le déséquilibre constaté.

---

68. Les interdits connus aujourd'hui proviennent des écoles de pensée (philosophique, yoguique, etc.) et de certains dogmes religieux tardifs. Ils ne sont pas inclus dans l'Âyurveda.
69. HârîtaSamhitâ. Les produits et les remèdes d'origine animale sont utilisés pour soigner de nombreux maux : sang, graisses, laits et dérivés, os, ongles, ornes, urines, viandes.

La juste proportion d'aliments pour un repas est de 3 parts d'aliments secs en grains (graines, farines, céréales, riz, maïs, etc.) ; 1 part de viande, œuf, poisson, fromage ou yaourt ; 1 part de légumes frais (crus ou cuits) et de fruits de saison ; 1 part de boisson (eau, thé, etc.) ou de soupe végétale. Il est bien sûr possible de les adapter selon le besoin de chacun et le Dosha à pacifier.

Pour réguler un désordre alimentaire ou atténuer l'effet nuisible de la qualité d'un aliment, l'Âyurveda emploie avec succès les épices et les herbes aromatiques. Le curcuma, le gingembre, la cardamome sont particulièrement efficaces pour disperser et atténuer la toxicité des combinaisons nutritives. Ainsi, sont utilisés pour antidoter l'effet postdigestif et l'énergie défavorable par mauvaise association alimentaire des :

Produits laitiers : poivre et piment (fromage) ; persil, curcuma et oignons (œuf) ; clou de girofle et cardamome (crème glacée) ; coriandre et cardamome (crème aigre) ; cumin et gingembre (yaourt).

Poissons et viandes : noix de coco, citron vert et citron (poisson) ; clou de girofle, piment et poivre de Cayenne (viande rouge).

Céréales : curcuma, graines de moutarde, cumin (avoine) ; clous de girofle, grains de poivre (riz) ; gingembre (blé).

Légumes : ail, poivre, piment, clou de girofle, gingembre, sel (fèves, haricots) ; curcuma, graines de moutarde (choux : à cuisiner dans de l'huile de tournesol) ; citron, noix de coco (ail) ; citron, huile d'olive (salades) ; citron, yaourt, graines de moutarde (oignon : à cuire ou à saler) ; grains de poivre et beurre clarifié (pommes de terre) ; citron vert ou cumin (tomate).

Fruits : curcuma, citron, ail, poivre noir (avocat) ; cardamome (banane) ; cardamome et beurre clarifié (mangue) ; noix de coco et coriandre (melon) ; sel et piment (pastèque).

Sucreries : gingembre.

Boissons : gingembre (thé noir) ; noix de muscade et cardamome (café) ; cardamome, cumin (chocolat) ; cumin et cardamome (alcool). Ces boissons ont toutes en commun d'avoir un effet stimulant puis dépresseur ensuite.

Nous restons dans une logique de prise en compte du processus digestif : Agni (le feu digestif) doit être soutenu, avivé naturellement et accompagné dans son travail d'assimilation. Il est précisé dans l'Âyurveda que si nous mangeons raisonnablement de tout, il n'y a pas lieu de s'inquiéter car tout est dans la mesure. L'harmonisation alimentaire est appliquée en cas de déficience d'un Dosha, d'un dysfonctionnement interne et d'un déséquilibre énergétique. Bien s'alimenter demeure le fer de lance de la santé.

Les 20 qualités (Guna)

Selon l'Âyurveda, et d'après l'observation de Charaka, l'univers manifeste deux énergies hypothétiquement opposées : féminine et mâle, qui cependant ne se neutralisent pas mais œuvrent ensemble en continuité. Cette manifestation est à la fois absolue et relative. Elle gouverne toute chose et interagit sur le corps humain comme sur les éléments, les sens, les saveurs, etc. Il est possible de dire que tout se décline par couple, à la fois inverse et complémentaire. Les attributs ou qualités (Guna) désignent l'énergie potentielle contenue par toute chose. Leur action provient du contraste existant entre eux : le chaud est chaud par rapport au froid. Chaque Guna est couplée : lourd, léger ; lent, brusque ; froid, chaud, etc. Ces paires qualitatives augmentent ou diminuent les dosha, les pacifient ou les exacerbent. Elles agissent et réagissent les unes par rapport aux autres, permettant de maintenir l'équilibre des Dosha. Elles ajustent la qualité de l'énergie insufflée, absorbée par notre organisme. Elles sont l'expression, la manifestation et les différentes facettes d'une même source Énergie. Ce sont des qualités naturelles contenues par les aliments et qui influent sur la valeur énergétique des nourritures. En les accordant, les façonnant, les modulant ou en les modifiant, vous agissez directement sur le plus subtil du corps : toute action, telle que la cuisson par exemple, transforme les propriétés des aliments et donc, par répercussion, produira un effet particulier sur les Dosha. Nous ne devons pas oublier que toute qualité utilisée de façon normale (modérée) n'a pas d'incidence immédiate et importante sur le corps et l'esprit. Ce sont les excès qui deviennent nocifs et perturbent gravement l'organisme et le psychisme (l'un n'allant jamais sans l'autre).

Selon l'Âyurveda, les 20 Guna concernent tout autant nos états psychiques. Elles décrivent l'action et la réaction de nos pensées et nos schémas mentaux. Nous sommes tour à tour lourds, denses, légers, subtils, grossiers, distants, impatients, impétueux, rugueux, rudes, tendres, délicats, durs, cruels, lents, réfléchis, excessifs, extrêmes, fragiles, évanescents. Nous nous nourrissons d'énergie et de force, de sens et d'émotions. Nos sentiments affleurent nos actes, reflétant l'intimité de notre cœur et nos affections cachées. Tous témoignent de notre appartenance à l'univers et à la Terre Mère. Les marées, les coups de vent, les pluies soudaines, les glissements de terrain sont l'écho du flux émotionnel, de nos bouleversements intérieurs, de nos tempêtes et nos turbulences affectives, de nos larmes, de nos effondrements et notre fragilité. Les Guna sont la reconnaissance de notre vulnérabilité.

La qualité *lourde* augmente l'appétence, l'esprit devient lent, réfléchi, fier et grave. En excès, elle fait entrer le corps en léthargie, il se fait important et imposant. L'esprit devient morose et terne.

La qualité *légère* facilite la digestion et assainit l'organisme. Son action est rapide, elle va vers le bas. Elle apporte de la douceur dans la perception des sons. Elle développe fraîcheur d'esprit, vivacité et attention. La pensée est plaisante, l'être se sent libre, sans entraves. Elle dénoue les liens énergétiques. En excès, elle apporte de la faiblesse et a une qualité d'action très brève.

La qualité *lente* détend, relaxe. En excès, elle intensifie la maladie, apporte de la mollesse au corps. L'être devient indolent, indifférent, il se sent faible. Il n'a plus de ressort énergétique.

La qualité *rapide* agit de façon immédiate sur le corps. Elle est pénétrante, se déplace rapidement au sein de l'organisme, donne une sensation de sautillement. Elle favorise l'acuité, la rapidité de compréhension, rend l'esprit perspicace. En excès, elle peut engendrer des ulcères ou des perforations internes. Elle déclenche des crises soudaines et des maladies aiguës.

La qualité *froide* intensifie le froid interne, refroidit l'organisme, apaise le feu interne excessif, rafraîchit notamment dans la fièvre accompagnée de frissons. Elle aiguise le mental. En excès, elle peut créer des contractions (contractures, crampes, constrictions), rendre l'esprit insensible, tranchant, la réflexion inconsciente et accroître le sentiment de crainte. L'être adopte une attitude d'extrême froideur. Elle gèle l'expression des sentiments.

La qualité *chaude* vivifie la chaleur vitale, assainit et épure l'organisme, produit de l'ardeur, active la digestion. L'être est impétueux, vif, actif, expansif. L'esprit s'enflamme, brûle de découvrir, d'apprendre. En excès, elle engendre des inflammations. L'esprit devient coléreux, l'être peut ressentir de la haine.

La qualité *grasse* lisse l'organisme, huile le corps. Elle apporte de l'humidité et lubrifie les articulations. Elle rend la peau douce et brillante. Elle donne de la grâce aux mouvements et de la tendresse aux sentiments. En excès, son action est visqueuse, adhérente, elle produit des colles (mucus en excès). Elle graisse trop l'organisme, l'encrassant, fixant les toxines le long des parois (vaisseaux, veines, artères, tube digestif, etc.). La peau devient moite. L'esprit se fait onctueux, possessif, poncif, se montrant attaché à outrance aux êtres et aux choses.

La qualité *sèche* accentue la sécheresse naturelle ainsi que l'absorption des nutriments. En excès, elle devient aride, son action est rude, elle favorise la constipation. Elle déforme les saveurs, intensifie la saveur âpre, ou donne l'impression que tout est sans saveur. L'être est très nerveux, il parle avec rudesse et de façon saccadée. Il est souvent d'apparence sale, sa tenue est négligée, son comportement est brutal. L'esprit est morne, parfois cruel.

La qualité *lisse* atténue la rugosité, polit le corps et lui apporte de la délicatesse. L'esprit prête attention à autrui, l'être s'exprime avec tendresse. Son action est glissante, facilitant l'assimilation des aliments et des expériences. En excès, elle crée de la visquosité dans l'organisme et exalte l'altruisme.

La qualité *rude* apporte de la solidité au corps et de la gravité à l'esprit. En excès, elle produit rigidité, épaisseur des tissus vitaux, dureté du comportement. Elle blesse la peau, provoque des craquements des os et de l'épiderme. L'esprit devient négligent, insouciant et injurieux. L'être se ferme dans la rudesse, la brusquerie et l'âpreté.

La qualité *épaisse* densifie le corps et l'énergie, développe la force intérieure. En excès, elle inverse son action en rendant le corps mou et lourd, en épaissit excessivement les tissus et la peau. L'esprit devient coupant, l'être agit dans la force, veut plier les événements à sa volonté.

La qualité *fluide* liquéfie les stagnations, dissout les accumulations toxémiques, favorise la salivation, les sécrétions et la transpiration. Elle stimule les écoulements. L'esprit est cohérent, l'être se sent « entier » (une unité). En excès, elle provoque des suintements, des pertes de fluide et de liquides (écoulement vaginaux, urine, sperme, sang, etc.). L'esprit se sent pris dans un flot de pensées qui l'épuise.

La qualité *douce* affaiblit la dureté du corps, elle le rend plus souple, favorise la détente nerveuse. L'être est délicat et gentil, sa démarche est lente, la voix est tendre, l'esprit est porté par le sentiment de tendresse. En excès, elle ramollit les tissus, l'attention se relâche, la sensibilité est exacerbée.

La qualité *dure* accentue la force, la rigidité corporelle et mentale. En excès, l'être est inflexible et égoïste. Il peut faire preuve d'insensibilité et de cruauté, donnant l'impression de manquer de cœur.

La qualité *fixe* stabilise l'organisme, équilibre le mental. Elle renforce la fermeté et la solidité corporelle, l'esprit de décision, développe la foi. L'être est calme, résolu, montre du sang froid. Son action enracine : elle soutient l'incarnation (et son acceptation). Elle apporte de la permanence, de la durabilité et de la sûreté aussi bien dans l'action thérapeutique que dans le comportement de l'être. En excès, elle obstrue l'organisme, provoque de la constipation et des retenues (énergétique, déchet, toxines, etc.). L'être se fige, refuse le changement, donne l'impression d'avoir un cœur dur.

La qualité *mobile* soutient tous les mouvements du corps et de l'esprit. En excès, elle engendre de l'instabilité dans les symptômes, les pensées et les émotions. Elle entraîne de l'agitation nerveuse (excitation de l'esprit, énervement, idéation excessive, fourmillement, etc.). L'être ressent un manque de confiance en lui, son esprit est trompeur et se trompe, fait preuve d'une apparence fausse. Il croit voir des ressemblances en toute chose et son raisonnement est erroné.

La qualité *subtile* traverse le corps, le transperce, elle le délie, l'affine, le déleste des surcharges accumulées et du poids des pensées créé par le mental. Elle aiguise l'esprit, définit le corps subtil, pénètre les vaisseaux énergétiques (les nâdî), clarifie les sensations. En excès, elle amplifie les impressions émotives et affaiblit l'esprit.

La qualité *solide* rend le corps tangible et visible. Elle agit sur le corps grossier (enveloppe de l'âme) et agrandit le champ de perception. En excès, elle produit de l'obésité, alourdit le corps, l'élargit. L'être se sent épais, vaste, massif. L'esprit devient rude ou plonge dans le désir d'ignorance.

La qualité *trouble* efface les perceptions, elle répare les fractures physiques et psychiques. En excès, le corps devient opaque, l'esprit ne perçoit plus les choses telles qu'elles sont. Elle provoque le manque, donne l'impression du « non perçu », les pensées sont troublées, l'être a la sensation d'être dans le brouillard. Elle tend à anesthésier toutes les sensations.

La qualité *claire* nettoie le corps, pacifie l'organisme, équilibre les énergies internes, apporte de la netteté à l'esprit qui devient gai et habile à raisonner. Elle apaise l'être. En excès, elle incite l'être à s'isoler, il n'a de cesse de rechercher la pureté et la clarté. Le corps tend à s'amollir.

Tableau récapitulatif des 20 Guna, leurs actions[70] sur les Dosha et Agni

Action des attributs	Les dosha			Le feu digestif
Guna	**Vâta**	**Pitta**	**Kapha**	**Agni**
Lourdeur	-	-	+	
Légèreté	+	+	-	+
Lenteur	-	-	+	
Rapidité	+	+	-	
Froideur	+	-	+	
Chaleur	-	+	-	+
Gras (huileux)	-	+	+	-
Sécheresse	+	-	-	+
Lissante (glissante)	-	+	+	-
Rudesse	+	-	-	+
Épaisseur	-	-	+	-
Fluidité	-	+	+	-
Douceur	-	+	+	-
Dureté	+	-	+	-
Fixité (statique)	-	-	+	-
Mobilité	+	+	-	+
Subtilité	+	+	-	+
Solidité	-	-	+	-
Trouble (non perçu)	-	-	+	-
Clarté	+	+	-	+

70. Les signes « + » (augmentation) et « - » (diminution) désignent les actions potentielles des Guna sur les dosha et sur Agni.

LA MAIN ÉNERGÉTIQUE

Majeur
Élément Feu
Énergie de la vision du corps interne

Index
Élément Air
Énergie du toucher intérieur et de la palpation

Annulaire
Élément Eau
Énergie de la circulation des fluides

Auriculaire
Élément Terre
Énergie des structures internes et des odeurs du corps

Pouce
Élément Espace
Énergie d'écoute des sons du corps

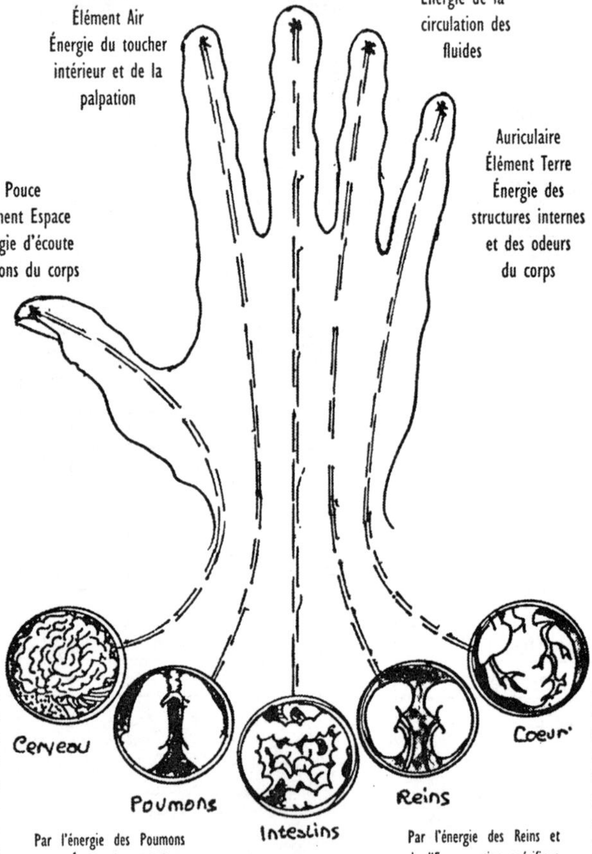

Par l'énergie de l'Esprit et l'Espace, action spécifique sur : le canal du Mental, le cœur comme siège de la conscience, la lymphe, le sang et le prâna, sur l'intestin grêle comme réceptacle des nourritures assimilées et transformées.

Par l'énergie des Poumons et de l'Air, action spécifique sur : les souffles internes, le prâna, la respiration intérieure, le gros intestin et les selles, les poumons couplés aux reins comme organes de protection et mutation énergétique.

Par l'énergie des Intestins et du Feu, action spécifique sur : l'assimilation et la digestion intérieure des nourritures, sur le sang menstruel, les tendons et les tissus, la circulation interne des énergies, le foie et la vésicule biliaire comme foyers des émotions.

Par l'énergie des Reins et de l'Eau , action spécifique sur : le système endocrinien et hormonal, le sang, les liquides, la thyroïde, la lymphe, le bol alimentaire (sa transformation), les nerfs (sphère cervicale), la rate, le pancréas et l'estomac comme lieu de transmutation et de redistribution de l'énergie.

Par l'énergie du Cœur et de la Terre, action spécifique sur : les fluides, (graisses, urines, lymphe), la sphère intestinale, le système reproducteur, les reins et la vessie comme organe d'élimination.

GLOSSAIRE COMPLÉMENTAIRE DES TERMES SANSCRITS[71]

Adhistâna (*neutre*) : siège, place, domaine, lieu. Pouvoir, base, fondement.

Agada (*masculin*) : absence de mal, santé, remède, simple.

Agni (*masculin*) : feu ; la divinité du feu.

Ahamkâra : « *Dans la philosophie indienne, l'Ahamkâra est la conscience que l'être a de lui-même : c'est le Soi manifesté et pensant* » (Louis Frédéric) - ego, perception du « je suis », se manifeste dans les 5 sens et 5 organes moteurs. *Masculin* : conscience qu'on a de soi, le moi. Égoïsme, orgueil. De la racine *aham-* : je.

Ajnâ (*adjectif*) : inconscient, dénué de conscience (animal, matière), ignorant, sot, stupide. *Féminin* : ordre, commandement, autorité. Remarquer, entendre dire, ordonner, dire, assurer quelqu'un de quelque chose.

Akâsha ou **âkâça** (*neutre*) : espace, ciel, éther ; matrice de tous les autres éléments ; espace et lumière dans le corps subtil ; espace lumineux dans lequel baignent toutes choses.

Âma (*adjectif*) : cru, non cuit. Non mûr, vert. Moelleux.

---

71. D'après le *Vocabulaire de l'hindouisme* (Jean Herbert et Jean Varenne), le *Dictionnaire de sanscrit-français* (N. Stchoupak, L. Nitti et L. Renou) et le *Dictionnaire de la civilisation indienne* (Louis Frédéric).

Âmaya (*masculin*) : mal, maladie. *Âmayâvin* : malade d'une indigestion.

Amla (*adjectif*) : acide. *Masculin* : acidité, chose acide.

Anâhata (*adjectif verbal*) : non battu (instrument de musique). De la racine *ana-* (*masculin*) : souffle, et de *an-* : respirer.

Annalepana, de Anna- (*neutre*) : nourriture, mets ; riz cuit ; céréale en général. Et de *Lepana* (*neutre*) : fait d'enduire, de venir, etc. ; plâtre, mortier.

Apâna (*masculin*) : souffle de haut en bas, respiration en général, anus.

Apas (*féminin pluriel*) : de *ap-* : eau, eaux, eaux personnifiées.

Arishta (*adjectif*) : sain et sauf. Nom du margousier ou neem (arbre) : Azadirachta Indica.

Âsana (*masculin*) : partie postérieure du corps, siège.

Âsava (*masculin*) : jus, boisson spiritueuse, liqueur. Suc (de fleur).

Ashvamedha : sacrifice du cheval ; désigne une cérémonie sacrificielle qui avait lieu lors de l'ouverture du premier sillon, au moment du nouvel an et se situait vers le solstice d'hiver.

Asthi ou **asthan** (*neutre*) : os, squelette, noyau.

Atharva : Veda d'Arthavan, prêtre fondateur du sacrifice (libation).

Âtman (*masculin*) : âme, principe spirituel, intelligence, le soi ou le moi. Soi, se. Essence, corps, forme, âme universelle, Brahmâ. Principe essentiel à partir duquel s'organise tout être vivant. Souffle vital. *Bhûtâtman* : âme individuelle, corps.

Avatâra (*masculin*) : mot qui a donné naissance à notre expression « avatar » et qui signifie incarnation, prendre corps (ou forme), apparition, arrivée imprévue, surgissement. Descente (d'un dieu sur terre).

Avaleha : de Avalehana (*neutre*) : fait de lécher ; *avalehin* : qui aime les sucreries, gourmand.

Âyurveda : peut être traduit par « Science de la vie » (le terme science étant ici pris dans le sens de connaissance) ou « connaissance de la longue vie ». *Âyur* vient de « ayus » qui signifie vie, vivre au quotidien et *veda* de « savoir ». Définie comme science de la vie, science du corps ou encore science de l'autoguérison, science de vie, de guérison médicale et métaphysique, elle est une médecine révélée et sacrée, et se situe hors du temps. Âyurveda est composé de *Âyus-* (*neutre*) : vie, longue vie, santé, traité de médecine ; et de *veda-* : connaissance, science. Âyurveda : texte où sont exposés les principes de la médecine et de la pharmacopée traditionnelles. Science de la médecine ; traité de médecine. *Ayu-* : vie, feu. *Ayus-* : vie, longue vie, santé

Bala (*neutre*) : force, puissance, vigueur, énergie vitale. Force armée, troupe, armée.

Bhakti (*féminin*) : dévotion, dévouement, attachement, ferveur, fidélité, adoration, hommage, pieuse affection, foi ou culte qui repose sur l'amour, doctrine qui préconise pareille foi. Arrangement, décoration, ornement multicolore ou varié, fait d'orner.

Bhârata : nom donné au feu sacrificiel et l'un des noms d'Agni.

Brahma (*neutre*) : l'Absolu.

Brahman- (*neutre*) : le sacré, ses manifestations, Être ou Principe Suprême, dieu impersonnel ; texte sacré, parole ou formule sacrée, syllabe sacrée « om » ; veda, science sacrée, connaissance du divin, théologie. L'absolu, la seule réalité dont la manifestation (mâyâ) n'est qu'une illusion. La conscience qui se connaît en tout ce qui existe, le Moi cosmique.

Brâhmana (*neutre*) : nom générique d'ouvrages complémentaires aux Samhitâ.

Bhûta : devenu, qui a été ou existé, passé. Qui s'est produit, vrai, réel. Qui est devenu ou qui est telle chose, pareil ou assimilé à, qui consiste en, qui comporte quelque chose. *Masculin ou neutre* : être vivant, créature, esprit (d'un homme décédé), génie (bon ou mauvais), monde. *Neutre* : tout ce qui est ou existe, être, élément. Force ignorante ou obscure, décédé malfaisant. *Mâhâ-bhûta* : élément grossier.

Bhûta : les cinq sens (éléments de base) : espace (âkâsh) = son ; air (vâyu) = toucher ; feu (tejas) = vue ; eau (jala) = goût ; terre (prthvi) = odeur.

Bhûtavidyâ (*féminin*) : démonologie.

Buddhi (*féminin*) : esprit, intelligence, discernement, faculté de perception, compréhension, connaissance, savoir, science.

Pensée, opinion, notion, point de vue, impression. Intelligence personnifiée : femme de Dharma (loi).

Çakra (*neutre*) : roue, cercle, disque, roue du potier, tour, moulin à huile. Cycle, mouvement circulaire. Troupe, multitude armée. Insigne de souveraineté. Pays qui s'étend entre deux mers. Sorte d'oie. *Adjectif védique* : puissant, fort ; Indra.

Çalâkâ (*féminin*) : éclat, écharde ; baguette, tige, pieu ; gluau ; rejeton, pousse, bourgeon ; tout instrument pointu (flèche, aiguille, etc.).

Çalya (*masculin*) : pointe de flèche ou de lance ; épine, piquant ; tout corps étranger qui pénètre dans la chair et qui fait souffrir.

Churna : de *chur-* : saupoudrer, joncher, enduire. Jonché, saupoudré, garni de. Mélangé, se confondant. *Churana* (*neutre*) : saupoudrement.

Cikitsâ (*féminin*) : médecine, traitement thérapeutique. De la racine *ci-* : chercher, fouiller, observer.

Citta : (*adjectif verbal*) : pensé, à quoi on pense, on aspire. *Neutre* : pensée, esprit, cœur. De la racine *cit-*, qui pense, pensée. Observer, percevoir, réfléchir sur, comprendre. Faire suivre un traitement médical, guérir quelqu'un.

Damshtrâ (*féminin*) : grosse dent, croc, défense.

Darçana (*neutre*) : fait de regarder, de voir, d'observer, de percevoir, d'examiner, d'éprouver. Vue, vision, contemplation.

Entrevue, fait d'aller voir, visite, audience. Considération, avis, opinion. Discernement, compréhension, intellect. Prévision, intention. Point de vue, doctrine, système philosophique. Organe de vue, œil. Aspect, apparence. Apparition, présence, fait de devenir visible, connu, de se trouver ne présence, de comparaître (en justice). Mention (dans un texte). Vision, songe.

Dharana : qui porte, qui soutient. Supporte, tient, possède, se rappelle ; muni de. *Masculin* : montagne.

Dhâtu (*masculin*) : couche, assise, fondation. Matière première, ingrédient, partie essentielle, fondamentale, élément. Corps élémentaire, minéral, métal, minerai. Désigne quelquefois les trois guna. Plan de l'existence. Racine verbale, verbe. Élément constructif. Nourrir, supporter la vie. Soutenir, nourriture. Tisser.

Dhyâna (*féminin*) : de la racine *dhî-* : pensée, méditation, contemplation ; intellect, esprit, sagesse ; savoir, art ; disposition, opinion, notion, conception. *Neutre* : méditation, pensée, réflexion, contemplation mentale, concentration de l'esprit (sur des sujets religieux).

Dikpâla (ou diçpâla) : de *dik-* ou *diç-* (*féminin*) : point indiqué, direction, sens, point de l'horizon cardinal ou intermédiaire (au nombre de 4 à 10, ord. 8) ; région, quartier du ciel, région en général, endroit ; ciel, espace ; indication, marque. *Pâla-* (*masculin*) : gardien ou protecteur de chacune des régions célestes.

Dosha (*masculin neutre*) : imperfection, défaut. Vice, faute, erreur, manquement. Manque, inconvénient, désavantage.

Transgression, tort, péché, crime, outrage. Dommage, effet désastreux, conséquence fâcheuse. Malignité, méchanceté. Fait de dénigrer, accusation, reproche. Défaut de style ou de composition. Soir, obscurité. *Dosha guna* : bonnes et (ou) mauvaises qualités.

Dravya (*neutre*) : substance, objet, chose, matière, ingrédient.

Graha- : qui saisit, s'empare. *Masculin* : le Saisisseur, Rahu ; planète (qui préside à la destinée) ; démon, influence magique qui s'empare du corps ou de l'esprit, un possédé ; crocodile ; cuiller, cuillerée ; fait de saisir, de recueillir, de s'emparer de ; confiscation, emprisonnement ; poignée, partie par laquelle on tient (un arc, etc.) ; ténacité, effort ; compréhension ; emploi (d'un mot).

Grîshma ou grîsma (*masculin*) : saison chaude, été, chaleur estivale

Ghrita (*neutre*) : ghee, beurre fondu. Ghî en hindî. Beurre liquide utilisé comme offrande rituelle.

Guna- (*masculin*) : qualité. Mode d'existence de la nature. Fil, corde, corde de l'arc ou des instruments de musique. Attribut, vertu, mérite, propriété. Espèce, catégorie. Élément secondaire. Plat accessoire, sauce, condiment. Degré fort d'une voyelle.

Triguna ou trois Guna : les trois qualités déterminantes de l'existence. Qui les comporte. Composé de trois cordes ou fils. Triple, trois fois plus grand.

Gutikâ (*féminin*) : petite boule, perle.

Hemanta (*masculin*) : hiver, saison froide.

Hima (*masculin*) : froid. Saison froide, hiver. *Neutre* : froidure, neige.

Himâlaya : Himâvat, Himâvant : sommet enneigé.

Idâ (*féminin*) : libation, discours. Terre. Vache.

Ishvara : « dieu personnel considéré comme unique » (Jean Herbert). Capable de. Maître, roi, dieu suprême. Mari, haut personnage.

Jal (jala) : eau.

Jara (*adjectif*) : vieux, vieilli. Jarâ (*féminin*) : vieillesse.

Jîva (*adjectif*) : vivant. Vivant de, faisant vivre quelqu'un. *Masculin* : être vivant, vie, principe vital, âme. De la racine *jîv-* : vivre, revivre ; vivifier, ressusciter, faire vivre, nourrir ; vouloir vivre, chercher sa subsistance.

Kâla (*masculin*) : point de temps déterminé, laps de temps, temps. Occasion, saison, saison convenable. Heure du repas. Destin, destinée, sort. Fin, mort, heurt de la mort.

Kalka (*masculin*) : sédiment visqueux, pâte très tenace. Poudre. Impureté morale, fausseté, hypocrisie, fraude, péché.

Kalpa (*masculin*) : précepte sacré, loi, règle, procédé, moyen. *Adjectif* : propre à, apte à, capable de, habile.

Kapha- : flegme. Une des humeurs du corps. *Ka-* : joie, bonheur ; eau ; tête.

Karman (*masculin neutre*) : œuvre, action, fait. Occupation, affaire, devoir. Acte ou rite religieux, sacrifice. Acte personnifié, résultante des œuvres de mérite et de démérite, sujétion aux œuvres et à leurs conséquences. Travail, activité. Produit, effet. Objet, destinée.

Kasâya ou kashya (*adjectif*) : astringent. Parfumé, odorant. Rouge, rouge foncé. *Neutre* : suc astringent. Décoction, potion. *Masculin neutre* : suc astringent, décoction, potion. Emploi de cosmétiques.

Katu (*adjectif*) : âcre, amer, mordant. Aigu (son). D'odeur forte, désagréable, acharné. *Neutre* : âcreté, amertume.

Kaya (*masculin*) : corps, partie corporelle de l'être. Corps en tant que masse. Tronc (d'un arbre) ; capital. **Kâyaseka,** de Kâya (*masculin*) : corps, partie corporelle de l'être.

Kundalinî : de la racine *kundal-* : bobine, « serpent », qui se meut en cercle. *Ku-* : terre. *Kunda-* : pot, bol, jarre ; fosse ronde dans le sol (pour l'eau, pour le feu) ; bassin pièce d'eau. Variété de jasmin, fleur de jasmin ; nom d'une montagne.

Kshetra (*neutre*) : sol, terrain, propriété foncière, champ. Lieu, siège, localité, sphère d'action. Matrice, femme, épouse. Corps.

Kvâtha (*masculin*) : ébullition, décoction.

Lavana (*adjectif*) : salé, salin. *Masculin* : mer de sel. *Neutre* : sel.

Madhura (*adjectif*) : doux, suave, charmant.

Majjâ (*féminin*) ou **Majjan** (*masculin*) : moelle (des os, des arbres), sève, jus (de fruits).

Mala (*masculin*) : saleté, ordure, souillure (aussi morale), impureté.

Mâmsa (*neutre*) : viande, chair. *Mâmsaksaya* : corps.

Manas (*neutre*) : pensée, esprit (intellect, volition, perception). Avis, opinion. Intention, goût pour. Principe vital. *Manasâ* : dans l'esprit, en imagination, volontiers, avec la permission de. *Mânasa* (*adjectif*) : mental, spirituel. Exécuté en pensée, tacite. Qui peut être conçu, imaginable. *Neutre* : esprit, âme, sentiments.

Manipûra (*neutre*) : ou nâbhi. De *mani-* (*masculin*) : perle, gemme, joyau, bijou ; bosse (d'un chameau) ; tout ornement comportant des perles ou des gemmes ; et de pura- ou pûra (*masculin neutre*) : nom d'une ville de l'Inde.

Marma, marman (*neutre*) : point vulnérable (du corps), point faible. Chair vive, vif. *Marman* : jointure, secret, mystère.

Meda (*masculin*) : graisse. *Medas-* : graisse, moelle. De la racine *med* : engraisser, être attiré par quelqu'un.

Mudrâ : sceau, signe, marque. Geste dessinant une « lettre » (mot) notamment dans la danse. Geste destiné à maîtriser les puissances du corps subtil dans le yoga.

Mûlâdhâra : de *mûla* (neutre) : racine, base, fondement, origine, cause. Ville principale, capitale. Texte original. Territoire propre du roi. Bord de l'horizon. Voisinage immédiat, propriétaire temporaire, usufruitier, capital. Fait d'être racine ou origine. Et de *âdhâra* : support.

Nâdî : de *nad* : mouvement, rivière, fleuve, courant, flux.

Nasya (*adjectif*) : nasal, se trouvant dans le nez ; corde passée dans les naseaux, poil dans le nez ; sternutatoire (qui provoque l'éternuement).

Nidhâna (*neutre*) : fait de déposer, de réserver, de conserver en dépôt ; lieu où l'on dépose quelque chose, réceptacle, dépôt, réserve, amoncellement, trésor.

Nirâma : de *niram-* : s'arrêter, cesser, arrêter, contenter, faire plaisir. *Nirâmaya* (*masculin*) : bonne santé, bien-être. Bien portant, à son aise. Qui n'échoue pas, infaillible.

Niyaman ou **niyama** (*masculin*) : restreinte, restriction, répression, limitation, réduction à. Contrainte, retenue, réserve. Détermination, définition, règle établie. Acquiescement, promesse, convention, serment. Abstinence, acte de pénitence ou de piété, observance d'importance secondaire.

Ojas- (*neutre*) : force physique, énergie. Puissance matérielle, force. Énergie générale du corps. Énergie spirituelle en laquelle peuvent être transmuées d'autres énergies y compris l'énergie sexuelle.

Parama : suprême. *Parama-Shiva* : l'une des formes (et l'un des noms) de Shiva.

Phânta, de Phânita (*neutre*) : jus épaissi de la canne à sucre.

Pindasveda, de pinda- (*neutre*) : masse sphérique, sphère, boule, ballon, globe ; motte ; boulette (de nourriture), bouchée ; boulette (de riz ou de farine) ; nourriture ; moyens de vivre ; pain quotidien ; corps, enveloppe corporelle ; mollet ; partie charnue au-dessus des clavicules.

Pingalâ (*adjectif*) : brun rougeâtre, tanné. Jaune, couleur or. *Masculin* : serviteur de Shiva.

Pitta- : feu, bile, l'un des 3 dosha. *Pi-* : gonfler. *Pitti* : bile. *Pita* : jaune ; substance jaune.

Prabhâva (*masculin*) : puissance, force, pouvoir ; majesté, dignité ; pouvoir surnaturel ; splendeur, beauté. De la racine *pra-bhâ* (*féminin*) : lumière, splendeur, éclat.

Prakâça (*adjectif*) : brillant, resplendissant, manifeste, clair, ouvert, public. Célèbre, renommée pour. Qui a l'aspect de, qui ressemble à.

Prakriti ou Pra-krti-, ou prakruti (*féminin*) : forme naturelle, forme primitive ; état naturel, condition naturelle ; fondement, origine, cause ; archétype ; nature, disposition naturelle, tempérament ; matière originelle, nature divinisée ; les huit éléments primordiaux. Élément constitutif d'un état. Dynamisme, projet ; puissance procréatrice, construction active ; personnification de la nature. Énergie femelle, univers perceptible, créativité, base principale du système ; crée toutes les formes de l'univers ; force créatrice agissante, source de la forme, manifestation, attributs et nature.

Prâna- (*masculin*) : du verbe *pran* : respirer, vivre, souffler. Souffle, respiration, souffle vital (au nombre de 5), principe vital, ensemble des souffles vitaux, vie, organe des sens. Toute personne ou chose aussi chère que la vie. Vigueur, énergie, pouvoir.

Prasveda (*masculin*) : transpiration excessive, sueur.

Pratyâhâra (*masculin*) : fait de retirer (troupe d'une bataille), retraite ; abstraction ; réabsorption, dissolution (du monde).

Pravrtti (*féminin*) : mouvement en avant, fait d'avancer, progrès. Fait d'apparaître, manifestation. Origine, source, activité, effort. Fait de s'adonner à, inclination pour. Procédure, conduite, pratique ; sort, destinée. Nouvelle, information sur. Validité (d'une règle de grammaire).

Prithivî (*féminin*) ou prthvî : terre, terre personnifiée, terre comme élément ; sol, pays.

Purâna (*neutre*) : chose ou événement du passé, vieille légende, vieille histoire, l'un des 18 ouvrages archaïques relatifs à des légendes religieuses. *Adjectif* : qui appartient au passé, vieux, ancien, desséché, fané.

Purîsha (*neutre*) : fèces, excréments, ordure.

Purusha ou Purusa- (*masculin*) : homme, mâle, être humain, héros ; personne de sexe masculin ; officier, fonctionnaire ; serviteur ; représentant d'une génération ; ***âme***, principe vital, esprit ; être suprême, âme de l'univers ; principe créateur des atomes ; prunelle des yeux. Identifié à Brahma, Shiva, Vishnu, Durgâ. Prunelle (des yeux). *Purusha* : énergie mâle (âme) ; témoin de la création ; non manifestée, sans forme, passive, au-delà des attributs, de la cause et des effets = pure existence.

Purvarûpa : de *Pur-* (*féminin*) : corps, rempart, forteresse, cité, château, ville fortifiée. Et de *Rûpa* : voir ce mot. *Pûrva-* (*adjectif*) : qui est en tête, qui est avant, premier, précédent, antérieur à. Ancien, vieux. Accompagné par, précédé par.

Raja- ou **Rajas** (*neutre*) : poussière. L'un des 3 Guna. Impureté, particules flottant dans l'air. Pollen. Souillure. Le sang menstruel, menstrues. Couleur rouge. Passion, affectivité, désir, action.

Rajas- : du verbe *raj* : régner sur. Couleur rouge, sang menstruel, souillure, impureté, poussière ; passion.

Rakta (*neutre*) : sang. *Adjectif verbal* : coloré, peint, teint, coloré en rouge, rougi, rouge. Passionné, épris, énamouré, charmé par. Aimant, cher, aimable, agréable. *Rakta moksha* : libération du sang.

Rasa (*masculin*) : suc, sève, jus de fruits, moelle ; le meilleur, la quintessence ; liquide (à boire), potion, eau, lait. Poison. Saveur, goût. Condiment, assaisonnement. Langue. Goût pour quelque chose, inclination, désir, charme, agrément. Saveur d'une composition littéraire, ses propriétés affectives, sentiment principal qu'elle éveille. Caractère (d'un homme).

Rasavidyâ : vidyâ (*féminin*), connaissance, savoir, science, étude ; magie, formule magique. De la racine *vid-* : qui s'entend en saveurs, au goût exercé.

Rasâyana (*neutre*) : élixir de longue vie.

Rig : vidé, vide, nu, démuni, sans, être libéré ou exempt, perdre.

Rudra : l'une des formes d'Agni.

Rûpa (*neutre*) : apparence, forme.

Sahasrâra (*adjectif, neutre*) : (roue) à mille rayons. De *sahasra* (*numérique masculin*) : mille, millier, grand nombre en général. Et de *ara* : rayon de roue, pétale de lotus.

Sâma : de *Sa* (*préfixe*) : ayant, doué ou muni de. Accompagné de, combiné ou associé avec, y compris, avec.

Samâdhi (*masculin*) : union, totalité, accomplissement, achèvement, fait d'arranger, de mettre en ordre ; attention, absorption dans, concentration totale de l'esprit (méditation religieuse).

Samâna (*masculin*) : un des 5 souffles vitaux localisé dans les intestins et censé activer la digestion. *Adjectif* : pareil, le même, égal, homogène, de la même espèce, identique, conforme ; commun, moyen, médian. *Samânatâ* ou samânatva (*féminin*) : égalité, similitude.

Samkhyâ : il existe deux écritures possibles : 1. Sâmkhya (*neutre*) : doctrine philosophique fondée sur la discrimination et attribuée à Kapila. 2. Samkhyâ (*féminin*) : compte, calcul, arithmétique, nombre, quantité, total. *Karika* : (*masculin*) : éléphant.

Sam-khya- : combat, bataille ; compter, calculer, arithmétique ; nombre, quantité, total. *Sam*- : préfixe marquant l'accomplissement, la synthèse, l'union. *Karika* : éléphant.

Samprâpti (*féminin*) : fait d'atteindre, acquisition, gain, arrivée à. De *samprâp-* : atteindre complètement, parachever, effectuer ; obtenir, acquérir, subir, obtenir en mariage.

Samsâra (*masculin*) : fait de passer, notion d'un état à l'autre, transmigration, suite des existences et des renaissances, existence transitoire, vie séculaire, monde, ici-bas.

Samsâramârga : composé de deux mots : *samsâra-* : voir ce mot. Et de *mârga* (*masculin*) : piste, chemin, ; route, trajet, étendue. Cicatrice. Expédient, moyen. Usage, mode, cas (juridique). *Samsâramârga* (ou samsârapadavî) : chemin de l'existence, voie du monde.

Sanâtana dharma : éternel, ancien. D*harma* : la divinité qui soutient, la création entière ; de la racine *dhri* : soutenir.

Sattva- : du verbe *sat* : être, ce qui est, existence, ce qui est vrai ou réel ; vérité, réalité ; essence pure, existence infinie. *Neutre* : le fait d'être, existence, réalité. La conformité à l'être. Nature, caractère, propriété innée. Caractère ferme, énergie, courage, esprit de décision. État de bonté ou de pureté absolue. État spirituel, esprit, souffle vital. Ce qui existe, être réel, chose. Être animé, créature, animal. Esprit, démon, mauvais génie.

Shâkti ou **çakti** (*féminin*) (de la racine *çhak*) : pouvoir, puissance, force, énergie, faculté, capacité. Pouvoir royal. Pouvoir d'une formule magique. Force active d'un dieu personnifiée dans la partie féminine de sa double nature. Puissance d'un mot. Lance, hampe, javelot.

Sharada ou çarada : de *çarad-* (*féminin*) : automne, année. *Çâradâ-* (*adjectif*) : qui pousse ou mûrit en automne, produit en automne, automnal, mûr, frais (eau).

Shishira ou çiçira- (*adjectif*) : frais, froid. *Masculin neutre* : froid, fraîcheur, gel ; saison fraîche (début du printemps).

Shiva : bienfaisant, propice, de bon auspice, salutaire, heureux. Bien-être, prospérité, bonheur, bénédiction.

Shruti : « nom donné à l'ensemble des textes religieux védiques et du brâhmanisme ancien, censé avoir été «révélés» par une divinité à un rishi. » (d'après la définition de Louis Frédéric).

Shukra (*neutre*) ou **çukra** : splendeur, lumière, clarté. Semen virile, sperme. *Adjectif* : brillant, resplendissant. Pur, clair, blanc, blanchâtre. L'un des noms du feu ou du dieu du feu.

Siddha, de *Siddhi* (*féminin*) : accomplissement, réalisation, heureux résultat, succès. Acquisition des (8) pouvoirs surnaturels ; puissance magique en général. Et de *Sidh-* : être réalisé, réussir, aboutir, atteindre le but (suprême), la béatitude, se rétablir (de maladie), venir au jour, naître ; soigné, guéri, préparé (aliment). *Siddha-* : qui confère la puissance magique. Sage, poète, saint, magicien. L'expression Siddha désigne un être « Parfait » qui est à la fois physicien, yôgin, médecin et alchimiste.

Sirâdhara : de Adhara (*adjectif*) : situé au-dessous (en parlant des dieux), inférieur. *Masculin* : lèvres, lèvre inférieure.

Sirâlepana : de *sirâ* (*féminin*) : vaisseau du corps (veine, artère, nerf) et de *Anna,* voir ce mot.

Sirâvasti, de sirâ (*féminin*) : vaisseau du corps (veine, artère, nerf).

Skandha : région. Agrégat (bouddhisme).

Sodhana, de Sodha- (*adjectif*) : porté, supporté, souffert.

Soma (*masculin*) : jus (obtenu par pressurage) de la plante et de la plante Soma (sorte d'asclépiade ?) qui sert, mélangée à l'eau et purifiée, au sacrifice de type védique ; personnifiée en divinité. Identifiée à la lune (et au dieu Lune). Soma (*neutre*) : ambroisie.

Srotas (*neutre*) : courant (d'un fleuve), cours, fleuve, torrent. Élan, ruée. Canal (du corps humain). Ouverture, organe des sens. Hérédité.

Sushumnâ (*féminin*) : carotide.

Sûtra (*neutre*) : corde, cordon, fil, cordeau. Cordon sacré. Ceinture. Ligne, trait. Règle, plan. Nom d'un principe issu des Guna. Nom générique des traités de rituel védique : çrauta-Sûtra, Grihya-Sûtra, Dharma-Sûtra.

Svâdishthâna (*adjectif*) : qui a un bon emplacement. De la racine *Sva* (*pronom*) : son, le sien, à lui (mon, ton, etc.). Propre, personnel. Apparenté, ami. *Svâ* (*neutre*) : le soi, l'âtman. Ses biens, propriété, richesse. Et de *adhisthâna* : siège, domaine.

Svarasa (*masculin*) : sa propre essence. Essence propre, pure. Sentiments qu'on a pour les siens.

Tamas : matière, ténèbres ; principe d'obscurité, d'inertie, de lourdeur, d'ignorance, d'incapacité. *Neutre* : obscurité, ténèbres. Enfer, région infernale. Éclipse. Obscurité mentale, ignorance, erreur. Éléments grossiers et obscurs de tout être. Principe d'obscurité, d'inertie, de lourdeur, d'ignorance (notamment spirituelle), d'incapacité.

Tamatras : les 5 facultés des sens ; organes de cognition : oreille, peau, yeux, langue, nez.

Tantra- (*neutre*) : navette, chaîne (du tissu). Continuité, succession, descendance. Processus continu, déroulement d'une cérémonie. Système, théorie, doctrine, ouvrage scientifique, section d'un ouvrage. Nom d'une doctrine mystique et magique, œuvre qui s'en inspire, formule magique.

Tattva- : réalité, vérité, vraie nature, essence d'une chose, principe essentiel, vrai ; Être Suprême ; élément ou substance primaire (au nombre de 24).

Tejas : lumière ; chaleur ; énergie. *Neutre* : tranchant, pointe. Flamme, éclat, splendeur, ardeur, vigueur, énergie, force vitale, puissance agissante. Impétuosité, fougue, impatience, résistance énergique. Puissance, influence morale ou magique. Majesté, dignité, autorité, beauté. Personnage vénéré, important, glorieux. Sperme, semence.

Tikta (*adjectif verbal*) : aiguisé, aigu, amer, âcre, piquant, odorant.

Tri Mûrti (ou trimûrti) (*féminin*) : qui a trois formes, trois corps, trinité. *Tri*- : trois, triple (triade). *Mûrti* : corps solide, matière, forme, manifestation, incarnation. Individu, statue, image, beauté. Forme personnifiée. Les trois visages d'Ishvara : Brahmâ, Shiva et Vishnu. « aspect d'une divinité matérialisé par une image ou une statue » (Louis Frédéric).

Udbhavasthâna : de *udbhava-* (*masculin*) : naissance, origine, existence, patrie ; provenant de, consistant en. Et *asthâna* (*neutre*) : lieu, condition.

Udâna : de *Udanc-* (*adjectif*) : dirigé vers le haut, qui va en haut ; qui va ou qui est au nord. *Féminin* : Nord.

Upanishad (*féminin*) : doctrine (secrète), croyance. Secret, ésotérisme. Traités relatifs aux équivalences.

Upasaya (*masculin*) ou Upaçaya : embuscade, aguets.

Ûrdhva- (*adjectif*) : se dirigeant vers le haut ; élevé, haut (voix).

Vamana (*neutre*) : fait d'émettre, de lâcher ; vomissement ; vomitif.

Varsha ou varsa (*masculin neutre*) : pluie, année, partie du continent comprise entre deux chaînes de montagnes. *Adjectif* : qui tombe en pluie, qui fait pleuvoir, qui a tant d'années, qui a l'âge de.

Vasanta (*masculin*) : printemps, Printemps personnifié, compagnon de Kâma.

Vasti ou basti (*masculin*) : vessie ; seringue, clystère.

Vâta- : vent, air. Souffle. Vents du corps ; dieu du vent.

Vâyu- (*masculin*) : vent, air, dieu du vent. *Vayas* (*neutre*) : oiseau, petit oiseau.

Veda- : voir, savoir, connaissance, science, science sacrée. C'est aussi le nom d'une touffe d'herbe employée dans les rites. *De la racine Vid*- : savoir, connaître, comprendre, apprendre, percevoir, prendre connaissance, avoir idée de ; reconnaître ; savoir que telle chose est telle, considérer comme, prendre pour, déclarer tel ; se renseigner sur ; éprouver ; faire connaître ou savoir, informer, communiquer, apprendre quelque chose à quelqu'un ; monter, expliquer ; considérer comme ; ressentir ; désirer vouloir connaître ou apprendre. Qui sait, connaisseur, connaissance.

Vipâka (*masculin*) : concoction, maturation ; résultat, conséquence ; digestion assimilation d'aliments, de remèdes, etc. ; transformation. Après cuisson.

Virecana, de vireca- (*masculin*) : purgation.

Vîrya (*neutre*) : héroïsme, vaillance, virilité, vigueur, énergie, efficacité.

Vishnu : de la racine *vish*- : excréments, ordures.

Vishuddha (*neutre*) : de la racine *vi-çudh*- : devenir parfaitement pur, rituellement. Devenir clair. Purifier, disculper, acquitter, justifier. *Vishuddha* : parfaitement purifié, très pur, tout blanc. Achevé, bien déterminé. Qui a parachevé.

Vrusha (*masculin*) : mâle, taureau, symbole de la justice ; monture et emblème de Shiva ; acte méritoire, vertu ; sperme. *Vrushana* (*masculin*) : testicules.

Vyâna (*masculin*) : souffle diffus dans le corps.

Yajur : qui sacrifie, sacrifier, chef, formule sacrificielle.

Yama (*masculin*) : fait de retenir, contrôle de soi, devoir moral, règle, observance.

Yoga- (*masculin*), de la racine : *yuj* (atteler, unir) : fait de lier, d'atteler ; véhicule ; emploi, apprêts, équipement ; moyen, méthode ; ruse, artifice ; gain, propriété ; contact ; mélange ; prise de possession ; aptitude, conformité à l'objet ; zèle, industrie, soin ; concentration d'esprit systématique et puissance qui en résulte. Méthode pour dresser les chevaux. Mode d'emploi, technique ; discipline spirituelle. État d'union ou d'unité de l'être subjectif avec le Suprême. Conjonction (en astronomie) ; addition (en arithmétique).

Le désir

« Dans le cœur humain, pousse un arbre merveilleux, appelé désir. Il est né de la graine appelée erreur. La colère et l'orgueil constituent son gros tronc. Le désir d'action est le bassin d'irrigation à son pied. L'ignorance est la racine de cet arbre, et l'inattention est l'eau qui le nourrit. L'envie constitue ses feuilles. Les mauvaises actions des vies passées sont sa force vitale. Le manque de jugement et l'anxiété sont ses petites branches, le chagrin forme ses grosses branches, et la peur est sa pousse. La soif de plaisir forme les plantes grimpantes qui s'attachent à lui. Les gens avides, attachés par des chaînes de fer, lui rendent hommage, espérant obtenir ses fruits. Ceux qui rejettent ces chaînes et abattent cet arbre, se libèrent du chagrin et de la joie, et parviennent à réaliser la fin de ceux-ci. Les insensés qui nourrissent cet arbre en cédant à leurs sens, sont détruits par ces plaisirs mêmes, comme les patients qui consomment un médicament toxique. La personne habile arrache et coupe la racine profonde de l'arbre avec l'épée de la sagesse. »

Mahâbhârata (XII, 240).

Bibliographie

Docteur Lad Vasant, *Âyurveda, science de l'auto-guérison,* Ed. Trédaniel, 1997

Docteurs Frawley David et Lad Vasant, *La Divinité des plantes, guide ayurvédique de phytothérapie,* Ed. Turiya, 2004

Edde Gérard, *Âyurveda pratique pour l'Occident*, Ed. Trédaniel, 1992

Edde Gérard, *B.A-BA Âyurveda*, Ed. Pardès, 1999

Edde Gérard, *Traité d'Âyurveda*, Ed. Trédaniel, 1987

Filliozat Jean, *La Doctrine classique de la médecine indienne. Ses origines et ses parallèles grecs,* Imprimerie Nationale, 1949. 2e édition, Ecole Française d'Extrême-Orient, 1975

Frédéric Louis, *Dictionnaire de la civilisation indienne,* Robert Laffont/Bouquins, 1987

Herbert Jean et Varenne Jean, *Vocabulaire de l'hindouisme,* Ed. Dervy-Livres, 1985

Herbert Jean, *L'Hindouisme vivant,* Ed. Dervy-Livres, 1983

Johari Harish, *Chakras, centres d'énergie de transformation,* Entrelacs, 1994

Johari Harish, *Massage traditionnel Âyurvédique,* Le Courrier du Livre, 1996

Les Upanishads, traduction et préface de Gilles Farcet, Ed. Altess, 1991

Mandala Catherine et Patrick, *Le Yoga des plantes, guide ayurvédique des plantes d'Orient et d'Occident,* Ed. Le Courrier du Livre, 2002

Mazars Guy, *La Médecine indienne,* P.U.F, collection Que sais-je, 1995

Morrison Judith H., *Le Livre de l'Âyurveda,* Ed. Le Courrier du Livre, 1995

Mukherjee Prithwindra, *Le Sâmkhya, sources, méditations, applications,* Ed. Epi, 1983

Rosu Arion, *Les Conceptions psychologiques dans les textes médicaux indiens,* Institut de Civilisation indienne, 1978

Stchoupak N., Nitti L. et Renou Louis, *Dictionnaire sanskrit-français,* Ed. Jean Maisonneuve, 1987

Suryanara G., *Soignez-vous par la médecine âyurvédique,* Ed. de Vecchi, 1997

Swâmi Giri Shraddhananda, *Samkhya Karika,* Ed. du Trigramme, 1990

Varenne Jean, *Le Veda* (textes réunis, traduits, présentés par), Ed. Denoël-Planète, Les Deux océans, 1967

Verbois Sylvie, *Associer plantes et huiles essentielles selon la tradition indienne,* Ed. Trajectoire, 2004

Verbois Sylvie, *Huiles essentielles et parfums qui guérissent et qui relaxent, la voie de l'Âyurveda,* Ed. Trajectoire, 2001

Vyas Kiran, *L'Âyurveda au quotidien,* Ed. Recto-Verseau, 1996

Zimmermann Francis, *Le Discours des remèdes au pays des épices,* Ed. Payot, 1989

L'AUTEUR

« L'histoire de l'homme est l'histoire de son voyage dans l'inconnu, en quête de la réalisation de son soi immortel - son âme. »
Rabindranath Tagore (*La Religion de l'Homme,* p.64)

Depuis près de trente ans, Sylvie Verbois étudie les thérapies orientales et les médecines sacrées. Ethno-thérapeute, formée en aromathérapie, homéopathie et phytothérapie, spécialiste des traditions chinoise et indienne, elle s'est plus particulièrement intéressée aux méthodes thérapeutiques de l'Energétique Chinoise et de l'Ayurveda (médecine de l'Inde), ainsi qu'à leur approche spirituelle, notamment la façon dont ont été abordées la maladie et l'approche de la personne « tombée en maladie », la notion de « guérir » et l'importance du rôle du thérapeute (celui-ci s'intégrant dans une vision cosmique des forces de la Nature).

Fondatrice en 1992 de l'association Chimère « les chemins de l'asie » (Thérapies, Arts, Cultures, Traditions), elle anime des séminaires sur les Médecines Traditionnelles, les Sagesses et Spiritualités du monde oriental.

Contact
Association Chimère
14, Av. du Dr Lacroix
94270 Kremlin-Bicêtre (adresse postale uniquement).
Tél. : 06 60 88 17 17
E-mail : asies@club-internet.fr
Site : http://asies-regards.site.voila.fr

« *La religion mystique de l'Inde, qui affirme que les choses spirituelles sont personnelles, et que nous devons les refléter dans notre vie, qui nous demande de nous retirer des soucis du monde pour trouver la réalité et revenir au monde avec une énergie et une certitude renouvelées, qui est à la fois spirituelle et sociale, est susceptible d'être la religion du monde nouveau, qui attirera l'homme à un centre commun, même au-delà des frontières naturelles.* »

S. Radhakrishnan

« *Ne pouvons-nous pas nous préparer à la vérité de l'âme, encore à naître, du monde, par un libre échange d'idées, et le développement d'une philosophie qui combinera le meilleur de l'humanisme européen et de la religion asiatique, une philosophie plus profonde et plus vivante qu'elles deux, douée d'une plus grande force spirituelle et éthique, qui fera la conquête du cœur de l'homme et contraindra les peuples à reconnaître son empire ?* »

S. Radhakrishnan

Sommaire

Achevé d'imprimer sur les presses de

BUSSIÈRE

GROUPE CPI

à Saint-Amand-Montrond (Cher)
pour le compte des Éditions Grancher
en novembre 2005

N° d'impression : 054357/1.
Dépôt légal : novembre 2005.

Imprimé en France